Kohlhammer

Die Herausgeberinnen

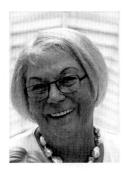

Friedhilde Bartels, Gesundheits- und Krankenpflegerin, Pflegedienstleiterin, Fachweiterbildungen in »Palliativ Care«, ehem. Vorstandsmitglied des Bundesverbands der Geriatrie (BVG) und ehem. Präsidentin der Deutschen Fachgesellschaft für Aktivierend-therapeutische Pflege (DGATP) e. V., Autorin und Dozentin für ATP-G und ATP-P.

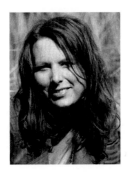

Sarah Eschmann, Gesundheit- und Krankenpflegerin, Praxisbegleiterin Bobath BIKA®, Peer-Tutor Kinaesthetics, Fachweiterbildungen in »Palliativ Care«, »Demenz Care« und »Diakonie Care«, Mitglied der Deutschen Fachgesellschaft für Aktivierend-therapeutische Pflege e. V. (DGATP), arbeitet als Pflegeexpertin im Agaplesion Diakonieklinikum Hamburg.

Friedhilde Bartels
Sarah Eschmann (Hrsg.)

Aktivierend-therapeutische Pflege in der Palliative Care

Praktische Umsetzung

Auf Initiative der Deutschen Fachgesellschaft für
Aktivierend-therapeutische Pflege e. V.

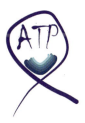

Verlag W. Kohlhammer

Dieses Werk einschließlich aller seiner Teile ist urheberrechtlich geschützt. Jede Verwendung außerhalb der engen Grenzen des Urheberrechts ist ohne Zustimmung des Verlags unzulässig und strafbar. Das gilt insbesondere für Vervielfältigungen, Übersetzungen, Mikroverfilmungen und für die Einspeicherung und Verarbeitung in elektronischen Systemen.

Die Wiedergabe von Warenbezeichnungen, Handelsnamen und sonstigen Kennzeichen in diesem Buch berechtigt nicht zu der Annahme, dass diese von jedermann frei benutzt werden dürfen. Vielmehr kann es sich auch dann um eingetragene Warenzeichen oder sonstige geschützte Kennzeichen handeln, wenn sie nicht eigens als solche gekennzeichnet sind.

Es konnten nicht alle Rechtsinhaber von Abbildungen ermittelt werden. Sollte dem Verlag gegenüber der Nachweis der Rechtsinhaberschaft geführt werden, wird das branchenübliche Honorar nachträglich gezahlt.

Dieses Werk enthält Hinweise/Links zu externen Websites Dritter, auf deren Inhalt der Verlag keinen Einfluss hat und die der Haftung der jeweiligen Seitenanbieter oder -betreiber unterliegen. Zum Zeitpunkt der Verlinkung wurden die externen Websites auf mögliche Rechtsverstöße überprüft und dabei keine Rechtsverletzung festgestellt. Ohne konkrete Hinweise auf eine solche Rechtsverletzung ist eine permanente inhaltliche Kontrolle der verlinkten Seiten nicht zumutbar. Sollten jedoch Rechtsverletzungen bekannt werden, werden die betroffenen externen Links soweit möglich unverzüglich entfernt.

1. Auflage 2022

Alle Rechte vorbehalten
© W. Kohlhammer GmbH, Stuttgart
Gesamtherstellung: W. Kohlhammer GmbH, Stuttgart

Print:
ISBN 978-3-17-038536-8

E-Book-Formate:
pdf: ISBN 978-3-17-038537-5
epub: ISBN 978-3-17-038538-2

Vorwort

Die schwerstkranke, palliative und sterbende Person hat besondere Bedarfe, vor allem wenn es darum geht, die Lebensqualität der »Ressource Alltagsbewältigung« bei langen palliativen Phasen, die sie immer wieder in der eigenen Häuslichkeit verbringen möchte, wieder zu erreichen oder zu erhalten. Die Aktivierend-therapeutische Pflege bildet dafür die Grundlage und hat auch im palliativen Setting ihre Daseinsberechtigung zur Vermeidung oder Reduzierung einer zu frühen Pflegebedürftigkeit zum Ziel. ATP findet von der Geburt bis zum Tod inkl. der Sterbephase Anwendung und kann deshalb sowohl in den Akutkrankenhäusern als auch in allen Rehakliniken, Einrichtungen der Altenhilfe, der Häuslichkeit und in allen Belangen der palliativen Versorgung nicht nur notwendig, sondern auch sehr indiziert sein.

> **Definition Aktivierend-therapeutische Pflege**
>
> »Aktivierend-therapeutische Pflege (ATP) ist ein sektorenübergreifendes, altersunabhängiges, pflegerisches Angebot von dazu qualifizierten Pflegenden. ATP fördert ressourcenorientiert die Selbstständigkeit, die Selbstbestimmung und die Teilhabe einer Person und ist an deren Lebenssituation und Lebensumfeld angepasst.« DGATP e. V. (Schumann 2018)

Auch die tiefgreifenden gesellschaftlichen Veränderungen, wie z. B. die Aufhebung der Großfamilie, kann zu Versorgungsproblemen und zur Vereinsamung sterbenskranker Personen führen. Dadurch, dass Generationen auseinanderdriften, bedarf es auch im palliativen Setting besonderes Verständnis, weil die verschiedenen Lebenserfahrungen und Wertevorstellungen aufeinandertreffen. Dies führt oftmals zu Kommunikationsmissverständnissen zwischen sterbenskranken, palliativen Personen und Menschen, die sich in diese Situation nicht oder nur schwer hineinversetzen können. Palliative Personen befinden sich in extremen Lebenssituationen. Dabei hat auch die ältere »Personenklientel« – im Alter sterben die meisten Personen – sehr genaue Vorstellungen, Wünsche und Erwartungen an den Umgang mit ihnen (Bartels 2011/12).

Insgesamt stellt uns die Palliative Care durch die gesellschaftlichen Veränderungen und Erwartungen an die selbstbestimmte Teilhabe und Selbstbestimmung, wie sie im § 1 SGB IX beschrieben sind, vor neue oder veränderte Herausforderungen der Bedürfnisse. Dies stellt uns nicht nur in Hinsicht auf Finanzierung der Sozialversicherungssysteme, sondern auch hinsichtlich der Rahmenbedingungen für ein erfolgreiches und »produktives palliatives Leben und Sterben« – egal in welcher Umgebung – vor gegenwärtige und zukünftige Herausforderungen.

Hinzu kommen die zukünftigen knappen Reserven der qualifizierten Pflegenden: »Laut der Analyse würden im Jahr 2035 rund 270.000 Arbeitskräfte fehlen, berichtete das BIBB …«[1]. Leider sind viele Pflegende der Palliativpflege

---

[1] www.bibliomed-pflege.de/news/30903-bundesinstitut-prognostiziert-grosse-herausforderungen-fuer-pflege, erschienen 13.2.2017

nicht in der ATP-P qualifiziert, obwohl dieses Konzept sowohl palliative Personen als auch Pflegende schont und schützt (▶ Kap. 20).

Die schwerstkranken, palliativen und/oder sterbenden Personen haben besondere Bedarfe. Die oft in ihrer Funktion eingeschränkte und gefährdete Selbstversorgung, -bestimmung und demnach Selbstständigkeit im palliativen Setting bedingt eine helfende Unterstützung bis zur medizinischen Behandlung. Unter Beachtung der individuellen noch vorhandenen Fähigkeiten und Fertigkeiten der palliativen Person sowie aktueller gesundheitlicher Einschränkungen stehen insbesondere das (Wieder-)Erlangen und Erhalten von Alltagskompetenz (Lebensqualität) im Mittelpunkt. *Das Zitat von Cicely Saunders gilt immer für alle Personen in diesem Kontext:* »Es geht nicht darum, dem Leben mehr Tage zu geben, sondern den Tagen mehr Leben.«[2]

Um den besonderen Bedarfen gerecht zu werden, wurden auch für die Palliativversorgung in einem Krankenhaus sog. Komplexbehandlungen mit Mindestmerkmalen eingeführt (▶ Kap. 1). Dort stand bislang in beiden Versionen (OPS 8-982 und 8-98e) ein Hinweis auf eine aktivierende und/oder therapeutische Pflege. Ab 2020 fehlen diese Mindestmerkmale beim OPS 8-982. Das kann verheerende Folgen haben.

Die Aktivierend-therapeutische Pflege bildet laut der Definition der DGATP die Grundlage für die Lebensqualität bis zum Tod. Pflege mit dem therapeutischen Pflegeziel, eine palliative Pflegebedürftigkeit zu vermeiden oder zu reduzieren, kann nur im Interesse aller Beteiligten liegen. Dabei sind und bleiben die wichtigsten Ressourcen für die palliativen Personen die Pflegenden. Einerseits ist nicht davon auszugehen, dass die Pflege in den Palliativbereichen (stationär und ambulant) vom Pflegenotstand verschont bleibt. Andererseits führt eine notwendige Vielfalt/Anzahl an Pflegekräften besonders in den sich immer weiterverbreitenden palliativen Disziplinen zu hohen Personalkosten. Damit die palliative Pflegequalität auf hohem Niveau und die palliativen Pflegetätigkeiten bezahlbar bleiben, sind diese strukturiert beschriebenen ATP-P-Artikel ein wichtiger Impuls für eine veränderte Pflegesicht und deren Aufgabenverteilung. So ist es uns ein Anliegen, die oft praxisbezogenen Inhalte von teilweise Altbewährtem mit neuem Wissen und vorrangig aktivierend-therapeutisch-palliativen Ansätzen zu kombinieren.

Unser Dank gilt den Autor*innen[3], die mit viel Engagement die Artikel geschrieben haben, um sie zur Veröffentlichung zur Verfügung zu stellen. Auch bekamen wir von vielen Bekannten, Freund*innen und (ehemaligen) Kollegen*innen Unterstützung und guten Rat. Auch ihnen ein herzliches Dankeschön! In diesem Sinne hoffen wir, dass Sie, liebe Leser*innen, etwas von dem Wissen, dem Knowhow und den Erfahrungen aus diesem Buch in Ihre alltägliche Arbeit einfließen lassen können!

Friedhilde Bartels im September 2021
Sarah Eschmann

---

2 https://gutezitate.com/zitat/234984, Zugriff 13.2.2021

3 In diesem Herausgeberband wird hinsichtlich der Pluralformen der »Gender-Stern« oder die neutrale Form genutzt, um alle Geschlechter anzusprechen. Wenn bei bestimmten Begriffen nur die männliche Form gewählt wurde, so ist dies nicht geschlechtsspezifisch gemeint, sondern geschah ausschließlich aus Gründen der besseren Lesbarkeit.

Literatur

Bartels, F. (2011/2012) Nicht dem Leben im Krankenhaus mehr Tage – sondern den Tagen im Krankenhaus mehr Leben geben, in: Janßen, U., Blum, K. (Hrsg.), DKI- Barometer Krankenhaus 2011/2012

Schumann, S. (2018) Was ist Aktivierend-therapeutische Pflege?, Deutsche Fachgesellschaft Aktivierend-therapeutische Pflege e. V. (Hrsg.) https://www.dgatp.org/definition-atp, Zugriff 3.7.2019

o. A.: Bundesinstitut prognostiziert »große Herausforderungen« für Pflege
www.bibliomed-pflege.de/news/30903-bundesinstitut-prognostiziert-grosse-herausforderungen-fuer-pflege, erschienen und Zugriff 13.2.2017

https://gutezitate.com/zitat, Zugriff 14.2.2021

Inhalt

Vorwort 5

Abkürzungsverzeichnis... 17

I **Einleitung, Einführung in die Themen der Aktivierend-therapeutischen Pflege in der Palliative Care**

1 Wissen über notwendige Grundlagen der Palliative Care 21
Friedhilde Bartels

    1.1   Geschichte von Hospiz und Palliative Care 21
    1.2   Worin unterscheiden sich Hospiz- und Palliativversorgung? 22
    1.3   Wann beginnt die palliative Versorgung?................................... 24
    1.4   Inhalte der Palliative Care 25
          1.4.1   Übersicht der allgemeinen und spezialisierten Versorgungsstrukturen... 26
          Literatur 28

2 Was macht Pflege zur palliativen Pflege?.. 30
Michael Nehls

    2.1   Palliativpflege aus dem pflegerischen Handlungsfeld 31
          2.1.1   Palliativpflege vor dem Hintergrund rechtlicher Instanzen am Lebensende... 33
          2.1.2   Palliativpflege als konzeptioneller Ansatz........................ 35
          2.1.3   Palliativpflege als pflegefachliche Aufgabe....................... 37
    2.2   Palliativpflege aus leistungsrechtlicher Perspektive........................ 38
    2.3   Zusammenfassung.. 39
          Literatur 40

3 Was macht Aktivierend-therapeutische Pflege in der Palliative Care (ATP-P)?.. 41
Friedhilde Bartels

    3.1   Einleitung 41
    3.2   Drei Handlungs-und Pflegeschwerpunkte................................... 44
    3.3   Die Basis oder die Grundlage der ATP-P-Handlings 44
          3.3.1   Plastizität 44

		3.3.2	Förderung der Eigenaktivität unter Beachtung der Selbstwahrnehmung	45
		3.3.3	Interdisziplinäre Zusammenarbeit Pflege/Therapie mit dem Ziel, normale Bewegungsabläufe anzubahnen.............................	46
	3.4		Was ist therapeutisch an ATP-P?	47
			Literatur	47

4	Aktivierend-therapeutische Pflege bei palliativen Personen – Sinn oder Unsinn?	49
	Sarah Eschmann	
	4.1 Einleitung	49
	4.2 Was ist der Kern der Aktivierend-therapeutischen Pflege?	49
	4.3 Was ist der Kern der palliativen Pflege?	50
	4.4 Was unterscheidet eine palliative Person von einer geriatrischen Person?	51
	4.5 Therapeutische Pflegeziele der Aktivierend-therapeutischen Pflege in der Palliativversorgung	52
	4.6 Die Sinnhaftigkeit der Aktivierend-therapeutischen Pflege im palliativen Setting	53
	Literatur	54

II	Allgemeine für alle drei Handlungs- und Pflegeschwerpunkte wichtige und relevante Themen	

5	»Sag mir ein Sterbenswörtchen...«: Ein Erfahrungsbericht einer Palliativmedizinerin	57
	Dr. Monika Windsor	
	5.1 Erst einmal etwas zum Menschenbild	57
	5.2 Was ist außer medizinischen Aspekten sehr wichtig bei der Begleitung eines Schwerkranken?	59
	5.3 Hat Teamarbeit eine besondere Bedeutung?	60
	5.4 Was passiert, wenn ich versuche, die Leidenszeit zu verkürzen?	60
	5.5 Tötende Begleitung	61
	5.6 Ein selbstbestimmtes Sterben	61
	5.7 Gibt es Vergleichbares bei Geburt und Tode?	62

6	Ressourcen bei palliativen Personen	63
	Susette Schumann	
	6.1 Eine Standortbestimmung	63
	6.2 Gesellschaftliche Zusage an palliative Personen	63
	6.3 Besondere ressourcenorientierte Anforderungen der palliativen Person	64
	6.3.1 Körperliche Ressourcen	64
	6.3.2 Kognitive Ressourcen	65
	6.3.3 Psychische Ressourcen	65

		6.3.4	Emotionale Ressourcen	66
		6.3.5	Soziale Ressourcen	66
		6.3.6	Spirituelle Ressourcen	66
	6.4	Gesamtschau auf die Ressourcen bei palliativen Personen		67
		Literatur		69

III Pflege- und Handlungsschwerpunkt: Aspekte der Beziehungsarbeit

7 Der individuellen Lebensgeschichten auf der Spur 73
Sarah Eschmann

	7.1	Was bedeutet Biographie?	73
		7.1.1 Zeitgeschichte	73
		7.1.2 Lebenslauf	74
		7.1.3 Lebensgeschichten	74
	7.2	Erinnerung mit »allen Sinnen«	75
	7.3	Biographie im Wandel der Zeit	75
	7.4	Vorteile der Biographie für palliative Personen und Pflegende	76
		7.4.1 Biographische Aspekte (Biographiearbeit) im pflegerischen Alltag nutzen	77
	7.5	Rituale und Gewohnheiten	78
		Literatur	79

8 Kommunikation mit palliativen Patient*innen und ihren Angehörigen im Rahmen der Beziehungsarbeit 80
Sarah Eschmann

	8.1	Grundlagen der Kommunikation	80
	8.2	Kommunikation bei palliativen Patient*innen	81
	8.3	Realität ist subjektiv	81
	8.4	Gesprächsbausteine	82
		Literatur	85

9 An- und Zugehörige am Limit und die Rolle der Pflegenden: Beziehungsgeschehen mit Angehörigen in existenziellen Situationen einer Palliativeinheit im Krankenhaus 86
Sigrid Reineke

	9.1	Einleitung	86
	9.2	Von Menschen zu Patient*innen. Von Patient*innen zu Angehörigen Und irgendwo dazwischen: Der hilflose Passagier	86
		9.2.1 Was ist eigentlich Leid? Was hilft den Leidenden?	89
	9.3	Das schlechte Gewissen, die Angst und die Schuld der Angehörigen	89
		9.3.1 Angehörige am Limit – und Möglichkeiten der Hilfe	90

| 10 | Die persönliche Haltung in der palliativen Pflege macht den Unterschied | 92 |

Karin Schroeder-Hartwig

	10.1	Durch was entwickeln wir eine »anerkannte« Haltung?	92
	10.2	Palliative Care	93
		10.2.1 Historie	93
		10.2.2 Total Pain – Konzept nach Cicely Saunders	94
	10.3	Menschenbild »Leiblichkeit« und Mensch als Maschine	94
		10.3.1 Was hat das mit Haltung gegenüber den palliativen Personen zu tun?	94
	10.4	Wie sollen wir pflegen? Wie wollen wir pflegen? Wie können wir pflegen? Wie haben wir zu pflegen?	96
	10.5	Resümee	98
		Literatur	99

IV Pflege- und Handlungsschwerpunkt: Bewegung

| 11 | Fazilitation – Schwerpunkt der Aktivierend-therapeutischen Pflege in der Palliative Care | 103 |

Nikolaus Gerdelmann

	11.1	Was bedeutet dies für die Pflegenden in ihrem »palliativen« Alltag?	104
		11.1.1 Am palliativen Individuum	104
		11.1.2 Durch die Aufgabe	104
		11.1.3 Durch die Umgebung	105
		11.1.4 Beim Fazilitieren gilt das Prinzip des »Hands on oder Hands off«	105
	11.2	Das Strukturmodell des Bobath-Konzepts	107
	11.3	Praktisches Beispiel	107
		11.3.1 Fazilitieren des Oberkörpers	107
		11.3.2 Fazilitieren zum Aufstellen der Beine	108
		11.3.3 Fazilitieren des Drehens	110
		Literatur	110

| 12 | Basale Stimulation® bei schwerstkranken, palliativen und sterbenden Personen | 112 |

Katharina Röwekamp

	12.1	Basale Stimulation®	112
		12.1.1 Bewegen und Wahrnehmen von der gesunden Person bis zur palliativen Person	112
		12.1.2 Was ist Basale Stimulation®?	112
	12.2	Haltung, Technik und Kompetenz	113
		12.2.1 Haltung	113
		12.2.2 Technik	113
		12.2.3 Kompetenz	113
	12.3	Palliativversorgung und Basale Stimulation®	115

		12.3.1 Welche Bedeutung hat die Basale Stimulation® in der Begegnung mit schwerstkranken und sterbenden Menschen?	115
		Literatur	117

13 »Guten Morgen, Hr. Doktor!«: Ein Praxiserleben 118
Sarah Eschmann

	13.1	Einleitung	118
	13.2	Situation..	118
	13.3	Aktivierend-therapeutische Pflege	119
		13.3.1 Der stabile Sitz im Bett nach dem Bobath-Konzept.............	119
		13.3.2 Die belebende Waschung nach der Basalen Stimulation® in der Pflege	119
	13.4	Fazit...	120
		Literatur	120

14 So, wie man liegt, so fühlt man sich! 121
Sarah Eschmann

	14.1	Was ist Lebensqualität?..	121
	14.2	Negative Faktoren, die ein Unwohlsein fördern......................	122
	14.3	Physiologisch und bequem Positionieren nach dem Bobath-Konzept...	123
		14.3.1 Kopf und Extremitäten..	124
		14.3.2 Evaluation der bisherigen Positionierung...........................	124
	14.4	Körperbegrenzendes Positionieren nach der »Basalen Stimulation® in der ATP-P«	125
		14.4.1 Die Nestlagerung...	126
		14.4.2 Evaluation..	127
		14.4.3 Positionierungsanpassung	128
	14.5	Zusammenfassung...	128
		Literatur	128

15 Kleine Hilfsmittel, große Wirkung 129
Dominik Zergiebel, Stefan Kicker

	15.1	Unsere Körperstruktur und ihre Veränderungen	129
		15.1.1 Hinweise aus Untersuchungen	130
	15.2	Das Bobath-Konzept: Grundlage von ATP	130
		15.2.1 Wirkung der Schwerkraft, Unterstützungsfläche, Stabilität für Mobilität	131
		15.2.2 Propriozeption...	132
		15.2.3 Homunkulus..	132
	15.3	Zusammenhang Positionen und Aktivitäten...........................	132
		15.3.1 Positive Neuroplastizität bei palliativen Personen anwenden...	133
	15.4	Das Material	133
		15.4.1 Praktische Anwendung von Wickeln...................................	133
		15.4.2 Das Handtuch als Positionshilfe	138

		15.5	Vorschlag zur Umsetzung	141
			Literatur	141

V Pflege- und Handlungsschwerpunkt: Selbstversorgung

16 Mund- und Zahnpflege ... 145
Daniela Lorenzen

	16.1	Einleitung	145
	16.2	Ziele der Mund-und Zahnpflege	145
	16.3	Planung und Durchführung nach Pflegeprozess und ATP	146
	16.4	Allgemeine Mund- und Zahnpflege als Aktivierend-therapeutische Pflegemaßnahme	149
	16.5	Spezielle Mund- und Zahnpflege als Aktivierend-therapeutische Pflegemaßnahme	151
		16.5.1 Anwendung	151
		16.5.2 Zuständigkeit	151
		16.5.3 Zusätzliche Hilfsmittel	151
	16.6	Durchführung	152
		16.6.1 Zusätzliche Aspekte bei der speziellen Mund- und Zahnpflege bei Personen mit oralisierter Dysphagie	153
		16.6.2 Zusätzliche Aspekte bei der speziellen Mund- und Zahnpflege bei Personen mit nicht-oralisierter Dysphagie	153
		16.6.3 Besonderheit: Zahnprothesen	153
	16.7	Nicht geeignete Hilfsmittel	154
	16.8	Schlussfolgerung	155
		Literatur	155

VI Beinflussende Faktoren bei der Anwendung von ATP

17 Begleitung von Sterbenden aus anderen Kulturen ... 159
Johanna Grünhagen

	17.1	Der Tod in anderen Kulturen – ein kurzer Einblick in die Vielfalt	159
	17.2	Sterbende aus anderen Kulturen – von wem sprechen wir überhaupt?	160
	17.3	Egal welche Kultur – ein Glaube hilft beim Sterben	161
	17.4	Was Ihnen sonst noch begegnen kann	161
		17.4.1 Verständnis von Krankheit und Pflege	161
		17.4.2 Von der oder dem Pflegenden zum Familienmitglied	162
		17.4.3 Die Bedeutung der Rolle von Mann und Frau	163
		17.4.4 Krankheit als Prüfung oder Strafe	163
		17.4.5 Verständnis von Hygiene	164
		17.4.6 Umgang mit Schmerz und Trauer	164
	17.5	Die größte Herausforderung: Sprachprobleme!	166
	17.6	Was können wir voneinander lernen?	166
		Literatur	167

VII Anwendungsbeispiele von ATP-P bei symptomauftretenden Belastungen

18 Fatigue – ein häufiger Begleiter und oft nicht erkannt 171
Sarah Eschmann, Ina Klindworth

18.1	Erfahrungen auf der Palliativeinheit einer Station	171
18.2	Was ist Fatigue?...	171
	18.2.1 Symptome, über die Betroffene klagen	172
18.3	Wer ist betroffen?	173
18.4	Mögliche Ursachen und Verstärker der Fatigue	174
	18.4.1 Verschiedene Ursachen der Fatigue.................................	174
18.5	Fatigue, Depression und Delir	176
18.6	Fatigue-Assessment	177
18.7	Fatigue – was nun?	179
	18.7.1 Medikamentöse Behandlung...	179
	18.7.2 Psychotherapeutische Hilfe/Psychoonkolog*innen	179
	18.7.3 Aktivierend-therapeutische Pflege..................................	180
18.8	Wie lebt man mit Fatigue im Alltag?...	181
	18.8.1 »Fatigue« im interdisziplinären Team	181
	Literatur...	182

19 Ideen zur Linderung der Symptomlast 183
Sarah Eschmann

19.1	Schmerzlinderung durch alternative Anwendungen	183
	19.1.1 Der körperliche Schmerz	184
	19.1.2 Der psychische Schmerz	185
	19.1.3 Der soziale Schmerz...	186
	19.1.4 Der spirituelle/existenzielle Schmerz..............................	187
19.2	Fazit..	187
	Literatur...	188

VIII Mitarbeiterorientierung in der Anwendung von ATP-P wird großgeschrieben

Einleitung 191

20 Aktivierend-therapeutische Pflege in der Palliative Care, eine körpergerechte Arbeitsweise... 192
Gabi Jacobs

20.1	Einleitung	192
20.2	Mitarbeiterschonendes Handling in der palliativen Pflege	195
	20.2.1 Eigenversuch: Vorderseitige und rückenseitige Rückenmuskulatur arbeiten zusammen............................	196

		20.2.2 Eigenversuch: Eine Voreinstellung über aufgestellte Beine und Verrücken des Beckens erleichtert eine weitere Drehung des Körpers	199
	20.3	Fazit	201
		Literatur	201
21	**Eine Kultur der Erlaubnis**		**202**
	Karin Schroeder-Hartwig		
	21.1	Allgemeines	202
	21.2	Zeit ist relativ. Wie nutzen wir unsere Zeit?	202
	21.3	Existenzielle Pflege – ein Sorgekonzept	203
		21.3.1 Zeiträuber und die Lösung für alle heißt: »Schwester… kannst du mal«!	204
		21.3.2 Was ist gut investierte Zeit, die der kranken Person und den Pflegenden zugutekommt?	204
		21.3.3 Burnout	205
	21.4	Spiritualität in der Mitarbeiterführung	205
		21.4.1 Der Mensch hat die Freiheit und einen freien Willen	205
		21.4.2 Zeitgeist: Ereignisbezogene Unterbrechungskultur	207
		21.4.3 »Coolout« eine Problemlösungsstrategie?	208
		21.4.4 Gute Pflege braucht Strukturen und Zeit für eine beziehungsorientierte Pflege	209
		21.4.5 Wofür wollen wir Zeit geben?	209
		Literatur	209

Anhang

Anlage 1: Leitfaden zum Integrieren von EKS (▶ Kap. 21) ... 213

Anlage 2: Akute kritische Ereignisse (AkE) auf/in der Station/Abteilung (▶ Kap. 21) ... 216

Anlage 3: Vorbereitung und Protokoll Reflexionsgespräch (VPR) und für die existenziellen und spirituellen Fallbesprechungen (▶ Kap. 21) ... 218

Glossar ATP-P ... 221

Die Autorinnen und Autoren ... 230

Stichwortverzeichnis ... 235

Abkürzungsverzeichnis

AAPV	allgemeine ambulante Palliativversorgung	DGZMK	Deutsche Gesellschaft für Zahn-, Mund- und Kieferheilkunde
AFA	Albertinen-Fatigue-Assessment	DNQP	Deutsches Netzwerk für Qualitätsentwicklung in der Pflege
ALS	Amyotrophe Lateralsklerose	ebd.	ebenda
APV	allgemeine Palliativversorgung	EKS	Existenzielle Kommunikation
ATP	Aktivierend-therapeutische Pflege	F.O.T.T.®	Facio-orale Trakt-Therapie
ATP-P	Aktivierend-therapeutische Pflege in der Pailliative care	HPG	Hospiz- und Palliativgesetz
		ICN	Internationaler Council of Nursing
AVO	Arztverordnung	KEK	Klinische Ethikkomitee
BIKA®	Bobath-Initiative für Kranken- und Altenpflege	MuZ	Mund- und Zahnpflege
BQKPMV	besonders qualifizierte und koordinierte Palliativmedizinische Versorgung	o. äq.	oder äquivalent
		PEG	perkutane endoskopische Gastrostomie
DFaG	Deutsche Fatigue Gesellschaft e. V.)	SAPV	spezialisierte ambulante Palliativversorgung
DGATP	Deutsche Fachgesellschaft für Aktivierend-therapeutische Pflege e. V.	SGB V	Sozialgesetzbuch V (Krankenversicherung)
		SGB XI	Sozialgesetzbuch XI (Pflegeversicherung)
DGP	Deutsche Gesellschaft für Palliativmedizin	SPK	suprapubischer Blasenkatheter
DGZ	Deutsche Gesellschaft für Zahnerhaltung e. V.	SPV	spezialisierte Palliativversorgung.
		WHO	Weltgesundheitsorganisation

I Einleitung, Einführung in die Themen der Aktivierend-therapeutischen Pflege in der Palliative Care

1 Wissen über notwendige Grundlagen der Palliative Care

Friedhilde Bartels

Woody Allen sagte einmal:

> »Ich habe keine Angst vor dem Sterben. Ich möchte nur nicht dabei sein, wenn es passiert.«[4] (Woody Allen)

Das ist ein Zitat, das vermutlich vielen Personen aus dem Herzen spricht. Oft ist es ja auch die »Angst vor der Angst«, die wir glauben, vor dem Sterben zu bekommen oder zu haben. Und wenn ich ehrlich bin, kann ich mir das sehr gut vorstellen.

Pflegende im Umgang mit palliativen, schwerkranken und sterbenden Personen sind reflektiert, dass ein »sich bewusst Werden« der eigenen Angst, ein »zugewandt Sein« zu einem Sterbenden ein palliatives Setting negativ wie positiv beeinflussen kann. Kenntnisse und Fachwissen über die Entwicklung, die Gestaltung durch Gesetzgebung, Gesellschaft und Einrichtungen sind deshalb unabdingbar.

1.1 Geschichte von Hospiz und Palliative Care

Im Mittelalter wurde der Name Hospital für Herbergen benutzt. Pilger und Bedürftige aber auch Kranke bekamen hier Unterkunft. Und es war ebenfalls ein Ort der Begegnungen.

In bestimmten Einrichtungen in ganz Europa wurden »die Kranken von hingebungsvollen Menschen betreut, geheilt oder respektvoll in den Tod begleitet. Diese Häuser nannte man Hospize«[5] (Geschichte-der-palliative-care)

Im 19. Jahrhundert entstanden unter anderen speziell für Krebs- und Tuberkulosekranke Einrichtungen, in denen diese unheilbaren Personen bis zu ihrem Sterben betreut und gepflegt wurden.

Die Linderung des Leidens und die Unterstützung der betreffenden Personen standen auch früher schon im Zentrum der Aufgaben des Arztes, doch meistens konnten sich nur wohlgesittete Bürger einen Arzt leisten. Eine medizinische Versorgung und Betreuung oder gar eine palliative Sterbebegleitung wurde den betroffenen Personen in der Regel nicht geboten. Doch seit dem ausgehenden 16. Jahrhundert befassten sich die Ärzte zunehmend mit Fragen der palliativen Krankheitsbehandlung, lateinisch »Cura palliativa« genannt.

Ein französisches Sprichwort aus 16. Jahrhundert sagt:

Heilen – manchmal, lindern – oft, trösten – immer.

---

[4] https://www.agitano.com/zitate-sprueche/woody-allen-ich-habe-keine-angst-vor-dem, Zugriff 29.8.2020

[5] www.palliative.ch/de/palliative-care/die-geschichte-der-palliative-care, Zugriff 21.2.2021

Durch die dann stattfindende Industrialisierung und durch die Entwicklung der Medizin in den nächsten Jahren gerieten die Ansätze der »Palliativversorgung« wieder in den Hintergrund.

»Als älteste bekannte Einrichtung, die den englischen Begriff »hospice« im heutigen Sinne verwendete, eröffneten 1879 die irischen Schwestern der Nächstenliebe das *Our Lady's Hospice for the Care of the Dying* in Dublin[6] (Geschichte der Hospizbewegung).

In den 1960er Jahren entstanden die heutige moderne Hospizbewegung und die Palliativversorgung als Terminal Care. Sie gehen wesentlich auf Cicely Saunders zurück (▶ Kap. 2 und ▶ Kap. 10).

1967 gründete sie das *Sydenham – St. Christopher's* (bei London).

Die Entwicklung in Deutschland begann

- 1983 mit der ersten deutschen Palliativstation an der Kölner Universitätsklinik
- und 1986 mit der Eröffnung des Hospizes »Haus Hörn« in Aachen.
- Bis heute gibt es weit über 230 stationäre Hospize und über 300 Palliativstationen für Erwachsene in Deutschland.
- Bis heute gibt es weit über 20.000 qualifizierte Pflegende in Palliativbereichen und über 8.500 Palliativmediziner.

In den Jahren davor war der Begriff Palliative Versorgung nicht sehr verbreitet und viele Pflegende in den 60igern und 70ziger Jahren kennen noch das »Sterben in den Badezimmern der Stationen«. Es wurden meistens die Sterbenden verlegt und nicht die Personen, die weniger krank waren. Das hat sich sehr verändert und wir erleben vielerorts einen Paradigmenwechsel der Palliativversorgung!

Die internationale Hospizarbeit wurde nachhaltig durch die Arbeit von Elisabeth Kübler-Ross beeinflusst. In Deutschland hat zusätzlich u. a. Christoph Student viel zur Entwicklung der Hospizbewegung beigetragen

1.2 Worin unterscheiden sich Hospiz- und Palliativversorgung?

»Im Mittelpunkt steht der kranke Mensch, seine individuellen Wünsche und Bedürfnisse. Palliativstationen haben daher das Ziel, dass der Patient entlassen werden kann. Im Hospiz hingegen können unheilbar kranke Menschen ihre verbleibende Lebenszeit verbringen.«
(Wieland 2019)

Also ist ein Hospiz eine vom Krankenhaus oder von der Altenhilfeeinrichtung unabhängige Einrichtung mit meistens wenigen schwerstkranken Personen (8–16 Plätze), die in einem absehbaren Lebensabschnitt palliativ betreut werden. Der Aufenthalt in einem Hospiz ist indiziert, wenn kein Krankenhausbedarf mehr besteht.

Die durchschnittliche Verweildauer in einem Hospiz liegt in der Regel zwischen 2–4 Wochen.

---

6 http://www.hospizgruppe-bingen.de/index.php/ueber-uns/geschichte-der-hospizbewegung, Zugriff 21.2.2021

1 Wissen über notwendige Grundlagen der Palliative Care

> **Definition Hospiz (Auszug)**
>
> »Im Mittelpunkt der Hospizarbeit steht der schwerstkranke und sterbende Mensch mit seinen Wünschen und Bedürfnissen sowie seine Angehörigen und Nahestehenden.
> Trotz historisch unterschiedlicher Entwicklungen in Deutschland sind Palliativ- und Hospizversorgung als ein gemeinsamer Ansatz bzw. eine gemeinsame Haltung zu verstehen. Hospizbegleitung wurzelt im bürgerschaftlichen Engagement. Begleitet werden Patienten am Ende ihres Lebens sowie deren Angehörige – zu Hause, in Krankenhäusern, Pflegeeinrichtungen und in stationären Hospizen. Haupt- und Ehrenamtliche arbeiten in multiprofessionellen Teams zusammen, um eine Betreuung zu bieten, die sich an den individuellen Bedürfnissen und Entscheidungen orientiert und hierbei Würde, Frieden und Ruhe anstrebt. In der psychosozialen Begleitung der Betroffenen übernehmen die Ehrenamtlichen vielfältige Aufgaben. Durch ihre Arbeit leisten sie nicht nur einen unverzichtbaren Beitrag in der Begleitung der Betroffenen, sondern sie tragen wesentlich dazu bei, dass sich in unserer Gesellschaft ein Wandel im Umgang mit schwerstkranken und sterbenden Menschen vollzieht.« (DGP 2016)
>
> **Definition Palliativ Care, Palliativversorgung**
>
> Definition Palliativversorgung der Weltgesundheitsorganisation (WHO): »Palliativversorgung ist ein Ansatz, der die Lebensqualität von Patienten und deren Familien verbessert, die mit den Problemen im Zusammenhang einer lebensbedrohlichen Erkrankung konfrontiert sind, dies mittels Prävention und Linderung von Leiden durch frühzeitiges Erkennen und umfassende Erfassung sowie durch die Behandlung von Schmerz und anderen Problemen auf körperlichen, psychosozialen und spirituellen Ebenen.« (DGP 2016)

Erklärung: Früher wurde in Deutschland auch eher der Begriff Palliative Care benutzt, um das umfangreiche »Versorgen/Betreuen« der palliativen Personen von der Palliativmedizin abzugrenzen. Es bedarf einer umfangreicheren Umsicht von verschiedenen Berufen mit ihren Fachkenntnissen als »nur« der Medizin. Heute empfiehlt die Deutsche Gesellschaft für Palliativmedizin (DGP) den Begriff der *Palliativversorgung* in Deutschland zu anzuwenden. (DGP 2016)

> *Merke:* In Hospize finden schwerstkranke und sterbende Personen *ein Zuhause*. Hier verbleiben sie *bis zu ihrem Tod*. Die verbleibende Lebensqualität wird den Bedarfen und Bedürfnissen der individuellen Möglichkeiten durch eine *palliative Betreuung* angepasst.

Das *palliative Setting* finden in allen Fachbereichen inkl. Hospize bei allen Schwerstkrankenzuständen aller Unheilbarkranken bis zum Sterben statt. Dies weist darauf hin, dass eine palliative Versorgung sehr umfassend ist. Palliative Personen haben durchaus die Möglichkeit, von einer Palliativstation, einer Abteilung im oder am Krankenhaus, entlassen zu werden. Das Ziel ist, die krankheitsbedingten Beschwerden zu lindern und den Gesundheitszustand des Betroffenen so zu stabilisieren. Eine palliative Versorgung stabilisiert den Menschen soweit möglich umfassend, damit die betroffene Person eine Option entwickeln kann, selbstbestimmt an einem Ort ihres Wunsches sterben zu können. Darüber hinaus erhält sie eine Chance und günstige Gelegenheit, die letzte Zeit ihres Lebens eine ihr wichtige Lebensqualität zu entwickeln. Die durchschnittliche

Verweildauer auf einer Palliativstation beträgt zehn Tage. Aufenthalte in Palliativeinheiten eines Krankenhauses können deshalb mehrmals bis oft notwendig sein. Auf eine Aktivierend-therapeutische Pflege in der Palliative Care als ein qualifiziertes einzubindendes Konzept (▶ Kap. 3) ist hier ausdrücklich hinzuweisen.

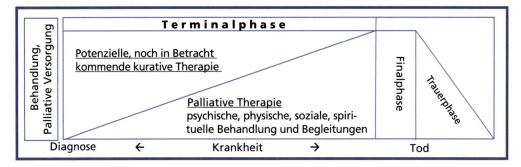

Abb. 1.1: Kurative und palliative Therapie parallel (Lynn & Adamson 2003, S. 7, mod. nach Davies & Higginson 2004, S. 18)

Auch können eine oder mehrere Erkrankungen palliative und kurative Anteile in der Therapie und Pflege haben (▶ Abb. 1.1). Oder der kurative Anteil kann bei einem Sturz mit Oberschenkelhalsfraktur, z. B. bei einem langsam wachsenden Tumor, der palliativ zu sehen ist, zu einer Operation und anschließend auch in eine Rehabilitationsklinik führen. Dies führt zu der Frage:

1.3 Wann beginnt die palliative Versorgung?

- »Palliative Care beginnt, wenn die Diagnose [z. B. Krebs] gesichert ist, der Tod sicher und vermutlich in näherer Zukunft zu erwarten ist. Die Hoffnung auf Heilung wurde aufgegeben.«
  (Calman 1988, zit. nach Bausewein und Schneider 2013)
- »Palliative Care beginnt, wenn eine aktive, fortschreitende Erkrankung vorliegt, die Prognose begrenzt ist und wenn der Fokus auf Lebensqualität liegt.«
  (Doyle et al. 1993, zit. nach Bausewein und Schneider 2013)

Palliative Care beginnt bereits mit der Diagnosestellung einer lebensbegrenzenden Erkrankung!

Diese lebensbegrenzenden Erkrankungen finden sich in allen Fachbereichen und auch in allen Lebenssituationen und Altersgruppen. In den letzten Jahren hat man ein besonderes Augenmerk auf die älteren Menschen geworfen, deren Lebenszeit sehr begrenzt ist. Auch ihnen steht eine Palliativversorgung lt. Leitsatz der Charta zu (▶ Kap. 1.4).

Personen mit Tumorerkrankungen zeigen einen Verlauf, der über längere Zeit stabil bleibt. In dieser Zeit geht es den Personen dem Krankheitsverlauf entsprechend bis kurz vor dem Sterben. Bei dem Verlauf der organfunktionsbezogenen Kurve ist ein deutlich anderer Verlauf zu erkennen. In dem Absacken der Kurve kann vermutet werden, dass es diesen Personen in dieser Zeit besonders schlecht geht, sich der Zustand durch häufige palliative Versorgung (stationär, ambulant) immer wieder etwas verbessert, doch letztendlich gehen sie den letzten Weg dennoch sehr beschwerlich. Besonders bei Menschen mit Demenz zeigt die Verlaufskurve ein stetiges Abnehmen der Kräfte und eine kontinuierlich abnehmende Kurve bis zum Sterben. In allen Phasen, die hier dargestellt werden, kann die ATP-P angewendet werden. Durch Anwendung aller Handlungs- und Pflegeschwerpunkte des Konzeptes ATP-P (Bartels et al. 2019), also durch Aspekte der Beziehungsarbeit, Bewegung, hier besonders durch die Fazilitation (▶ Kap. 11), und Selbstversorgung, können die palliativen Personen evtl. Verbesserung, Erhaltung der Situation oder eine Begleitung durch Symptomlinderung (▶ Kap. 19) erfahren.

Was ist die Palliativversorgung?

Merke: Das lateinische Wort »pallium« bedeutet Mantel und steht für beschützen, umhüllen. Dieses Beschützen und »Wärme Geben« wie ein Mantel beschreibt sehr deutlich den Umgang mit Personen, die schwersterkrankt sind und kurativ keine oder eine begleitende Behandlung bedürfen oder möchten.

Charakteristika von Palliative Care

Der kranke Mensch wird in seiner Ganzheitlichkeit gesehen, mit *physischen, psychischen und geistig/seelischen* Nöten.
Im *Vordergrund steht das medizinisch-ethisch Vertretbare, nicht das medizinisch-technisch Machbare.*

Der bzw. die Palliative und/oder Sterbende führt Regie!

1.4 Inhalte der Palliative Care

Palliativversorgung ist ein Ansatz/Leitgedanke zur Verbesserung der Lebensqualität von betroffenen Personen und ihren Familien, die Probleme und Herausforderungen gegenüberstehen, welche mit einer lebensbedrohlichen Erkrankung einhergehen.

Dazu gehören das Vorbeugen und Lindern von Leiden, eine frühzeitige Wahrnehmung, eine sichere Einschätzung und Behandlung von Schmerzen sowie weiteren belastenden Qualen körperlicher, psychosozialer und spiritueller Art.

In der Charta zur Betreuung schwerstkranker und sterbender Menschen in Deutschland heißt es im Leitsatz 2:

»Jeder schwerstkranke und sterbende Mensch hat ein Recht auf eine umfassende medizinische, pflegerische, psychosoziale und spirituelle Betreuung und Begleitung, die seiner individuellen Lebenssituation und seinem hospizlich-palliativen Versorgungsbedarf Rechnung trägt.« (DGP e. V.; Deutscher Hospiz- und PalliativVerband e. V., Bundesärztekammer, Leitsatz 2)

Das »Recht« ist zwar verankert, doch die Umsetzung gestaltet sich oft sehr schwierig. Immer wieder versuchen Politik, Mediziner und die Gesellschaft, diesem Leitsatz Rechnung zu tragen. Die Gesetzgebung in Deutschland ist durch das Bundes- und die unterschiedlichen Ländergesetze oft schwer durchschaubar. Die letzte Gesetzesänderung auf Bundesebene gab es 2015 mit dem »Hospiz- und Palliativgesetz« (I IPG 08.12.2015). Es soll eine Verbesserung der bedarfsgerechten Versorgung unterstützen. Ein Bedarf ist immer der objektiv erkennbare und nachvollziehbare Mangel- und Belastungszustand. Dafür ist die Politik und/oder die Gesellschaft zuständig. Ein Ansinnen ist es, das Sterben in die Mitte der Gesellschaft zurückzuholen, denn sowohl Geburt und Leben als auch Sterben und Tod gehören zum oder ins Leben, auch in strukturschwachen Gegenden. Bereits 2007 wurden die spezialisierte ambulante Palliativversorgung (SAPV) und weitere Verbesserungen durch SGB V, §§ 37b und § 132d eingeführt.

Die Palliativversorgung in Deutschland wird in vier Bereiche eingeteilt (▶ Tab. 1.1). In dem ambulanten Bereich gibt es die allgemeine (AAPV) und die spezialisierte (SAPV) Palliativversorgung. Im stationären Bereich (Krankenhaus und Altenpflegeeinrichtungen) gibt es ebenfalls eine allgemeine (APV) und eine spezialisierte (SPV) Palliativversorgung, wobei die Finanzierung der SPV in den Altenpflegeeinrichtungen speziell finanziert und auch gestaltet wird.

Die allgemeine Palliativversorgung findet in der allgemeinen Existenz der ambulanten Pflege und der stationären Langzeitpflege und im Krankenhaus statt. Hier genügt eine Basisqualifikation aller Berufsgruppen.

1.4.1 Übersicht der allgemeinen und spezialisierten Versorgungsstrukturen

Tab. 1.1: Palliativversorgung in Deutschland (nach Radbdruch und Payne 2011)

	Stationäre Palliativversorgung	Ambulante Palliativversorgung
Allgemeine Palliativversorgung (APV)	• allgemeine Krankenhausstationen • nicht spezialisierte Palliativstationen • Palliativeinheiten • Palliativbetten • »Konsiliardienste« • »Liaisondienste« • »Palliativdienste«* • Palliativbeauftragte • durch Personal mit Basisqualifikation	• AAPV (allgemeine ambulante Palliativversorgung) • Hausärzte, teils mit Zusatzqualifikation (im neuen EBM (einheitlicher Bewertungsmaßstab) vergütet) • Pflegedienste und Pflegeheime mit Basisqualifikation • ambulante Hospizdienste (ca. 1.500 Hospizdienste mit ca. 100.000 Ehrenamtlichen) • Vergütung über § 39a SGB V weitere Netzwerkpartner, z. B. Palliativstützpunkte
Spezialisierte Palliativversorgung (SPV)	• spezialisierte Palliativstationen (eigenständige Abteilungen mit erhöhten Qualitätsanforderungen, z. B. mind. 5 Betten) • »Palliativdienste«* • stationäre Hospize • immer durch multiprofessionelle Teams	• SAPV = spezialisierte ambulante Palliativversorgung (gesetzlicher Anspruch seit 2007, geschätzter Bedarf = ca. 10 % aller Sterbenden) • immer multiprofessionell, oft durch Teams bzw. Teamarbeit • täglich 24 Std. Verfügbarkeit

* Palliativdienste im Krankenhaus sind grundsätzlich der spezialisierten Versorgung zuzurechnen, werden aber aufgrund ihrer derzeitigen Finanzierungsmöglichkeit über eine Komplexpauschale (OPS 8-892) in dieser Finanzierungssystematik nicht der spezialisierten Versorgung (OPS 8-98e) zugeordnet.

Die Palliativversorgung in den Pflegeeinrichtungen kann durch SAPV eingekauft oder als Kooperation gestaltet werden. Sie wird über die Krankenkassen finanziert.

Allerdings gibt es die SAPV nicht überall in Deutschland. In ländlichen Gegenden ist sie eine zusätzliche Aufgabe der Hausärzte und der ambulanten Pflegedienste. Die Wege sind dort weit und die Finanzierung nicht ausreichend gesichert. Das HPG soll hier unterstützend helfen.

Abb. 1.2 stellt die allgemeine und spezialisierte Palliativversorgung in einem Krankenhaus beispielhaft dar:

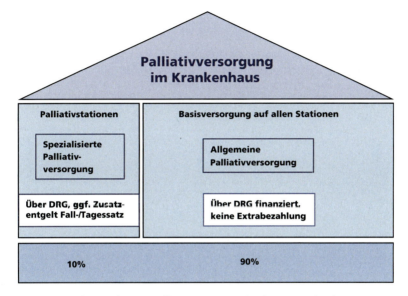

Abb. 1.2: Allgemeine und spezialisierte Palliativversorgung in einem Krankenhaus

Nicht jedes Krankenhaus verfügt über Palliativbetten oder eine Palliativstation/-einheit. Dort findet die Palliativversorgung durch das Stationsteam als Basiselement statt.

Inhalte der *allgemeinen* Palliativversorgung im Krankenhaus (alle Stationen) sind grundsätzlich

- ärztliches und pflegerisches Basismanagement von Schmerzen, Luftnot, Übelkeit usw.
- die Ermittlung des Patientenwillens und eine partizipative Entscheidungsfindung durch Gespräche mit dem Patienten und evtl. Angehörigen.
- ein Entlassungsmanagement (§ 39 Abs. 1, SGB V), das den Wünschen und Bedürfnisse der Person entspricht.

- eine ärztliche Sterbebegleitung lt. den Grundsätzen der Bundesärztekammer von 2011.

Es bleiben viel Fragen offen:

- Wann, wie oft und wie werden ein palliativer Bedarf und auch Bedürfnisse überhaupt erkannt?
- Wann ist eine spezialisierte Palliativversorgung notwendig?
- Nach welchen Regeln erhalten Betroffene eine Palliativversorgung auf einer Station?

Merke: Bislang gibt es keine (gemeinsamen) Kriterien für eine Basisversorgung in Abgrenzung zur spezialisierten Palliativversorgung

Die spezialisierte Palliativversorgung wird über die Komplexbehandlungen geregelt.

- Es gibt zwei Komplexbeschreibungen (OPS 8-982 – allgemeine – und 8-98e –spezialisierte) mit Mindestmerkmalen, die zu erfüllen sind.
- Erst ab dem 7. Behandlungstag wird ein gestaffeltes Zusatzentgelt gezahlt.
- oder krankenhausindividuell vereinbarte Tagessätze nach individuellen Struktur- und Prozessgegebenheiten.

Seit der letzten Gesetzgebung gibt es die spezialisierte palliativmedizinische Komplexbehandlung durch einen *Palliativdienst*, die krankenhausintern die Basisversorgung in den Stationen durch ihren Dienst unterstützen kann. (OPS 8-98h)

Genauso wie bei der SAPV gehört zur Palliativstation ein interdisziplinäres Team, das sich gemeinsam um das Wohl der betroffenen Personen kümmert.

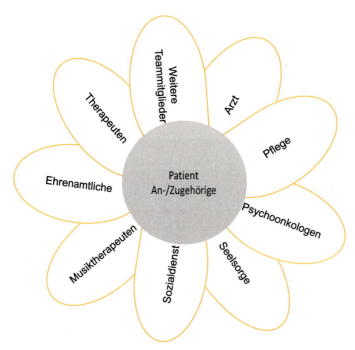

Abb. 1.3: Teamarbeit in der Palliative Care (Darstellung Sarah Eschmann)

Auf der Homepage der DGP gibt es viele Informationen inkl. Leitlinien, die sowohl für die allgemeine als auch für spezialisierte Palliativversorgung gelten, siehe https://www.dgpalliativmedizin.de/.

Bei all den gesetzlichen Rahmenbedingungen und alltäglichen Begebenheiten in den Kliniken, Hospizen oder der ambulanten Versorgung muss der Mensch im Mittelpunkt bleiben. Denn letztlich und zu aller erst ist *die Palliativversorgung eine Haltung!*

Literatur

Bartels, F. et al. (2019) Aktivierend-therapeutische Pflege in der Geriatrie. Band I: Grundlagen und Formulierungshilfen, 2. Aufl., Kohlhammer Verlag, Stuttgart

Bausewein, C. und Schneider, M. (2013) Palliativmedizin – alles ganz anders? http://www.klinikum.uni-muenchen.de/Pflege/download/inhalt/veranstaltungen/sueddeutscher_pflegetag/vortraege_2013/03_claudia_bausewein_und_michael_schneider.pdf

Bundesinstitut für Arzneimittel und Medizinprodukte (Hrsg.) OPS Version 2020, Kap. 8 Nicht operative therapeutische Maßnahmen Code 8-982 https://www.dimdi.de/static/de/klassifikationen/ops/kode-suche/opshtml2020/block-8-97...8-98.htm#code8-982, Zugriff 30.8.2020

Bundesinstitut für Arzneimittel und Medizinprodukte (Hrsg.) OPS Version 2020, Kap. 8 Nicht operative therapeutische Maßnahmen Code8-98h https://www.dimdi.de/static/de/klassifikationen/ops/kode-suche/opshtml2020/block-8-97...8-98.htm#code8-98h, Zugriff 30.8.2020

Bundesministerium für Gesundheit (Hrsg.) https://www.bundesgesundheitsministerium.de/service/begriffe-von-a-z/h/hospiz-und-palliativgesetz.html, Zugriff 9.9.2020

Davies, E. und Higginson, I.J. (2004) Better Palliative Care for Older People. Copenhagen: WHO (https://www.euro.who.int/__data/assets/pdf_file/0009/98235/E82933.pdf, Zugriff 10.09.2021)

Deutsche Gesellschaft für Palliativmedizin e. V. (Hrsg.) (2016) Definitionen zur Hospiz- und Palliativversorgung https://www.dgpalliativmedizin.de/images/DGP_GLOSSAR.pdf, Zugriff 30.8.2020

Deutsche Gesellschaft für Palliativmedizin e.V., WHO – neue Definition von Palliative Care (2002) (dgpalliativmedizin.de), Zugriff 20.5.2021

DGP e. V.; Deutscher Hospiz- und PalliativVerband e. V., Bundesärztekammer (Hrsg.), Charta zur Betreuung schwerstkranker und sterbender Menschen https://www.charta-zur-betreuung-sterbender.de/die-charta_leitsaetze.html

Feichtner, A. (2009) Palliativkurs der Paracelsus Medizinischen Privatuniversität, Salzburg Geriatrie und Palliativmedizin, Vortragsunterlagen, Limburg

https://www.agitano.com/zitate-sprueche/woody-allen-ich-habe-keine-angst-vor-dem, Zugriff 29.8.2020

Lynn, J. und Adamson, D.M. (2003) Living Well at the End of Life. Adapting Health Care to Serious Chronic Illness in Old Age. Santa Monica, CA: RAND Corporation (https://www.rand.org/pubs/white_papers/WP137.html, Zugriff 10.09.2021)

Radbruch, L. und Payne, S. (2011) White Paper on Standards and Norms for Hospice and Palliative Care in Europe (EAPC) https://www.dgpalliativmedizin.de/images/Radbruch_2011_white_paper_standards_and_norms_deutsch_Teil2.pdf

Todesursachen, Tagungsunterlagen 5. Fachtagung Geriatrie Berlin, 15.10.2010

Wieland, A. (2019) Palliativstation und Hospiz. Westdeutscher Rundfunk Köln (Hrsg.). https://www.planet-wissen.de/gesellschaft/tod_und_trauer/sterben/pwiepalliativstationundhospiz100.html, Zugriff 30.8.2020

2 Was macht Pflege zur palliativen Pflege?

Michael Nehls

Die zentrale Aufgabe von Palliative Care und damit der Palliativpflege ist auf die Verbesserung der Lebensqualität von Personen ausgerichtet, die mit Problemen konfrontiert sind, welche mit einer lebensbedrohlichen Erkrankung einhergehen. Palliative Care ist jedoch nicht allein auf die entsprechende Person fokussiert. In gleicher Weise ist Palliative Care auf die Lebensqualität der Zugehörigen dieser Personen ausgerichtet (»…Ansatz zur Verbesserung der Lebensqualität von Patienten *und* ihren Familien«[7]). Konzeptionell ist Palliative Care daher ein systemischer Ansatz. Welcher Ansatz dabei zu verfolgen ist, wird eindeutig in der WHO Definition von Palliative Care beschrieben.

> **Definition von Palliative Care der WHO[8]**
>
> Palliative Care ist ein Ansatz zur Verbesserung der Lebensqualität von Patienten und ihren Familien, die mit Problemen konfrontiert sind, welche mit einer lebensbedrohlichen Erkrankung einhergehen. Dies geschieht durch Vorbeugen und Lindern von Leiden durch frühzeitige Erkennung, sorgfältige Einschätzung und Behandlung von Schmerzen sowie anderen Problemen körperlicher, psychosozialer und spiritueller Art.
>
> Palliativmedizin:
>
> - ermöglicht Linderung von Schmerzen und anderen belastenden Symptomen
> - bejaht das Leben und erkennt Sterben als normalen Prozess an
> - beabsichtigt weder die Beschleunigung noch Verzögerung des Todes
> - integriert psychologische und spirituelle Aspekte der Betreuung
> - bietet Unterstützung, um Patienten zu helfen, ihr Leben so aktiv wie möglich bis zum Tod zu gestalten
> - bietet Angehörigen Unterstützung während der Erkrankung des Patienten und in der Trauerzeit
> - beruht auf einem Teamansatz, um den Bedürnissen [sic] der Patienten und ihrer Familien zu begegnen, auch durch Beratung in der Trauerzeit, falls notwendig
> - fördert Lebensqualität und kann möglicherweise auch den Verlauf der Erkrankung positiv beeinflussen

---

7 https://www.dgpalliativmedizin.de/images/stories/WHO_Definition_2002_Palliative_Care_englisch-deutsch.pdf, **Zugriff 22.6.2021**
8 ebd.

> - kommt frühzeitig im Krankheitsverlauf zur Anwendung, auch in Verbindung mit anderen Therapien, die eine Lebensverlängerung zum Ziel haben, wie z. B. Chemotherapie oder Bestrahlung, und schließt Untersuchungen ein, die notwendig sind [sic] um belastende Komplikationen besser zu verstehen und zu behandeln.

Der Ansatz soll demnach sowohl vorbeugend als auch lindernd sein und frühzeitiges Erkennen sowie fehlerloses Einschätzen und Behandeln beinhalten. Der Ansatz zielt dabei auf mehrere Dimensionen ab. Diese Dimensionen sind

- physiologischer Natur – wie die Wahrnehmung und Behandlung von Schmerzen und andere körperliche Probleme
- und darüber hinaus Probleme aus dem psychischen, sozialen und spirituellen Bereich.

Die Vielschichtigkeit an Symptomkonstellationen, die sich damit in der praktischen Arbeit abzeichnen kann, reicht von dem Nebeneinander verschiedener physiologischer, psychosozialer und spiritueller Probleme bis hin zu einem ineinandergreifenden und nicht auflösbaren, komplexen Symptomgeschehen.

Es wird deutlich,

- dass die Bewältigung dieser Probleme bzw. dass ein frühzeitiges Erkennen,
- eine fehlerlose Einschätzung und
- das Behandeln der individuellen Probleme der Person (um mit den Worten der WHO-Definition von Palliative Care zu sprechen) mehrere Professionen und verschiedene Disziplinen erfordert.

In der Definition wird dazu der *Teamansatz als Organisationsform* der Leistung angesprochen.

Die beiden Berufsgruppen, die hierbei in erster Linie von Gesetzgeber und Kostenträger als Akteure benannt sind, sind Ärzt*innen und die Pflegende. Bei der spezialisierten ambulanten Palliativversorgung (SAPV) sowie der spezialisierten palliativmedizinischen Komplexbehandlung (OPS Code 8-98e – 2020) sind explizit die Weiterbildung in Palliative Care für Pflegekräfte sowie die Zusatzbezeichnung Palliativmedizin für die Ärzt*innen gefordert.

Nachfolgend sollen einige wenige, aber bedeutende Elemente hervorgehoben werden, die Palliativversorgung und Palliativpflege ausmachen.

2.1 Palliativpflege aus dem pflegerischen Handlungsfeld

Was Pflege zu Palliativpflege macht, ergibt sich aus den besonderen Bedürfnissen, die die betroffenen Personen und ihre Angehörigen an die Versorgung stellen, und aus den daran angepassten Versorgungskonzepten.

Dame Cicely Saunders gilt als die Begründerin der modernen Hospiz- und Palliativbewegung. Auf der Internetseite des St Christopher's Hospice ist über sie zu erfahren:

»Sie absolvierte eine Ausbildung zur Krankenschwester (1940 bis 1944), medizinischen Sozialarbeiterin (1947) und schließlich zur Ärztin an der St. Thomas's Hospital Medical School (1951–57). Sie befasste sich seit 1948 mit der Betreuung von Patienten mit unheilbarer Krankheit, hielt zahlreiche Vorträge zu diesem Thema, schrieb viele Artikel und trug zu zahlreichen Büchern bei. Dame Cicely Saunders erkannte die Unzulänglichkeit der Sterbehilfe, die in Krankenhäusern angeboten wurde. So oft

wurde Patienten und Familien gesagt, dass ›nichts mehr getan werden könne‹, eine Aussage, die Dame Cicely nicht akzeptierte. Während ihrer Zeit bei St. Christopher lautete ihr Schlagwort: ›Es gibt noch so viel zu tun‹.«
(St. Christopher's, Übersetzung des Autors)

Ihre Beobachtung, dass eine Person weniger Morphin benötige, wenn ihre emotionalen, sozialen und spirituellen Themen Raum erhalten, führte in das von ihr *entwickelte Konzept des »Total Pain«*. Das Medizinstudium begann sie, um ihre Idee einer besseren Schmerzbehandlung umsetzen zu können (Cicely Saunders Institute).

Cicely Saunders gilt als Begründerin der modernen Palliativ- und Hospizbewegung, die in den 1960er Jahren im Vereinigten Königreich entstand.

> *Beachte:* Aus der Entstehungsgeschichte heraus betrachtet, ist Palliative Care von Beginn an multiprofessionell konzipiert: die Verbindung von Pflege, medizinischer Sozialarbeit und Medizin.

In der Entstehung war die Idee einer verbesserten Schmerzbehandlung impulsgebend.

> *Merke:* Pflegekräfte sind durch ihre Nähe an der Person, die sich insbesondere durch die körperliche Arbeit am Leib der Personen ausdrückt, das wichtigste Bindeglied zwischen Patient*innen und Familie und den anderen multiprofessionellen Teammitgliedern.

In einigen Fällen, insbesondere in der ambulanten Pflege, sind sie die einzigen sichtbaren Gesundheitsdienstleistenden in ihrem Umfeld oder Gebiet (Fitch et al. 2015). Die Pflegenden haben die Möglichkeit, aufgrund der Kontakthäufigkeit und -dauer *eine Beziehungsqualität mit besonderer Nähe herzustellen*, um über intime, schwierige Themen des Patienten zu sprechen. Dieses Potential benötigt jedoch einen entsprechend fachlich ausgerichteten Blickwinkel (Nikolic, Ruppert und Heindl 2019, S. 61).

> *Merke:* In der Palliativversorgung ist von den Pflegefachkräften ein Umdenken notwendig. Pflegeziele orientieren sich *in erster Linie an der Lebensqualität* und nicht an den üblichen Standards.

Angesichts der verbleibenden Lebenszeit gilt es, gemeinsam mit der Person und den Angehörigen neue Ziele zu definieren. Doch nicht nur das Umdenken hinsichtlich der Ziele muss sich in der Palliativpflege vollziehen. Auch ist die Palliativpflege geprägt von einer Grundhaltung, die den kranken Menschen nicht isoliert oder gar aufgrund der zugrundeliegenden Erkrankung organspezifisch betrachtet. Vielmehr ist der Blick auf alle *Aspekte des kranken Menschen* zu lenken, die für ihn mit Wohlbefinden und Lebensqualität zu tun haben.

Fallbeispiel

Bei einem älteren Ehepaar, das sehr herzlich und fürsorgend miteinander umging, stellte sich folgende Problemlage ein: Der Ehemann litt unter einem Pankreastumor. Die medizinische Versorgung war bereits auf eine Begleitung am Lebensende eingestellt. Der Ehemann war nicht mehr in der Lage, das Bett für einen Toilettengang zu verlassen. Auch wollte er keine Nahrung mehr zu sich nehmen, da er neben Appetitlosigkeit auch unter Übelkeit und Erbrechen im Anschluss an das Essen litt. Die Ehefrau fragte mehrmals täglich nach dem Essenswunsch ihres Ehemannes und kaufte täglich frisch die Zutaten ein, um eine Mahlzeit zuzubereiten. Der Ehemann aß immer wieder – trotz des inneren Widerwillens und der anschließenden Übelkeit – das von der Ehefrau zubereitete Essen.

Befragt, warum er das Essen nicht einfach stehen lasse, antwortete er, dass er seine Frau nicht verletzen wolle. Sie gebe sich so viel Mühe und wolle doch nur, dass es ihm gut gehe. Die Ehefrau wiederum sah in der reduzierten Nahrungsaufnahme den Grund für die gesundheitliche Verschlechterung. Sie wolle nicht aufgeben, alles zu tun, um ihrem Mann bei der Genesung zu helfen.

Aus ihrer Perspektive hieß dies, ihren Mann zum Essen anhalten. In zahlreichen gemeinsamen Gesprächen wurde durch das »Palliativ-Team« versucht, der Ehefrau der Krankheitsverlauf und die ungünstige Wirkung des Essens auf den Gesundheitszustand des Ehemannes zu erläutern. Diese Versuche, bei der Ehefrau eine Einsicht für die Situation und eine Akzeptanz des »Nicht-Essen-Wollens und -Könnens« zu erzeugen, brachte jedoch erst mit dem Aufzeigen von wohltuenden Handlungsalternativen, die von der Ehefrau durchgeführt werden können, den letztendlichen Erfolg.

2.1.1 Palliativpflege vor dem Hintergrund rechtlicher Instanzen am Lebensende

In der Palliativversorgung kommen vielfältige rechtliche sowie ethische Aspekte von besonderer Bedeutung häufig zum Tragen, die auch von der Palliativpflege feinfühlig aufgegriffen werden müssen. Es geht um die buchstäblich den Alltag in der Versorgung am Lebensende bestimmenden, rechtlichen und ethischen Aspekte, die das Für- oder Widersprechen zu Maßnahmen und Therapien begleiten und zu denen gemeinsam eine Position entwickelt werden muss. Hier ist die Position der Betroffenen von zentraler Bedeutung. Den Betroffenen ist der Raum zu geben, den eigenen Positionen Geltung zu verschaffen.

Hier bedarf es einer rechtlichen, ethischen und kommunikativen Kompetenz, die es vermag, diesen Raum herzustellen und zu halten.

Das Thema, das hierbei in besonderer Weise betroffen ist, ist die Selbstbestimmung am Lebensende, bei dem die Abgrenzungen zu den Themen

- »aktive Sterbehilfe« (Töten auf Verlangen gemäß § 216 StGB),
- »Sterben lassen«, der Nicht-Einleitung oder Nicht-Fortführung lebenserhaltender Maßnahmen (Zulassen des Sterbens) entsprechend dem Patientenwillen und
- Leidenslinderung als zulässige Leidenslinderung bei Gefahr der Lebensverkürzung nötig sind.

Das Recht auf selbstbestimmtes Sterben schließt die Freiheit ein, sich das Leben zu nehmen. Dieses vom Bundesverfassungsgericht im Februar 2020 nochmals bestätigte Recht erfordert die Auseinandersetzung mit der eigenen Haltung in der Debatte um die Beihilfe zur Selbsttötung (▶ Kap. 5).

> *Merke:* Hier ist von der Palliativpflegekraft eine Kompetenz zu erwarten, da gerade hier die ethischen Diskrepanzen zwischen religiöser und rechtsstaatlicher Haltung weit auseinanderliegen können.

Eine ebenso wichtige Rolle spielen die wesentlich häufiger im pflegerischen Alltag auftretenden Fragestellungen am Lebensende wie z. B.

- Essen und Trinken,
- Positionierung und Mobilisierung/Bewegung sowie
- weitere pflegerische Prophylaxen und Interventionen.

> *Beachte:* Hier sind gemeinsam mit der Person die Entscheidungen für oder gegen diese pflegerischen Maßnahmen zu besprechen, insbesondere, wenn vorgesehene Maßnahmen nicht mehr als pflegefachlich sinnvoll angesehen werden können.

Mit dem Pflegeberufegesetz erhält die Indikationsstellung seit dem 01.01.2020 für die Pflege einen neuen Stellenwert. Für einen rechtmäßigen Heileingriff bedarf es demnach nicht nur der wirksamen Einwilligung durch die Person, es muss zuvor eine Indikation für die ärztliche/pflegerische Maßnahme bestehen.

Für die ärztliche Frage der Indikationsstellung sind zwei Schritte zu beantworten:

- Ist die geplante bzw. laufende Maßnahme auf der Basis der evidenzbasierten Medizin prinzipiell geeignet, die betreffende Krankheit erfolgreich zu therapieren (»medizinische Indikation«)?
- Ist die Maßnahme des Weiteren auch geeignet, gerade der individuellen Person in ihrer konkreten Situation und Befindlichkeit mehr zu nützen als zu schaden (»ärztliche Indikation«)?

> **Wichtig!**
>
> Maßnahmen, die nicht indiziert (da kein Nutzen) oder gar kontraindiziert (da schadensträchtig) sind, dürfen weder angeboten noch durchgeführt und können darüber hinaus auch nicht von der betroffenen Person gefordert werden (unwirksame Einwilligung).

Dies dürfte in gleicher Weise auf die Pflege übertragbar sein. Die Herausforderung in der Praxis stellt hier die unter dem Begriff Futility (Sinnlosigkeit) geführte Debatte, in der es ebenso um vergeblich angesetzte Therapien geht, wie auch um Übertherapie im Allgemeinen (Lipp, Brauer 2013).

Von Beauchamp und Childress kommt aus der amerikanischen Bioethik der weit verbreitete Vorschlag, Debatten und Argumentationen in der Medizinethik mit der Anerkennung von vier Prinzipien zu beginnen.

Diese vier Prinzipien (vgl. Beauchamp und Childress 2008) sind:

- Prinzip des Respekts vor der Selbstbestimmung von [Personen] (Autonomie)
- Schadensvermeidungs-Prinzip (Non-Malefizienz-)
- Fürsorge-Prinzip (Benefizienz-)
- Gerechtigkeits-Prinzip (Justice-)

Die Orientierung in der Abwägung von schwierigen Entscheidungen ist im Verständnis von Palliative Care entlang der vier bioethischen Prinzipien von Beauchamp und Childress im multiprofessionellen Team zu treffen.

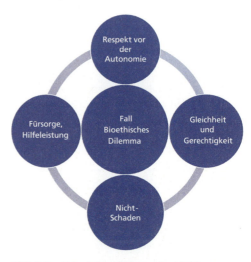

Abb. 2.1: »Principles of Biomedical Ethics« (»die vier biomedizinsich ethischen Prinzipien«)

2.1.2 Palliativpflege als konzeptioneller Ansatz

Eines der hervortretenden Konzepte in der Palliativversorgung ist sicherlich das von Dame Cicely Saunders geprägte Konzept des Total Pain (Gerhard 2015). Mit diesem Konzept werden vier Dimensionen des Leidens modellhaft betrachtet. Diese Dimensionen sind in der Abb. 2.2 abgebildet und finden sich in der WHO-Definition von Palliative Care wieder.

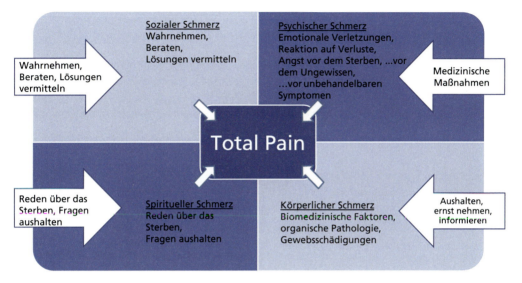

Abb. 2.2: Total Pain-Konzept (Darst. Bartels)

Merke: Bei dem lebensbedrohlich erkrankten Menschen spielen zumeist alle Ebenen gleichzeitig, jedoch im Verlauf der Erkrankung in unterschiedlicher Ausprägung, eine Rolle.

Welche Herausforderungen dabei entstehen können, soll folgendes Fallbeispiel aufzeigen:

Fallbeispiel

Ein bereits altes Ehepaar lebt im engen Verhältnis mit den eigenen Kindern. Eine Tochter lebt zehn Minuten entfernt. Andere Kinder etwas weiter weg, jedoch auch innerhalb der gleichen Stadt. Lediglich der älteste Sohn lebt im Ausland.
Der Ehemann ist gebrechlich und leidet unter Schmerzen und liegt daher zumeist im Bett im Schlafzimmer. Er ist zudem nicht immer orientiert über die aktuellen Vorkommnisse. Es wird vermutet, dass er an Demenz erkrankt ist. Die Ehefrau ist an einem wiederholten Auftreten eines Tumors im Bauchraum erkrankt. Bereits vor zwei Jahren sei sie mit einem Tumor dieser Art im Krankenhaus gewesen. Das Gefäßsystem und das Herz seien zu dieser Zeit schon so schwer geschädigt, so dass eine Operation mit erheblichen Risiken verbunden gewesen sei. Trotz erheblicher Bedenken der Ehefrau und Mutter hatte sie sich damals, nach

langen Diskussionen und dem drängenden Anraten vor allem der Söhne zu der sehr risikoreichen Operation durchgerungen.

In der jetzigen Situation ist eine Operation gänzlich ausgeschlossen. Der Tumor ist bereits weit fortgeschritten. Der körperliche Zustand verschlechtert sich zunehmend und die Ehefrau kann kaum noch Essen und Flüssigkeit zu sich nehmen. Sie liegt nach dem Krankenhausaufenthalt in einem Pflegebett in einem zur Pflege eingerichtetem Zimmer. Übelkeit begleitet die Frau den Tag über und Erbrechen stellt sich nach Nahrungsaufnahme ein. Eine im Krankenhaus begonnene Zufuhr von Flüssigkeit und Nährstoffen über die Venen lehnt sie zu Hause vehement ab. Die Tochter und die jüngeren Söhne konnten nach Gesprächen mit dem Behandler-Team annehmen und akzeptieren, dass die Mutter am Ende ihres Lebens Maßnahmen der künstlichen Ernährung nicht annehmen möchte. Es ist hier insbesondere die Frage zu stellen, ob eine künstliche Ernährung in der jetzigen Situation noch eine lebensverlängernde und lebensqualitätssteigernde Maßnahme darstellt. Der Ehemann konnte die Situation nicht erfassen. Der Frau wurde als medizinische Maßnahme gegen die stets vorhandene Übelkeit ein Medikament verordnet, das sie nicht mehr selbst einnehmen konnte. Eine Dauerinfusion mit dem Medikament zur kontinuierlichen Behandlung lehnte sie aufgrund der damit verbundenen Zufuhr von Flüssigkeit ab. Sie ließ es zu, mehrmals täglich das Medikament injiziert zu bekommen.

Als der entfernt wohnende Sohn bei seinen Eltern eintraf, plädierte er sofort für eine Flüssigkeitszufuhr über die Venen und darüber hinaus für eine künstliche Ernährung. Auch viele Gespräche konnten ihn nicht umstimmen. Die Mutter verweigerte weiterhin jede künstliche Zufuhr von Flüssigkeit und Nährstoffen. Nach einigen Tagen der ständigen Auseinandersetzung des ältesten Sohnes mit den Geschwistern und der Mutter gab es einen Moment, in dem die Mutter dem Legen eines Venenzugangs und der Infusion von Nährstoffen zustimmte. Obgleich sie bei der Meinung blieb, grundsätzlich keine Flüssigkeit und Nahrung künstlich zugeführt zu bekommen, ließ sie sich die Nadel legen und ließ auch das Anhängen der Infusionen missbilligend geschehen. Die Frau verstarb nach einigen Tagen.

An diesem Beispiel wird besonders deutlich, welche psychosozialen Herausforderungen in den Familien herrschen können, die zudem Fragen von möglichen Rechtsverletzungen aufwerfen können. Als Helfende*r kann es jedoch nicht die Aufgabe sein, zu richten oder Unzulänglichkeiten im sozialen System zu Recht zu rücken. Es gilt, unter dem Aspekt von Schaden und Nutzen abzuwägen und Handlungsalternativen aufzuzeigen. Wie das Beispiel zeigt, lässt sich jedoch manchmal auch damit ein tradiert handelndes soziales System nicht in andere, nach unserer Auffassung »bessere« Handlungsabläufe überführen. Angesichts der Sterbesituationen ist es sicherlich immer zu hinterfragen, wie viel Änderung überhaupt in dem langjährig geübten Verhalten tatsächlich gewünscht und gut ist. Zu dem Fallbeispiel sei noch anzumerken, dass der kulturelle Hintergrund dazu führte, dass sich die Mutter dem Wunsch des ältesten Sohnes beugte und ihren eigenen Wunsch dahinter stellte.

Bezogen auf das Konzept des Total Pain sind die in diesem Fallbeispiel vordergründigen palliativpflegerischen Probleme sicherlich mehr in der psychosozialen Begleitung und Unterstützung der Familie zu sehen als in der Umsetzung der ärztlichen Therapie.

> Palliativpflege versucht im Kern, die eigenen Ziele der Erkrankten zu erfahren und daran orientiert die Hilfen und die Helfenden so zu unterstützen und zu koordinieren, dass die Hilfen als Unterstützung wahrgenommen werden und nicht als Last zusätzliche Herausforderungen darstellen.

Unter dem Einfluss all der bedrückenden Eindrücke durch Diagnose, der daraus entstehenden Perspektive sowie unter dem Einfluss der tatsächlich erfahrenen und zu erwartenden Einschränkungen, ist der Verlust von Autonomie und Selbstbestimmung aufzufangen und die Hilfe so auszurichten, dass als oberste Prämisse in der Unterstützung die Wahrung der Autonomie der Person im Vordergrund steht. *Dieser Grundsatz gilt auch, wenn die Wünsche der Angehörigen in eine andere Richtung weisen.*

2.1.3 Palliativpflege als pflegefachliche Aufgabe

Kerstin Blass stellte in Ihrer Analyse der Verberuflichungs- und Professionalisierungschancen der Dienstleistungsarbeit Altenpflege fest, dass sich die Pflege insbesondere in der ambulanten Altenpflege zu einer Profession entwickelt hat, bei der der körperbezogene Teil der Dienstleistung Altenpflege mehr und mehr von »den Kräften übernommen wird, die formal über die geringsten Schul- und/oder Berufsbildungsabschlüsse verfügen.« (Blass 2012, S. 432) Ein ähnliches Ergebnis weist die Arbeit von Anette Schönborn auf (Schönborn 2007). Blass geht aufgrund der Analyse davon aus, dass tendenziell von einer Entberuflichung der Altenpflegearbeit gesprochen werden kann. Angesichts der sinkenden familiären Pflegeressourcen und des bestehenden Pflegefachkräftemangels erscheint es als unabdingbar, dass die pflegefachliche Kompetenz sich auf die Kernaufgaben der Pflegefachlichkeit konzentriert. Hierzu gehören die durch die Zusammenlegung des Altenpflegegesetzes und des Krankenpflegegesetzes in das neue, seit dem 01.01.2020 geltende Pflegeberufegesetz eingeführten Vorbehaltsaufgaben, wie u. a. die Erhebung und Feststellung des Pflegebedarfs sowie die Organisation, Gestaltung und Steuerung des Pflegeprozesses. Angesichts der Entberuflichung der Altenpflege ist es jedoch zwingend notwendig, auch die Beratung und Anleitung der nicht 3-jährig pflegefachlich qualifizierten Kolleg*innen zu etablieren.

In der Palliativpflege ist, wie oben bereits dargestellt, ein Perspektivwechsel notwendig. Zwar entwickelt sich die Palliativpflegefachkraft durch zusätzliches, vertiefendes Wissen und durch Erfahrung in der Palliativversorgung zu einem Experten, doch hat sie die traditionelle, herkömmliche Pflegebeziehung von den dominanten Pflegeexpert*innen und den passiven Patient*innen zu überwinden und die individuelle Lebensführung zum Ausgangspunkt zu machen (Schroeter 2013). Hierbei nimmt die herkömmliche Pflegebeziehung eine ähnlich paternalistische Haltung ein, wie dem Arzt von Klaus Dörner in früheren Zeiten zugeschrieben wurde (Dörner 2001). Palliativpflege verlangt nach Kenntnis und viel mehr nach Verständnis der Lebensmuster der Personen und ihrer Angehörigen.

Klaus R. Schroeter schreibt dieses Pflegeverständnis dem Primary Nursing Ansatz und dem Modell des New Nursing zu (Schroeter 2013). Dieses Konzept der lebensweltorientierten Pflege erklärt die individuelle Lebensführung des hilfeabhängigen Menschen nach Schoeter »zum Ausgangspunkt für

a) die Gestaltung des Umgangs miteinander,
b) die Bestimmung der Pflegeaufgaben und Pflegeziele und
c) für die Art, wie diese Ziele erreicht werden sollen.

Dabei hat eine biographieorientierte Pflegeplanung die komplexe Pflegesituation unter der ›Berücksichtigung des objektiven Hilfebedarfs, des sozialen Lebensraumes und der Lebenszeit‹ zu analysieren und eine Deckungsgleichheit zwischen

a) der Deutung der Person, den Angehörigen,
b) den objektiven Pflegeaufgaben,
c) den Bedingungen des Lebensalltags und
d) den normativen bzw. organisatorischen Bedingungen der Pflegeeinrichtung herzustellen (Entzian 1999a, S. 122 f., 1999b, S. 115).« (Schroeter 2013, S. 24)

Anders können die konkreten Aufgaben der Palliativpflege, die insbesondere aus den Punkten

- Diagnostik symptomverstärkender Probleme sowie individueller Ressourcen auch in Bezug auf die Aktivitäten im Tageslauf,
- Einsicht vermitteln in symptomverstärkende Faktoren und Problemlagen sowie das Motivieren für eine Problemlösung,
- Bewältigungsstrategien in Bezug auf die Symptomlast entwickeln,
- Selbstverantwortlichkeit stärken, Sicherheit vermitteln,
- konkrete Lösungsschritte vereinbaren und überprüfen,
- weitere professionelle palliativtherapeutische Hilfe anbieten und organisieren,
- Kriseninterventionen,
- ärztlich verordneten Behandlungspflegen

bestehen sowie immer als *interprofessionelles Teamgeschehen* zu behandeln sind, nicht bewältigt werden.

2.2 Palliativpflege aus leistungsrechtlicher Perspektive

Für die Fragestellung dieses Kapitels ergeben sich somit zwei Zugänge:

- Zum einen der formale Zugang, der die Pflege zur Palliativpflege macht, indem eine Zusatzqualifikation erforderlich ist,
- zum anderen die Anforderungen, die die Bedürfnisse und Belange der Patient*innen und ihrer Angehörigen an die Versorgung stellen.

Aus palliativ-fachpflegerischer Sicht mag das eine das andere bedingen, doch ist Palliativversorgung per se nicht an eine zusätzliche Qualifikation gebunden. Hierzu soll ein Exkurs in das leistungsrechtliche Geschehen das Thema verdeutlichen:

In Deutschland wird die leistungsrechtlich geregelte Palliativversorgung in allgemeine Palliativversorgung und spezialisierte Palliativversorgung gegliedert. In der spezialisierten Palliativversorgung liegt in der Regel eine besonders aufwendige und komplexe Palliativbehandlung vor:

- spezialisierte palliativmedizinische Komplexbehandlung auf Palliativstationen (vgl. OPS-2020 8-98e)
- spezialisierte palliativmedizinische Komplexbehandlung durch einen Palliativdienst (vgl. OPS-2020 8-98h)
- spezialisierte ambulante Palliativversorgung (SAPV) (vgl. § 2 SAPV-RL)

Dagegen ist unter der allgemeinen Palliativversorgung ein breites Spektrum an Versorgungsstrukturen vertreten. Dies reicht im ambulanten Sektor im ärztlichen Bereich von den

- EBM-Leistungen bei Palliativpatienten über die
- »Besonders qualifizierte und koordinierte Palliativmedizinische Versorgung (BQKPMV)«.

Im stationären Sektor (Krankenhaus) umfasst sie die palliativmedizinische Komplexbehandlung (excl. 8-98e ff. – Spezialisierte stationäre palliativmedizinische Komplexbehandlung – und 8-98h ff. – Spezialisierte palliativmedizinische Komplexbehandlung durch einen Palliativdienst) als zusätzliche Leistung (Zusatzentgelt) neben der normalen Behandlungspauschale.

Zu erwähnen ist im Kontext der leistungsrechtlich geregelten Palliativversorgung auch die gesundheitliche Versorgungsplanung für die letzte Lebensphase, die durch § 132g SGB V geregelt wird. Im Übrigen gibt es ein breites Spektrum an Palliativversorgung, das von Pflegekräften geleistet wird, ohne dass sich eine Entsprechung im Leistungsrecht findet. Allen voran seien hier die stationären Einrichtungen der Altenhilfe genannt, die durch die Entwicklung von Hospizkultur und Palliativversorgung mancherorts für eine sich etablierende palliativpflegerische Versorgung sorgen. Dass mit dem Hospiz- und Palliativgesetz die Sterbebegleitung als ausdrücklicher Bestandteil des Versorgungsauftrages der sozialen Pflegeversicherung (SGB XI) eingeführt wurde, hat tendenziell keine Auswirkung auf das Leistungsgeschehen (Nehls und Panka 2019).

Grob verkürzt lässt sich sagen, dass sich die palliativpflegerische Kompetenz, die mit dem 160 Std. Basiscurriculum nach Kern, Müller und Aurnhammer erreicht wird, leistungsrechtlich beinahe ausschließlich in der spezialisierten Palliativversorgung abbildet (siehe oben). Zwar regeln einzelne landesweite Verträge nach § 132a SGBV für die Erbringung der Leistung Nr. 24a der Häusliche Krankenpflege-Richtlinie (HKP-RL), dass eine palliativpflegerische Qualifikation erforderlich ist, doch hat ein Schiedsurteil in Bayern dazu geführt, dass diese Leistung auch ohne palliativpflegerische Qualifikation möglich ist (DGP 2019).

Dieser Exkurs macht deutlich, dass eine Zusatzqualifikation, partiell verbunden mit Praxiserfahrung, aus leistungsrechtlicher Perspektive nur teilweise erforderlich ist. Schlussfolgernd kann sich hierüber keine Definition von Palliativpflege ergeben.

2.3 Zusammenfassung

Palliativpflege ist eine pflegefachliche Aufgabe, die erhebliche zusätzliche Kompetenzen in einem neuen, konzeptionellen Kontext erfordert. Das pflegerische Handlungsfeld in der Begegnung mit schwerstkranken und sterbenden Menschen ist mit einer Haltung zu füllen, der eine Lebensweltorientierung zugrunde liegt. Diese Lebensweltorientierung ist maßgeblich für das palliativpflegerische Handeln und wird unter Anerkennung des Kierkegaard'schem Paradigma (▶ Kasten 2.1) der Fürsorge erhoben.

Kasten 2.1: Kierkegaard'sches Paradigma (nach Kierkegaard 1922, S. 19 ff.)

Kierkegaard'sches Paradigma

Wenn wir jemandem helfen wollen, müssen wir zunächst herausfinden, wo er steht. Das ist das Geheimnis der Fürsorge.
Wenn wir das nicht tun können, ist es eine Illusion zu denken, wir könnten anderen Menschen helfen.

Jemandem zu helfen impliziert, dass ich mehr verstehe als er, aber ich muss zunächst verstehen, was er versteht. Tue ich das nicht, so hilft mein größeres Verständnis gar nichts. Will ich trotzdem mein größeres Wissen anbringen, dann deshalb, weil ich eitel oder stolz bin, sodass ich im Grunde, anstatt ihm zu nützen, eigentlich von ihm bewundert werden will.

Alles wahre Helfen beginnt jedoch mit einem Akt der Demut; der Helfer muss sich zuerst unter dem demütigen, dem er helfen will, und dadurch verstehen,

- dass Helfen nicht herrschen heißt, sondern dienen;
- dass Helfen nicht heißt, der Herrschsüchtigste sein, sondern der Geduldigste;
- dass Helfen die Bereitschaft einschließt zu akzeptieren,
- dass man unrecht haben könnte
- und dass man nicht versteht, was der Andere versteht.

(sinngemäße Übertragung in heutige Sprache)

Eine leistungsrechtliche Deutung kann zur Beschreibung der Palliativpflege nicht herangezogen werden. Wohl aber gehören ein Verständnis und sicheres Umgehen mit rechtlichen Rahmenbedingungen unabdingbar zum festen Repertoire einer Palliativpflegefachkraft. Unter diesen Kerngesichtspunkten der Palliativversorgung findet das eigentliche Handlungsfeld der Palliativpflege statt, das insbesondere die leidenslindernde Ausrichtung in der Umsetzung des Pflegeprozesses beinhaltet. Mit diesem durch eine besondere Haltung geprägten, mit ethischer Entscheidungskompetenz ausgestatteten, auf Leidenslinderung fokussierenden und lebensweltorientierten Pflegeprozess unterscheidet sich die Palliativpflege von der herkömmlichen Pflege.

Literatur

Blass, K. (2012): Altenpflege zwischen professioneller Kompetenzentwicklung und struktureller Deprofessionalisierung, in: Reichwald, R. et al. (Hrsg.): Zukunftsfeld Dienstleistungsarbeit, S. 417–438, Gabler Verlag. Wiesbaden

Beauchamp, T. L. und Childress, J. F. (2008) Principles of Biomedical Ethics. 6th Edition, Oxford University Press

Cicely Saunders Institute (Hrsg.) https://cicelysaundersinternational.org/dame-cicely-saunders/dedication; übersetzt von M. Nehls, Zugriff 25.4.2020

Deutsche Gesellschaft für Palliativmedizin; WHO Definition of Palliative Care 2002 – Deutsche Übersetzung, https://www.dgpalliativmedizin.de/images/stories/WHO_Definition_2002_Palliative_Care_englisch-deutsch.pdf, Zugriff 9.1.2021

DGP (Hrsg.) Stellungnahme der Deutschen Gesellschaft für Palliativmedizin zum Schiedsverfahren in Bayern nach § 132a SGB V vom 18.7.2019 https://www.dgpalliativmedizin.de/images/DGP_Stellungnahme_Schiedsspruch_HKP_RL_24a_20190926.pdf

Dörner, K. (2001) Der gute Arzt. Lehrbuch der ärztlichen Grundhaltung. Stuttgart/New York

Fitch MI, Fliedner MC, O'Connor M (2015) Nursing perspectives on palliative care. Ann Palliat Med 4(3):150–155. http://apm.amegroups.com/issue/view/332 Zugriff 25.4.2020 (eigene Übersetzung)

Gerhard, Chr. (2015): Praxiswissen Palliativmedizin; Kapitel 1.3 Total-Pain-Modell; Thieme Verlagsgruppe, Stuttgart, New York, Delhi, Rio

Kierkegaard, S. A. (1859): Der Gesichtspunkt für meine Wirksamkeit als Schriftsteller, in: Gesammelte Werke: Der Gesichtspunkt für meine Wirksamkeit…; Kierkegaard Werke Band 10, Verlegt bei Eugen Diederichs in Jena, 1922

Lipp, V.; Brauer, D. (2013): Behandlungsbegrenzung und »Futility« aus rechtlicher Sicht; ZPallimed, 14

Nehls, M, Panka, Ch. (2019): Die Rolle der Sterbebegleitung in der Pflegeversicherung, Rechtsdepesche, RDG 2019, 16(4): S. 167–224

Schönborn, Anette (2007): Fachlichkeit in der Altenpflege. Eine Tätigkeitsanalyse unter dem Aspekt der Professionalisierungsdebatte aus berufssoziologischer Sicht. Verlag Dr. Kovac. Hamburg

Schroeter, K. R. (2013) Der pflegerische Blick »The Nursing Gaze – Big Sister is Watching You« in: Zängl, P. (Hrsg): Pflegeforschung trifft Pflegepraxis – Jahrbuch 2012/2013 des Norddeutschen Zentrums zur Weiterentwicklung der Pflege, S. 22–27; Springer Fachmedien Wiesbaden

St. Christopher's (Hrsg.): Dame Cicely Saunders – Her life and work; https://www.stchristophers.org.uk/about/damecicelysaunders; übersetzt von M. Nehls, Zugriff 25.4.2020

3 Was macht Aktivierend-therapeutische Pflege in der Palliative Care (ATP-P)?

Friedhilde Bartels

3.1 Einleitung

Durch (krankheits-,) palliativbedingte oder auch im Alter die zusätzlichen altersbedingten Funktionseinschränkungen sowie begrenzte Kompensations- und Anpassungsfähigkeit und die damit einhergehende erhöhte körperliche, kognitive und emotionale Instabilität sind palliative Personen besonders zusätzlich gefährdet. Es können weitere Komplikationen oder Folgeerkrankungen – bei Tumorpatienten z. B. die Metastasen – auftreten. Diese beinhalten das Risiko, dass die betroffenen Personen ihre Alltagskompetenz schneller verlieren und vorzeitig (im Vergleich zu keinen Komplikationen) instabil, pflegebedürftig und schwer leidend werden.

Die palliative Person, die evtl. schon länger weiß, dass es keine grundsätzliche Heilung mehr gibt, wird trotzdem den Wunsch äußern und das Bedürfnis haben, die ihr verbleibende Zeit möglichst lange selbstständig und vor allem auch selbstbestimmt zu gestalten. Daher ist ein spezifisches Behandlungskonzept notwendig, welches sich nach den individuellen Bedürfnissen in diesem Falle – von palliativen, aber auch sterbenden Personen – richtet und sich stets an der individuellen Erkrankungs- und Lebenssituation der Person orientiert.

Angesichts dieser oben beschriebenen verschiedenen »Aspekte« besteht das Ziel des spezifischen pflegerischen Behandlungskonzepts in der Palliativversorgung darin, die Betroffenen bei der Aufrechterhaltung und evtl. Wiedererlangung der größtmöglichen Selbstständigkeit zu unterstützen oder den Verlust von Selbstständigkeit möglichst lange hinauszuzögern, damit weitgehend ein selbstbestimmter Alltag gelebt werden kann. Die Aktivierend-therapeutisch Pflege unterstützt diesen Weg der Selbstbestimmung und Selbstständigkeit. Sie stellt daher eine Verzahnung von kurativen und palliativen Maßnahmen dar.

Die Anwendung ATP ist in allen frührehabilitativen Komplexbehandlungen und Rehabilitationen verankert und war bis 2019 auch in den Komplexbehandlungen für die Palliativversorgung enthalten. Dort hieß sie allerdings etwas anders.

Die erste Definition und Beschreibung der ATP fand für den Fachbereich der Geriatrie statt. Mittlerweile gibt es die Deutsche Fachgesellschaft für Aktivierend-therapeutische Pflege e. V. (DGATP) mit sechs Sektionen der ATP in verschiedenen Anwendungsbereichen. Die Palliativversorgung gehört auch dazu.

> *Merke:* Auch wenn es sich so anhört, als sei die ATP eher der Rehabilitation zuzuordnen, gehört sie zur Palliativpflege, denn auch die Rehabilitation geht von der Geburt bis zum Tod! (vgl. Lieps 2021)

Aktivierend-therapeutische Pflege durch besonders geschultes Pflegepersonal als Mindestmerkmal ist als ein therapeutisches Gesamtbehandlungskonzept auch der Palliativversorgung eingebunden. ATP-Interventionen können Elemente der palliativen Pflege sein und bilden das Gesamtkonzept mit dem palliativen Team.

> **Definition Aktivierend-therapeutische Pflege – kurz ATP**
> »Aktivierend-therapeutische Pflege (ATP) ist ein sektorenübergreifendes, alters-unabhängiges, pflegerisches Angebot von dazu qualifizierten Pflegenden. Es fördert ressourcenorientiert die Selbstständigkeit, die Selbstbestimmung und die Teilhabe einer Person und ist an deren Lebenssituation und -umfeld angepasst«. (Schumann 2018)

> Auf dieser Grundlage der Definition der DGATP e. V. wird die Pflege zur Aktivierend-therapeutischen Pflege auch in der Palliative Care!

Kasten 3.1: Aktivierend-therapeutische Pflege in der Palliative Care

Aktivierend-therapeutische Pflege in der Palliative Care ist immer

- ein fließendes Zusammenspiel von vorhandenen Ressourcen der palliativen Person und
- der daran angepassten und damit abgestimmten Unterstützung der Pflegenden.

Selbstständigkeit und Selbstbestimmung
Die Beachtung sowie Umsetzung von Aspekten der Beziehungsarbeit und die Anbahnung von strukturierten noch möglichen Bewegungsabläufen sind wesentliche Voraussetzungen für das Erreichen des individuellen therapeutischen Wunschziels.
Für die Festigung des Behandlungserfolgs ist die Beratung der palliativen Person sowie ihrer Angehörigen bzw. Bezugspersonen unerlässliche Voraussetzung!

Das therapeutische Pflegeziel ist, die individuell erreichbare

- Mobilität der schwerkranken, palliativen oder sterbenden Person und
- die Selbstbestimmung, Selbstständigkeit und Teilhabe in der Form, wie diese vor der jeweils letzten Verschlimmerung bestanden haben, wieder zu erreichen.

Dies beinhaltet, die schwerkranke, palliative Person mit *Funktionseinschränkungen* trotz und mit ihren *Einschränkungen* die Möglichkeiten ihres Tuns erfahren zu lassen und dahingehend zu motivieren, mit pflegerischer Unterstützung Aktivitäten zu erhalten oder wieder *zu erlernen*.

Das therapeutische Pflegeziel ist immer – die individuellen Aspekte/Bedarfe betreffend – aus Sicht der palliativen Person zu erstellen. Diese sind im Vordergrund oder in den Mittelpunkt zu stellen mit dem Ziel, den Erkrankten so auf seine Ressourcen (▶ Kap. 6) aufmerksam zu machen, um ihn zu motivieren, seine Kräfte schonend zu trainieren und seinen Elan zu nutzen, um sich Wünsche zu erfüllen, um die Selbstbestimmung zu fördern und eine noch zu erreichende Mobilität zu erhalten.

Dies beinhaltet, die kranke, palliative Person samt den schon vorhandenen Funktionseinschränkungen sowie mit ihrer immer wiederkehrenden Begrenzung die Möglichkeiten ihres Handelns erfahren zu lassen und dahingehend zu motivieren, mit ATP-Unterstützung Aktivitäten zu erhalten und/oder wieder zu erlernen und einzuüben. Aktivierend-therapeutische Pflege in der Palliative Care« greift auch die Arbeit der Therapeuten auf, setzt diese im interdisziplinären Behandlungskonzept der Palliativversorgung fort und gibt Impulse zur Zieldefinition des Behandlungsteams im Palliativbereich.

Die subjektive übergeordnete Zielformulierung, die therapeutischen Pflegeziele und Auswahl der erforderlichen Interventionen im Rahmen der Aktivierend- therapeutischen Pflege in der Palliative Care werden gemeinsam mit dem Betroffenen und im interdisziplinären palliativen Team und ggf. mit den Angehörigen erarbeitet, umgesetzt und evaluiert.

Die ATP-P wird geprägt von einem Beziehungsprozess mit zielgerichteten Maßnahmen und (trainierenden) Aktivitäten mit dem Betroffen.

In einem Positionspapier der DGATP haben wir die Beziehung zur Person so beschrieben:

»Das sektorenübergreifende pflegerische Konzept ATP zeichnet sich durch pflegerische Aspekte, [sic] wie Selbständigkeit erhalten und Selbstbestimmung ermöglichen aus, um nachhaltig Pflegebedürftigkeit zu vermeiden oder zu lindern. Die ATP stellt die *Beziehungsarbeit deshalb an ihren Anfang*, um gemeinsame Zielabsprachen, die Aushandlung des Pflegeplans mit den betroffenen Personen zu erarbeiten. Beziehungsarbeit und gemeinsame Interaktionen, verstanden als Kommunikation, Wahrnehmung und sich anschließende Interaktion [...]« (DGATP 2019)

Das passt sehr gut in den palliativen Kontext, denn auch hier sind besonders die Beziehungsarbeit, Kommunikation samt der Biographieerstellung und -arbeit ein Türöffner zur schwerkranken, palliativen oder sterbenden Person (▶ Kap. 7).

Ein wesentlicher Bestandteil für die Handlungsabläufe ist die Motivationsförderung. Diese geht jeder Maßnahme voraus. Jede Durchführung ist immer ein fließendes Zusammenspiel von vorhandenen Ressourcen der erkrankten Person und der darauf angepassten und abgestimmten Unterstützung durch die Pflegenden. Der erste Eindruck bei der ersten Begegnung und eine Biographieerstellung in einer guten und zugewandten Atmosphäre sind ein positiver Begleiter der Motivationsförderung.

Mut machen und gemeinsam an einem therapeutischen Pflegeziel zu arbeiten, dies verbindet die Pflegende und die erkrankte Person und schafft ein Bündnis. Dieses gibt der schwerstkranken, sterbenden oder der palliativen Person die Möglichkeit, ihre Wünsche und Bedürfnisse zu äußern, auf diese die Pflegende dann eingehen kann (Bedürfniserfüllung) (▶ Kap. 7).

In den weiteren Auflistungen der Handlungs- und Pflegeschwerpunkte sind die Besonderheiten der Selbstversorgung und der Bewegung beschrieben. Sie sind immer im Kontext der Bedarfe der einzelnen schwerkranken, palliativen oder sterbenden Person zu sehen. Eine qualifizierte Pflegende mit einer ATP-Weiterbildung erkennt die Bedarfe und Bedürfnisse des unterschiedlichen Krankheitsklientels der letzten Lebensphase und wird die noch machbaren oder fördernden Interventionen entsprechend anwenden können.

Die Vielfältigkeit der Aufgaben in der Palliative Care erfordert eine enge Zusammenarbeit aller Berufsgruppen. Die Aktivierend-therapeutische Pflege ist in diesem Zusammenhang ein wesentlicher Aspekt der »palliativen« Pflege. Sie ist im 24-Stunden-Konzept am Palliativen tätig. Die professionellen Pflegetätigkeiten im Gesamtkonzept der Palliative Care sind unverzichtbare Anteile an der Betreuung der Person.

3.2 Drei Handlungs-und Pflegeschwerpunkte

Die Aktivierend- therapeutische Pflege (ATP) gliedert sich in drei Handlungs- und Pflegeschwerpunkte:

- Aspekte der Beziehungsarbeit
- Bewegung
  - Positionswechsel/Positionierung
  - Transfer/Aufstehen/Stehen/Gehen
- Selbstversorgung
  - Körperpflege/Kleiden
  - Nahrungs-/Flüssigkeitsaufnahme mit und ohne Kau- und Schluckstörungen
  - Ausscheidungen

> Aspekte der Beziehungsarbeit und Bewegung sind die übergeordneten Handlungs- und Pflegeschwerpunkte, die auch für die Umsetzung bzw. Anwendung in der Selbstversorgung erforderlich sind.

Kasten 3.2: Reihenfolge jeder ATP-P Intervention

Der Unterstützungsumfang in den Maßnahmen richtet sich nach dem individuellen Bedarf der palliativen Person

Alle Pflegeinterventionen sind möglichst strukturiert vorzunehmen

- Motivation
- Bedarfsanalyse und Absprache des Ablaufs
- Vorbereitung
- Durchführung
- Nachbereitung

Dabei ist Motivationsförderung bei palliativen Personen ein ganz wesentlicher und umfangreicher Bestandteil der Handlungsabläufe. Ohne Bedarfsanalyse können wir keine noch vorhandene Ressource ermitteln, die der palliativen Person als Ausgangspunkt für die Initiierung einer pflegerischen Maßnahme nützt.

3.3 Die Basis oder die Grundlage der ATP-P-Handlings

3.3.1 Plastizität

Plastizität bedeutet, dass das *zentrale Nervensystem* eine lebenslange Lernfähigkeit besitzt.

- Eine Vielzahl an Nervenzellen und Synapsen liegen »schlafend herum«, sind also inaktiv. Sie können durch Anregung geweckt werden, um etwas wieder oder auch neu zu erlernen. Dies machen sich das Bobath-Konzept, das die Grundlage der ATP bildet, und demnach auch die Aktivierend-therapeutischen Pflege zu nutze. Dies wird bei der Umsetzung der Pflegeinterventionen therapeutisch genutzt.
- Die neuromuskuläre Plastizität führt dazu, dass unsere Muskeln, Haut und Gelenke sowohl positiv als auch negativ durch unbewusste (z. B. unkorrekte Positionierungen im Bett) oder gezielte Beeinflussung formbar sind.

Der Mensch bewegt sich so gut, wie er es gelernt hat!

- Gehen wir von der Vorstellung eines lebenslangen Lernens aus, dann ist Plastizität bei kranken und palliativen Menschen und sogar noch im hohen Alter möglich. Die »gelernte« Bewegung wird verankert. Bei den in der ATP-P umzusetzenden Maßnahmen greifen wir auf »Erfahrenes« von normaler Bewegung zurück. Dafür benötigen wir z. B. Informationen aus der Biographie des Patienten (▶ Kap. 7). Wie steht im häuslichen Umfeld seit Jahrzenten sein Bett oder zu welcher Seite – rechts oder links – steht die betroffene Person aus dem Bett auf? Darauf kann die palliative Person meist automatisiert zurückgreifen und dies ist damit eine *Ressource, die zur Motivation* benutzt werden kann.

> *Jeder* Input schafft neue synaptische Verbindungen, besonders durch Bewegungserfahrungen.
> …leider kann das Nervensystem nicht zwischen guten und schlechten Bewegungserfahrungen unterscheiden!

Das gilt auch bei einem palliativen, komatösen Menschen. Selbst wenn dieser sich kaum oder augenscheinlich nicht mehr an seiner äußeren Umwelt beteiligt, ist das zentrale Nervensystem wach und nimmt die Impulse und die Inputs in sich auf und verarbeitet diese.

3.3.2 Förderung der Eigenaktivität unter Beachtung der Selbstwahrnehmung

Um das Ziel *normale Bewegungsabläufe* anzubahnen, bedarf es einer verbesserten Eigenwahrnehmung, gefördert durch eine Verbesserung der Haltungskontrolle sowie eine Unterstützung/Begünstigung des normalen Muskeltonus.

Normale Bewegungsabläufe sind meist automatisch, individuell, ökonomisch und zielgerichtet. Nur zu einem geringen Prozentsatz ist Bewegung willkürlich, wird also bewusst, gezielt und langsam ausgeführt. Die willkürlichen Bewegungen können bei chronischen Erkrankungen und bei palliativen Personen zunehmen, weil die Kraft und Energie für eine automatische und unwillkürliche Bewegung nachlässt, z. B. das Glas zum Mund führen oder Mikrobewegungen im Bett durchzuführen bis hin zu sich im Bett umdrehen. Zur Ausführung von ATP in der Palliative Care sind sehr gute Kenntnisse von normalen physiologischen Bewegungsabläufen Voraussetzung.

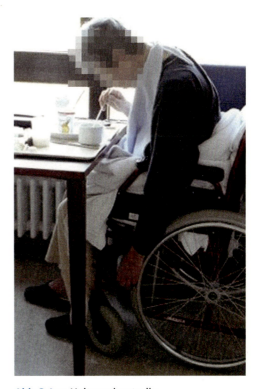

Abb. 3.1 a: Haltungskontrolle
Patientin im Rollstuhl sitzend mit unangepasster Haltung

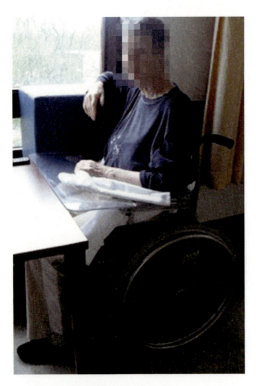

Abb. 3.1 b: Korrigierter Sitz
Patientin im Rollstuhl sitzend mit angepasster Haltung. Sie hat eine Begrenzung (Tisch) und eine Position für ihren Arm bekommen.

Bewegungsinitiierung

Bei der Anwendung von ATP geht es darum, der palliativen Person die Möglichkeit der eigenen Bewegungsinitiierung zu bieten. Diese Eigenaktionen befähigen sie, eine deutlichere, zielorientierte Eigenwahrnehmung zu erfahren, um zu einer verbesserten, stabileren Körperhaltung zu gelangen. Eigenaktivität fördert also somit und demnach auch die Selbstwahrnehmung der palliativen Person.

Um die Bewegungsinitiierung zu ermöglichen, kann eine qualifizierte ATP-fachweitergebildete Pflegende dies evtl. durch Fazilitation (▶ Kap. 11) und/oder unter zu Hilfenahme von Hilfsmitteln (▶ Kap. 15) oder Umweltgestaltung/Umgebung unterstützen. Eine Einzelbetrachtung oder -initiierung dieser Elemente in Abb. 3.2 ist unmöglich. Sie bedingen sich gegenseitig und haben immer auch Auswirkung auf die anderen Elemente. Kombiniert mit der Basalen Stimulation® wird die Bewegungsinitiierung deutlich verbessert (vgl. Eckardt 2019).

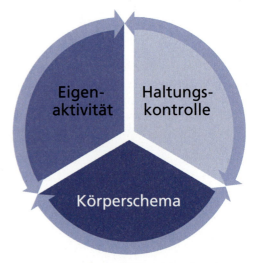

Abb. 3.2: Bewegungsinitiierung (mod. nach Eckardt 2019, S. 71)

Wird die Haltungskontrolle/das Gleichgewicht (▶ Abb. 3.1 a und ▶ Abb. 3.1 b) verbessert, kann die Handlungs- und Bewegungsfähigkeit eines Menschen deutlich vermehrt werden. Die Bewegungsinitiierung kann durch die Erkrankungen eines Menschen und bei palliativen Personen sowohl im positiven als auch im negativen Sinne beeinflusst werden.

3.3.3 Interdisziplinäre Zusammenarbeit Pflege/Therapie mit dem Ziel, normale Bewegungsabläufe anzubahnen

Das Arbeiten im multiprofessionellen Team setzt gemeinsames fachliches Wissen und

Handeln sowie gemeinsame transparente realistische Zielsetzungen in Absprache mit der palliativen Person voraus (▶ Abb. 1.3).

> *Merke:* Eine gemeinsame Fachsprache ist unabdingbar.

Das sind die Grundlagen, um schwerstkranke und palliative Personen innerhalb und außerhalb des Bettes *gemeinsam und nach einem Therapiekonzept* zu bewegen. Das Fachwissen und eine gute Zusammenarbeit und Koordination der Interventionen im interdisziplinären/multiprofessionellen Team sind die Bedingungen, damit die erkrankte Person ihre noch verbliebene Selbsthilfe- und Alltagskompetenz sowie die Teilhabe, wie sie vor der letzten Verschlimmerung bestand, wieder erreicht.

3.4 Was ist therapeutisch an ATP-P?

- Der Begriff »therapeutische Pflege« ist in dem palliativen Setting als Interaktionsprozess zwischen Pflegenden und der palliativen Person sowie ihren Angehörigen zu verstehen. Dabei steht die Individualität des bzw. der Palliativen im Mittelpunkt.
- Die (aktivierend-)therapeutische Pflegehandlung ist integraler Bestandteil des interdisziplinären Teams in der Palliative Care.
- Pflegetherapeutische Handlungen werden geleitet von Beobachtungen der palliativen Person und dessen Reaktionen.
- Bei der ATP-P wird verbal, nonverbal und/oder fazilitierend mit der palliativen Person kommuniziert und die Durchführung der (aktivierend-)therapeutischen Pflegehandlungen an die Reaktionen des bzw. der Betroffenen angepasst. (▶ Kap. 11)
- Dabei führen Pflegende therapeutische Handlungen so durch, dass die Person die Handlung selbst spüren kann, und/oder führen sie in die Handlungen/Umsetzungen/Interaktion hinein, mit dem therapeutischen Pflegeziel, die Aktivitäten, Bewegungen oder Aktionen der Selbstversorgung so zu (trainieren) üben, dass ihre Fähigkeiten sich weiter verbessern oder zumindest erhalten werden.

Aktivierend-therapeutische Pflege [in der Palliative Care] bedeutet:
»Pflegende Hände, die zur richtigen Zeit am richtigen Ort das Richtige tun.« (Bartels, Eckardt, 2015)

Diese Beschreibung ist anwendbar in allen Hospizen und Palliativeinheiten und in der ambulanten palliativen Pflege.
Die bislang in den palliativen Einheiten und Hospizen gelebten und verwendeten Pflegekonzepte/-modelle können weitergeführt und auch die Dokumentationssysteme können meistens mit geringem Aufwand angepasst werden.

Literatur

Eckardt, C. (2019) Hilfsmittel als Mittel zum Zweck, in Bartels, F, (Hrsg.): Aktivierend-therapeutische Pflege in der Geriatrie, Band II: Praktische Umsetzung, S. 70–75, Kohlhammer Verlag, Stuttgart

DGATP (Hrsg.) (2019) https://f9289638-ba80-469b-bad0-08396537c0bc.filesusr.com/ugd/da38f6_c0b71b2b57f34e5e878b6fbde9483d36.pdf, Zugriff 6.9.2020

DGATP (Hrsg.) (2018) https://www.dgatp.info/flyer, Zugriff 6.9.20

Lieps, K. (erscheint voraus. 2021) Von der Wiege bis zur Bahre – Die AG Rehabilitationspflege im Projekt »360° Pflege – Qualifikationsmix für den

Patienten« der Robert Bosch Stiftung, in: Bartels, F. (Hrsg.): Aktivierend-therapeutische Pflege in der Geriatrie. Band IV: Versorgungsstrukturen und Entwicklung der ATP-G, Kohlhammer Verlag, Stuttgart

Schumann, S. (2018) Was ist Aktivierend-therapeutische Pflege?, Deutsche Fachgesellschaft Aktivierend-therapeutische Pflege e. V. (Hrsg.) https://www.dgatp.info/definition-atp, Zugriff 3.7.2019

4 Aktivierend-therapeutische Pflege bei palliativen Personen – Sinn oder Unsinn?

Sarah Eschmann

4.1 Einleitung

In meiner beruflichen Tätigkeit als Gesundheits- und Krankenpflegerin bin ich schon einige Male gefragt worden, warum ich palliativen Personen mit dem Pflegekonzept der Aktivierend-therapeutischen Pflege (ATP) begegne und sie so pflege. Diese Frage hat immer wieder Irritationen in mir hervorgerufen. Warum sollte ich die Erkrankten nicht nach der »Aktivierend-therapeutischen Pflege« pflegen? Das ein oder andere Mal steckte hinter dieser Frage eine Sinnfrage. Ist es sinnvoll, mit der Person Ziele zu definieren und mit ihr zu üben/trainieren, diese zu erreichen, wenn sie doch keine Chance auf Heilung und Gesundung hat? Manchmal erlebte ich, dass das Pflegekonzept von »Palliative Care« und das der »Aktivierend-therapeutischen Pflege« als Widerspruch gesehen wurde.

In diesem Artikel geht es darum, die Kernaussagen der palliativen Pflege sowie die der Aktivierend-therapeutischen Pflege darzustellen. Dazu möchte ich aufzeigen, dass sie nicht im Widerspruch zu einander stehen, sondern *sehr gut wie eine Melodie* zusammen im palliativen Setting den Erkrankten und ihrer Lebensphase dienen und diese bereichern.

4.2 Was ist der Kern der Aktivierend-therapeutischen Pflege?

Aktivierend-therapeutische Pflege bedeutet, den erkrankten Menschen zur Selbstständigkeit zu führen oder diese möglichst weitestgehend zu erhalten oder sogar zu fördern. Das geschieht unter der Berücksichtigung seiner Erkrankung und seiner verbleibenden Fähigkeiten. Das Ziel der Aktivierend-therapeutischen Pflege in der Palliative Care (ATP-P) ist es, für die betroffene Person eine Voraussetzung zu schaffen, in der sie den Aktivitäten des täglichen Lebens begegnen und diese bewältigen kann. Um dieses therapeutische Pflegeziel zu erreichen, werden die Ressourcen (▶ Kap. 6) der Erkrankten, ihre Fähigkeiten und Fertigkeiten identifiziert und genutzt. Diese Ressourcen dienen als Grundlage, auf der trainiert und geübt wird.

> *Beachte:* Das therapeutische Pflegeziel wird von den Betroffenen und mit den Betroffenen definiert (Selbstbestimmung). Der Fokus wird dabei auf die persönlichen und realistischen Zielsetzungen im Rahmen der Möglichkeiten gelegt.

Die Aktivierend-therapeutische Pflege wird von drei Kernbereichen – den Handlungs- und Pflegeschwerpunkten – gekennzeichnet. Diese drei Bereiche bestehen aus Aspekten der Beziehung, Bewegung und Selbstversorgung (vgl. Bartels et al. 2019).

> *Merke:* Die Bewegung ist die Grundlage von allem Handeln. Der Mensch bewegt sich und ohne Bewegung lebt der Mensch nicht. Die Zähne zu putzen ist Bewegung, die Atmung oder der Herzschlag sind Bewegungen. Somit ist es verständlich, dass der Mensch das Bedürfnis nach Bewegung hat, unabhängig seines derzeitigen Leistungsniveaus.

»Wird dem Patienten keine Möglichkeit gegeben, selbst Aufgaben/Herausforderungen zu übernehmen oder an diesen mitzuwirken, wird dieser zunehmend immobiler (motorisch wie kognitiv) und abhängiger.« (Eschmann und Bruss 2019, S. 26) Um dies zu verhindern, begegnet die Aktivierend-therapeutische Pflege diesen Herausforderungen auf der Basis des Bobath-Konzepts. Durch das Bobath-Konzept, welches ein *weltweit verbreitetes Therapiekonzept* ist, wird die Muskulatur zielgerichtet aktivierend-therapeutisch bewegt und somit ihr Erhalt gefördert. Wird Muskulatur nicht genutzt, bleibt sie inaktiv und es kommt es zum Abbau (Atrophie).

> *Beachte:* Das passive Bewegen der Muskulatur oder das Einschränken verschiedener Tätigkeiten führt nicht zum Erhalt der Muskulatur.

Die Motivation und die *pflegerisch therapeutische* Aktivierung der vorhandenen Ressourcen der palliativen Person mit dem Ziel, die Bewegungsfähigkeit zu erhalten und nach Möglichkeit zu erweitern, ist deshalb ein wichtiger Aspekt der Aktivierend-therapeutischen Pflege. Dies wiederum ist die Grundlage des nächsten Aspekts, der Selbstversorgung und der Selbst-(Für-)Sorge. Das therapeutische Pflegeziel ist, »Fähigkeiten und Fertigkeiten [der Person] zu erkennen, mit dem klaren Ziel [sic] die Alltagskompetenzen zu fördern oder zu erhalten.« (Eschmann und Bruss 2019, S. 28) Die palliative Person soll nach ihren Möglichkeiten möglichst selbstständig und eigenständig ihren Alltag gestalten, solange sie das kann. Dadurch hat sie die Chance, autonome Entscheidungen zu treffen, und kann diese umsetzen. Beide beschriebenen Handlungs- und Pflegeschwerpunkte können nur gelingen, wenn der Schwerpunkt »Aspekt Beziehung« positiv gestaltet und gelebt wird. Diese Beziehung geschieht im Dialog. Die Person mit ihren Ideen und Strategien ist Mittelpunkt der unterschiedlichen Handlungsschritte. Ihre Wünsche und Ziele sind die Basis der Therapieausrichtung. Dies geschieht im Dialog, im gemeinsamen realistischen Reflektieren.

4.3   Was ist der Kern der palliativen Pflege?

Der Kern der palliativen Pflege ist es, dem erkrankten oder sterbenden Menschen in seinen Bedürfnissen und Ansprüchen zu begegnen. Es geht darum, ihn mit Fürsorge zu umhüllen und ihn in dem letzten Abschnitt des Lebens zu begleiten.

4 Aktivierend-therapeutische Pflege bei palliativen Personen – Sinn oder Unsinn?

> *Merke:* Dieser Abschnitt des Lebens kann Tage, Wochen oder Monate, vielleicht sogar Jahre umfassen. Zwar ist bei den Erkrankten die Chance auf Heilung nicht mehr gegeben, das bedeutet aber nicht, dass sie damit direkt versterben.

In diesem Lebensabschnitt geht es primär darum, die Lebensqualität zu erhalten, zu verbessern und somit die Symptomlast, die durch die Erkrankung selbst oder durch Therapien – bspw. Chemotherapie oder Medikamente – auftritt, zu verringern. Der Person sind ein möglichst selbstbestimmtes Leben und ein selbstbestimmtes Gestalten des letzten Lebensabschnittes zu ermöglichen. Dabei steht weder die Absicht, das Leben zu verlängern, noch es zu verkürzen, im Fokus, sondern die Entlastung von Symptomen und die spirituelle und existenzielle Begleitung zu ermöglichen (▶ Kap. 10). Auch die Angehörigen können in dieses Konzept unterstützend mit einbezogen werden. Dies alles wird zu einem Unterstützungssystem, welches den Erkrankten ermöglicht, so aktiv wie möglich am Leben teilhaben zu können. Dafür bedarf es der Vielfalt eines professionellen und interdisziplinären Teams.

Damit nicht nur die Erkrankten, sondern auch ihre Zu-/Angehörigen positiv an der Situation der Erkrankten teilhaben und diese mitgestalten können, werden die Ressourcen der jeweiligen Personen gefördert und genutzt. Bei all diesen Aspekten bleiben die Wünsche und das (realistische) Ziel der palliativen Personen im Mittelpunkt.

4.4 Was unterscheidet eine palliative Person von einer geriatrischen Person?

Das Konzept der Aktivierend-therapeutischen Pflege wird häufig mit geriatrischen Patient*innen in Bezug gesetzt. Doch beim genaueren Betrachten des Konzepts profitieren nicht nur ältere Menschen davon. Werden palliative und geriatrische Patient*innen mit einander verglichen, so haben sie unterschiedliche Lebensschicksale, häufig sind es unterschiedliche Altersgruppen. Doch beim genaueren betrachten sind die Unterschiede dieser zwei Gruppen nicht so groß, wie sie einem manchmal erscheinen. Beide Gruppen befinden sich in der letzten Lebensphase und wüschen sich Lebensqualität in ihrem Alltag. Sie wünschen sich, die Zeit, die sie noch haben, für sich selbst sinnvoll zu gestalten. Lebensqualität bedeutet sicherlich für jeden Menschen etwas Anderes. Sie ist individuell zu betrachten und dieser auch individuell zu begegnen. Gerade die Grundwerte der »Palliativversorgung« und der »Aktivierend-therapeutischen Pflege« lassen sich für den erkrankten und sterbenden Menschen vereinigen. Die Nutzung der Ressourcen und das Gestalten der Umwelt mit dem Ziel, die Lebensqualität der Betroffenen zu fördern, tragen beide Pflegekonzepte in sich. Damit bleibt der Mensch vor mir Mensch, egal ob er sich aufgrund seiner Erkrankung in jungen Jahren oder aufgrund seiner Erkrankungen im Alter in der letzten Lebensphase befindet. Die Herausforderung ist es, ihm in seinen Bedürfnissen und Wünschen in dieser Lebenssituation zu begegnen.

Tab. 4.1: Unterschiede und Gemeinsamkeiten palliativer Patient*innen und geriatrischer Patient*innen

Palliative Patient*innen	Geriatrische Patient*innen
Menschen aller Altersgruppen	Alte Menschen
Unheilbar erkrankte Patient*innen	Multimorbide Patient*innen
Abschiednehmen auf Raten – Verlust von Fähigkeiten und Fertigkeiten durch die Erkrankung	Abschiednehmen auf Raten – Verlust von Fähigkeiten und Fertigkeiten durch Alter und Krankheiten
Plötzlich mit neuer Lebenssituation konfrontiert – unheilbar erkrankt	Ggf. plötzlich eine neue Erkrankung, die das Leben verändert – bspw. Herzinfarkt, Schlaganfall
Starke Symptomlast durch Erkrankung oder Medikamente/Therapien	Begleitsymptome durch Medikamente oder die Erkrankung

4.5 Therapeutische Pflegeziele der Aktivierend-therapeutischen Pflege in der Palliativversorgung

Die Zielbestimmung der Aktivierend-therapeutischen Pflege bei palliativen Personen wird immer wieder neu den neuen oder veränderten Zielen und Wünschen der Betroffenen angepasst.

Es kann dann ein Ziel sein, dass die Person in einem stabilen Sitz im Bett sitzen kann, damit sie Zeit für Gespräche mit Angehörigen hat, oder einen Transfer in den Rollstuhl, damit eine Spazierfahrt durch den Park möglich wird.

Ziele können aber auch noch kleinschrittiger sein. Ein schwerstkranker Mensch empfindet es als Lebensqualität, dass er sich selbst die Zähne putzen kann und kein Fremder in seinem Mund »herumputzt«, oder dass er die Körperpflege möglichst selbstständig und mit geringer Hilfe durchführt. Die Aufgabe ist es dann, dies mit ihm zu üben und die Voraussetzung dafür zu schaffen.

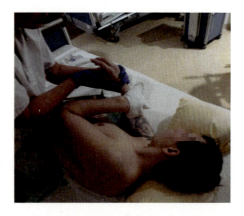

Abb. 4.1: Patient ist zu schwach, um aufrecht zu sitzen, in der Seitenlage kann er die Körperpflege dennoch zu großen Teilen selbstständig durchführen

Merke: Manchmal bedarf es dadurch kreativer Umweltgestaltung, um dieses Ziel mit der Person zu erreichen. Wird ein Ziel erreicht, ist es wichtig, das zu feiern, das Erreichte bewusst wahr zu nehmen und sich gemeinsam darüber zu freuen.

Fallbeispiel

Zur Verdeutlichung möchte ich das oben Beschriebene an einem Fallbeispiel aufzeigen:

Ein Patient hatte den Wunsch, nachmittags mit seinen Zimmernachbarn am Tisch zu sitzen. Er wollte mit ihm zusammen Kaffee trinken. Sein Wunsch und Ziel war es, dass er selbstständig am Tisch die Tasse Kaffee zum Mund führen und trinken konnte. Dazu wollte er einige Zeit mit seinem Zimmernachbarn zusammensitzen können.

Um dieses Ziel zu erreichen, mussten einige Schritte gemeistert werden. Die betroffene, sehr geschwächte Person übte den tiefen Transfer (ATP) in den Rollstuhl. Danach übte sie das Sitzen. Die Unterstützungsfläche im Rollstuhl musste für den Patienten angepasst werden, damit er aufrecht sitzen konnte. Dazu wollte er einige Zeit sitzen können, was aufgrund seiner körperlichen Situation eine Herausforderung darstellte. Es wurden Hilfsmittel angepasst und die Umgebung gestaltet, damit er möglichst kraftschonend aufrecht sitzen konnte. Eines dieser Hilfsmittel war ein Rumpfwickel (▶ Kap. 15), welcher ihm bei der Stabilität im unteren Rumpf half und Bewegungsfreiheit im oberen Rumpf, bspw. beim Greifen nach der Tasse mit Kaffee, ermöglichte. Der Rumpfwickel wurde unter dem T-Shirt angelegt.

Ein weiterer Schritt zum Ziel war es, das passende Trinkgefäß zu finden. Es durfte nicht zu schwer sein, weil er nicht viele Kraftressourcen besaß. Ziel war es, das Trinken des Kaffees in Würde zu ermöglichen.

Nach einigen Tagen Training wurde sein Wunsch Wirklichkeit. Er konnte am Nachmittag eine Stunde mit seinem Zimmernachbarn in der Klinik am Tisch sitzen. In dieser Zeit tranken sie zusammen Kaffee, sie redeten und lachten viel. Diese gemeinsame Zeit war für den sterbenskranken Mann Lebensqualität. Von diesem Tag an wurde dies für einige Tage ein feststehendes Ritual auf dem Zimmer. Und für den Sterbenskranken wurden es kostbare Momente in den letzten Tagen seines Lebens.

4.6 Die Sinnhaftigkeit der Aktivierend-therapeutischen Pflege im palliativen Setting

Nach mehreren solcher oder ähnlicher Erlebnisse mit der Anwendung von Aktivierend-therapeutischen Pflege im palliativen Setting stellt sich mir nicht mehr die Frage, ob diese sinnvoll oder unsinnig ist. Ich habe mehrfach erlebt, wie kostbar und sinnvoll es für die Erkrankten ist, dass die Aktivierend-therapeutische Pflege angewendet wird. Häufig erlebe ich, dass solche Patient*innen anderen nicht zur Last fallen wollen. Sie möchten ihre Familien schützen und sie wollen Teil ihrer Gesellschaft und ihrer sozialen Netzwerke sein und bleiben. Sie wollen die übrig gebliebene Zeit mit ihren Liebsten verbringen. Ihnen sind Werte wie Respekt, Wertschätzung und Achtung auch in dieser besonderen Lebenssituation wichtig. Sie bleiben sie selbst oder sie definieren und entdecken sich neu.

Hier ergänzen sich ATP – in allen Handlungs- und Pflegeschwerpunkten – und die palliative Pflege.

> *Merke:* Die Aktivierend-therapeutische Pflege gibt den palliativen Personen in den alltäglichen Belangen die Möglichkeit, sich als selbstwirksam zu erleben. ATP-P schafft immer wieder die Basis, Handlungen selbst und eigenständig durchzuführen.

Es wird immer wieder kreativ und phantasievoll nach (Wunsch-)Zielen der palliativen Person gesucht, die erreicht werden können, damit sie selbst den Alltag gestalten kann. Viele der Personen erleben genau hier, in den kleinen Schritten und Erfolgen, ihre Autonomie und ihr bewusstes Gestalten des Lebens.

Aktivierend-therapeutische Pflege bei palliativen Erkrankten ist für mich ein wichtiger Teil in der Pflege geworden, welche grundlegend mit in die Fürsorge gehört. Durch Aktivierend-therapeutische Pflege erlebe ich, wie Menschen Lebensqualität gewinnen und wiederentdecken.

Literatur

Bartels, F. et al. (2019) Aktivierend-therapeutische Pflege in der Geriatrie. Band I: Grundlagen und Formulierungshilfen, 2. Aufl., Kohlhammer Verlag, Stuttgart

BIKA®: Bobath Initiative für Kranken-und Altenpflege: Leitlinie: Aktivierung Hilfsmittel Rumpfwickel. Überarbeitet Version 12.2019 https://www.bika.de/start.html, Zugriff 28.08.20

Eschmann, S. und Bruss, M. (2019) Was ist therapeutisch an der Aktivierend-therapeutischen Pflege in der Geriatrie?, in: Bartels, F. (Hrsg.) Aktivierend-therapeutische Pflege in der Geriatrie, Band II: Praktische Umsetzung, S. 26–35, Kohlhammer Verlag, Stuttgart

Friedhoff, M., Schieberle D. (2014) Praxis des Bobath-Konzeptes, Grundlagen- Handling-Fallbeispiele, 3.Aufl., Thieme Verlag, Stuttgart

II Allgemeine für alle drei Handlungs- und Pflegeschwerpunkte wichtige und relevante Themen

5 »Sag mir ein Sterbenswörtchen…«: Ein Erfahrungsbericht einer Palliativmedizinerin

Dr. Monika Windsor

Haben wir die Freiheit, uns selbst das Leben zu nehmen? Sind wir »Herr« über Ort und Zeit unseres Todes?
Das Deutsche Bundesverfassungsgericht entschied im Februar 2020:

> »Das allgemeine Persönlichkeitsrecht (Art. 2 Abs. 1 in Verbindung mit Art. 1 Abs. 1 GG) umfasst ein Recht auf selbstbestimmtes Sterben. Dieses Recht schließt die Freiheit ein, sich das Leben zu nehmen […]«[9]

Wie soll ich reagieren, wenn ein Kranker nach Selbsttötung fragt?

- »Es hat doch alles keinen Sinn mehr…«
- »Ich will auf gar keinen Fall ersticken, habe große Angst davor…«
- »Ich möchte niemandem zur Last fallen…«

Jeder Mensch darf solche Gedanken und Fragen haben und sie dürfen ehrlich geäußert und besprochen werden. Das passiert auch öfter bei Schwerstkranken. Wir, die Betreuenden, dürfen darüber nicht erschrecken und das Thema abblocken.

5.1 Erst einmal etwas zum Menschenbild

Ist der Mensch wirklich ein unabhängiges Einzelwesen? Ist er/sie nicht vielmehr nur Mensch in Beziehung? Woher weiß ich, wer ich bin, wenn nicht durch andere? Ich möchte beachtet und wertgeschätzt werden: Schon das kleine Kind auf dem Spielplatz schreit: »Mama, Mama guck mal, guck mal, ich springe.«

Das Bild von durchgehend strahlenden Helden hat vielleicht etwas mit Kino, aber nichts mit dem wahren Leben zu tun.

> *Merke:* Allgemein betrachtet sind wir Menschen als soziale Wesen gemacht, d. h. wir können, möchten, sollen einander helfen und wir dürfen uns zu anderen Zeiten auch helfen lassen.

Bekommt jemand eine schlimme Nachricht über eine eigene Krankheitsdiagnose oder ähnlich stark Bewegendes, auch eine gute Nachricht, dann wird er/sie es unbedingt gern mit jemandem teilen wollen, sonst wird er/sie es auf Dauer nicht tragen können.

Dass ich Sorgen habe, Ängste und Unzulänglichkeit spüre, gehört zum Menschsein. Wir möchten in unserer vorübergehenden oder auch endgültigen Schwäche nicht allein gelassen werden; wir werden durch Unter-

---

[9] https://www.bundesverfassungsgericht.de/SharedDocs/Pressemitteilungen/DE/2020/bvg20-012.html, Zugriff 20.3.2021

stützung, vielleicht auch durch schweigendes Dabeibleiben getröstet. Wir möchten nicht Unerledigtes zurücklassen. Das zeigt, *dass in palliativmedizinischen Situationen nicht nur medizinische Aspekte von Bedeutung sind.*

Diese stehen an erster Stelle, denn niemand kann über das eigene Leben und die eigene Sinnhaftigkeit nachdenken, wenn er oder sie sich vor Schmerzen oder Erbrechen krümmt. D. h., eine gute Schmerz- und Symptomkontrolle ist notwendig, die nicht selten an die möglicherweise zunehmenden Beschwerden angepasst werden muss.

> Wir müssen wissen: Fast alle auch schlimme Beschwerden können gut behandelt werden!

> *Merke:* Der körperliche Gesichtspunkt ist aber nur *ein* wichtiger Aspekt der Begleitung am Lebensende.
> »Ganzheitlich« bedeutet, außer den physischen auch die psychischen, sozialen und spirituellen Aspekte ernst zu nehmen, einzubeziehen.

Und so haben wir es nicht nur mit dem einzelnen Kranken, sondern gleich mit seiner Familie, Freunden und deren Reaktion auf die schwere Krankheitssituation zu tun. Hilfebereitschaft und Verunsicherung bis zu »das kann man ja nicht mit ansehen…« werden geäußert. Also kann auch von anderer Seite als vom Patienten selbst der Wunsch nach einer »Verkürzung des Leidens« an die Behandelnden herangetragen werden.

Grundsätzlich sah ich zu meinem eigenen Erstaunen oft, auch bei den Schwerstkranken, denen es wirklich schlecht ging, einen sehr *starken Willen zu leben*. Immer wieder neue Komplikationen konnten sie annehmen und irgendwie verkraften: *Sie wollten leben!* Das zeigt, dass *wir fürs Leben gemacht sind!*

Es gibt auch einige Personen, die es nur bis zu einem gewissen Punkt »aushalten« und die z. B. sagen: »*Wenn ich bettlägerig werde, will ich nicht mehr…*« Er/sie stirbt dann tatsächlich in kurzer Zeit.

> So bin ich über die Jahre zu der Überzeugung gelangt, dass die Seele entscheidet, wann jemand stirbt. Die Seele ist stärker als der Körper.

Möchte man sich mit Kranken und Schwerkranken unterhalten, muss man vorher selbst über Leben und Sterben nachgedacht haben. Es ist ein Thema, dem keiner entfliehen kann, da wir alle einmal auf dieser Wegstrecke gehen werden. Es gibt Dinge, denen darf man ausweichen, kann z. B. sagen: Es interessiert mich nicht, wie eine Spülmaschine funktioniert oder was in einem Speiseeis enthalten ist. Ich muss das ganze Leben lang keine Spülmaschine benutzen und kein Speiseeis essen, *aber eine Haltung bezüglich des Sterbens muss ich entwickeln, auch über Jahre hinweg, da es mich todsicher treffen wird.*

> Keiner von uns Menschen hat eine Vorstellung, was tot bedeutet – einfach weg sein? – geht das? – evtl. in ein schwarzes Loch fallen? – Das will keiner, da wird sich ein Sterbender am Leben festkrallen…

Individuelle Jenseitsvorstellungen gibt es dagegen viele in den phantasievollsten Variationen: vom »super schön gedecktem Kaffeetisch ganz hinten im Garten« bis zu »energievollen Weltraumflügen«.

> **Beispiel**
>
> Ich brachte im Gespräch oft das Beispiel: »Was weiß wohl das Kind in Mutters Bauch, was passiert, wenn es geboren wird…?« Ich vermute, dass uns eine ähnlich ungeahnte, multidimensionale Wirklichkeit erstaunen wird.

Wichtig scheint, dass Gedanken zu Selbsttötung von den Begleitenden nicht kategorisch verboten/abgewehrt werden sollen. Vielleicht ist es möglich, in Ruhe darüber zu sprechen und nachzufragen:

- »Was finden Sie so unerträglich?«
- »Sie haben Recht, die Lage ist wirklich fürchterlich.«
- »Wie steht es um ihre Kräfte?«
- »Was könnte eine Hilfe sein?«

Häufig fragte ich die Patienten, was für Vorstellungen sie haben; wie sie die Zukunft sehen; ob sie denken, dass nach dem Tod noch etwas Schönes kommt.

> *Merke:* Meine/Jede eigene ehrliche Überzeugung ist wichtig und wird vermittelt: »*Ich bin sicher, dass Ihr Leiden nicht sinnlos ist!*«

»Sie können sich mit allen Kranken der Welt verbünden, für etwas leben, das Ihnen wichtig ist.«
»Ich finde es beeindruckend, wie tapfer Sie ihre schwierige Situation leben.«

> *Merke:* Offenheit wird immer geschätzt und die dadurch sichtbare Wertschätzung oder sogar Bewunderung stärkt und tröstet die Patienten.

5.2 Was ist außer medizinischen Aspekten sehr wichtig bei der Begleitung eines Schwerkranken?

Wenn ich grob nachrechne, habe ich mehr als 600 Personen (meist Tumorkranke) medizinisch bis zum Ende begleitet (fünf Jahre stationär auf Palliativstation in Köln, mehr als neun Jahre ambulant in Berlin, d. h. meist Hausbesuche und Besuche in Hospizen und Altenheimen, 24 Std. Rufbereitschaft).

Jeder, gerade die Kranken, möchten in ihrer individuellen Persönlichkeit respektiert und angenommen sein, nicht beurteilt oder korrigiert werden. Liebevolle Vorschläge zur Verbesserung der Situation werden häufig, aber nicht immer dankbar angenommen. Natürlich vermittle ich meine persönliche Haltung zum Leben und Sterben, *meine Gedanken und Gefühle im Gespräch – d. h. ich muss mich damit beschäftigen, eine Einstellung haben, aber den anderen in ihrer Meinung die Freiheit lassen.*

Diejenigen, die am Anfang der palliativen Begleitung meinten, »Wenn es schlimmer wird, kann ich immer noch aus dem Fenster springen«, kamen, als sie erlebten, dass sie auch in schwächer werdenden Phasen gut versorgt und Beschwerden gelindert wurden, nicht mehr auf diese Möglichkeit zurück.

Eine für mich schwierige, alleinlebende Dame sprach z. B. häufig davon, dass sie demnächst »in die Schweiz zur Selbsttötung« fahren wolle. Dieser Termin wurde von ihr von Mal zu Mal verschoben. Am Ende verstarb sie friedlich im nahen Krankenhaus.
Fast alle beendeten ihr Leben so, dass ich sagen konnte: »Das haben sie gut hinbekommen.«
Es hätte nicht besser gehen können, meist friedvoll und im Zusammenwirken aller Beteiligten.

In Großstädten leben viele Menschen allein und nicht selten sterben sie dann auch allein. Eine Frau, um die ich mir viele Sorgen machte, da sie eine starke Raucherin war und daher in Brandgefahr lebte, schaffte es, im Arm einer Pflegenden zu sterben, obwohl diese nur viermal am Tag für ca. eine halbe Stunde zur Pflege kam.

5.3 Hat Teamarbeit eine besondere Bedeutung?

Palliativ kranke Personen als *Team* zu begleiten ist sehr wichtig. Keiner ist so stark und klug, dass er alle Zusammenhänge sieht, alle Gefahren erkennt, alles Leid auch über Monate der intensiven Begleitung aushalten mag und kann. Es ist fruchtbarer, wenn man sich im Team berät, Eindrücke und Bedürfnisse austauscht, besonders zwischen Pflegenden und Ärzten, wenn und wo möglich auch mit Physiotherapeuten, Seelsorgern, Ehrenamtlichen.

> **Achtung!**
>
> Pflegende sollten Ärzten*innen »auf die Nerven gehen« (d. h. nicht aufgeben!), um eine Zusammenarbeit auf Augenhöhe zu entwickeln. Bitte nicht zulassen, dass der Arzt schwierige Situationen aus angeblichem Zeitmangel den Pflegenden allein überlässt.

Für mich war es immer ein großes Geschenk, sowohl stationär als auch im ambulanten Setting mit einem guten Pflegeteam, auch palliativmedizinisch spezialisiert, zusammen zu arbeiten. Das war eine Hilfe und Stärkung für jede(n) Einzelne(n). Ich habe sehr viel von Pflegenden gelernt und die gute Zusammenarbeit als Geschenk empfunden!

5.4 Was passiert, wenn ich versuche, die Leidenszeit zu verkürzen?

Selten erlebte ich, dass jemand den Termin selbst bestimmen wollte, vielleicht durch besonders widrige Umstände dies wollte. Diese Menschen, so ist mein Eindruck, mussten mehr Leiden, viel mehr Unruhe u. ä. erdulden. Sie benötigten weitaus mehr Medikamente und Beruhigungsmittel im Sterben als erwartet. Das erfuhr ich von anwesenden Pflegenden oder Angehörigen. Selbst erlebte ich bei einem ALS Patienten z. T. mit, wie er litt, sehr viel weinte und trotzdem entschlossen war, das Ende zeitlich vorzuziehen. Er merkte, dass seine Frau es zuhause nicht mehr schaffte, ihn zu betreuen. Er hatte so hohe Ansprüche, dass ihm keine andere Hilfe und Versorgung ausreichend erschien. Das bewegte mich selbst sehr und stürzte mich in Zweifel. Nach seinem Tod hatte ich noch mehrere Gespräche mit der Ehefrau; als ich sah, dass sie so, wie es war, in Frieden damit war, konnte ich es auch annehmen. Eine andere (ebenfalls ALS) Patientin bat mich einmal um Beendigung ihres Leidens. Sie war selbst Ärztin, charakterstark, wusste, welche Behandlung sie wollte, welche nicht – das ist eine Hilfe für die Behandlung. Als ich ein aktives Eingreifen meinerseits ablehnte, dachte ich, jetzt wird sie mich ablehnen und sich eine andere ärztliche Versorgung suchen. Beim folgenden Hausbesuch sagte mir die Tochter, die Patientin habe gemeint, als ich gegangen war: »Da bin ich aber beruhigt«. Sie lebte noch fast zwei Monate weiter und starb dann mit Unterstützung (Symptomkontrolle) im Kreis ihrer erwachsenen Kinder.

5.5 Tötende Begleitung

Vielleicht können Nahestehende eine eher »tötende« Begleitung emotional schlecht nachvollziehen. Ich bin überzeugt, dass es keineswegs dem wahren Leben entspricht, wie es in Filmen dargestellt wird, etwas einnehmen und dann sanft hinübergleiten. Mir ist dies auch verständlich, da ja eine »Strecke«, die noch zurückzulegen wäre, in kürzester Zeit bewältigt werden muss und in gewisser Weise ohne Begleitung bleibt. Gelesen habe ich, dass in Holland, wo eine »aktive Sterbehilfe« erlaubt ist, Angehörige, die beim Sterben dabei waren, sich anschließend betranken.

Für Begleitende und Pflegende, die länger in diesem palliativmedizinischen (im weitesten Sinne) Bereich arbeiten, ist eine Supervision anzuraten, da nicht selten Zweifel auftauchen:

- »Habe ich richtig gehandelt?«
- »Hätte ich etwas anders, besser machen sollen?«

Es gibt Situationen, die ich so stehen lassen muss, die ich nicht ändern kann, obwohl ich es gerne täte. Es ist hilfreich, wenn die Situationen noch einmal professionell besprochen werden können (▶ Kap. 21).

Für einzelne, eher seltene Krankheitsverläufe, bei denen eine ausreichende Symptomkontrolle nicht gelingt, bei denen sowohl Schmerzen als auch psychische Symptome sich als nicht ausreichend behandelbar herausstellen, gibt es die Möglichkeit einer sog. »terminalen Sedierung«. Diese sollte stationär und von darin erfahrenen Ärzten angeordnet und begleitet werden. Die Patienten werden in Tiefschlaf versetzt und sterben nach unterschiedlich langer Zeit. Es gibt auch die meines Erachtens nach sinnvolle Methode, sie nach zwei Tagen wieder wach werden zu lassen und zu schauen, ob der Wille, so weiter zu machen, noch besteht.

5.6 Ein selbstbestimmtes Sterben

Viele Menschen wünschen sich ein »selbstbestimmtes Sterben«, d.h. sie bestimmen

- den Ort, an dem sie sterben möchten,
- von wem sie begleitet werden möchten, sozial eingebunden, nahe am Gewohnten, gut versorgt und
- möglichst schmerzfrei/schmerzarm; das wird immer mehr angestrebt und durch palliativmedizinische Fortbildungen und Erstarken der Hospizbewegung gefördert.

Ich erlebte so viel Beziehung und Liebe, Wachsen von Frieden und – wo nötig – Vergebung unter den Betroffenen, dass ich überzeugt bin, dass das *gemeinsame Leben* dieser schweren Zeit möglich ist. Nicht selten berichteten mir Ehepaare: »Dies ist die intensivste Zeit unserer Beziehung in unserem Leben!«

Man kann sich spontan wohl kaum vorstellen, wie viele gute, auch tiefe Gespräche, Reifungsprozesse, Freude und Lachen in solchen Lebenssituationen passieren.

5.7 Gibt es Vergleichbares bei Geburt und Tode?

Zum Schluss sei mir noch einmal zugestanden, einen Vergleich zwischen Geburt und Tod aufzuzeigen. Denn beides, Geburt und Tod, gehört mitten ins Leben!

Dies habe ich mit meiner Schwester, die eine erfahrene Hebamme ist, besprochen.

Kasten 5.1: Vergleichbares Geburt und Tod

Gibt es Vergleichbares bei Geburt und Tode?

Vorbereitung:
Wichtige Dinge vorher klären.
Dinge werden unwichtig, die vorher wichtig waren.
Auswahl des Ortes, der Behandlungsmethode, der Begleiter.

Verlauf:
Nicht willentlich steuerbar/nicht gut planbar, berechenbar.
Intime Atmosphäre ist nötig – Verwundbarkeit und Schutz vor Zuschauern.
Blockaden sind zu verhindern. Angst/psychische Hindernisse führen zu Verzögerungen.
Wunsch, wer dabei sein darf.
Kind entscheidet wann – Seele entscheidet wann.
Endgültig da – endgültig weg. Jeder Verlauf ist anders.
Es muss weder schnell noch geölt gehen, »strubbelig« sein ist erlaubt.

Grenzerfahrungen:
Ausgegliedert sein, keine Möglichkeit zu entwischen, sich zu entziehen.
Verlust der Autonomie verursacht Angst.
Ereignis wird von der Umwelt emotional wahrgenommen/miterlebt.
Keiner kann ohne Wirkung auf andere geboren werden oder sterben.
Eintritt in eine deutlich mehrdimensionale Welt.
Geburt und Sterben verlangen oft höchste Konzentration und Anstrengung.

Begleitung/Hilfen:
Der Dienst des Wegbegleiters ist essentiell, der nicht auf morgen verschoben werden kann.
Die Aufgabe des Wegbegleiters ist es, die Reise zu erleichtern, eine warme, liebende Atmosphäre zu gestalten, in der der oder die Reisende sich gut aufgehoben und verstanden fühlt.
Raum und Zeit für Individualität.
Fachkundige und liebevolle Begleitung!

Aufbruch ist immer auch Abschied!

6 Ressourcen bei palliativen Personen

Susette Schumann

6.1 Eine Standortbestimmung

Personen, die sich in einer palliativen Situation befinden, leben in einer unausweichlichen, aber dennoch besonderen Lebenssituation. Sie findet in einem Kontext statt, der vom nahenden Lebensende und von der dauernden Symptomkontrolle als lebensbedrohliche Erscheinungen geprägt ist. Bei den auftretenden Symptomen kann es sich um starke Schmerzen, Atemnot, nächtliche Unruhe etc. handeln, die sowohl von den palliativen Personen als auch ihren Angehörigen als belastend erlebt werden können. Die Gestaltung des nahenden Lebensendes kann vom Lebensumfeld, d. h. den nahestehenden Personen, und von verschiedenen Ressourcen abhängen, über die die palliative Person noch verfügen kann.

Um sich den Besonderheiten einer palliativen Lebenssituation zu nähern, bietet sich zur Vergegenwärtigung die Definition der Weltgesundheitsorganisation (WHO) aus dem Jahr 2002 zur Palliativversorgung an (vgl. DGP 2016). Demnach umfasst sie die Verbesserung der Lebensqualität von palliativen Personen und die ihrer Angehörigen. Der Fokus der Gestaltung ihrer Lebensqualität richtet sich auf den Umgang mit lebensbedrohlichen Erkrankungen, wie die präventive, frühzeitige, lindernde und umfassende Behandlung von Schmerz und anderen Symptomen wie z. B. Atemnot, Übelkeit, Erbrechen, Fatigue, nächtliche Unruhe, Obstipation, maligne Wunden, Angst, Depression und Todeswünsche (vgl. AWMF 2020). Hinzu kommen sehr unterschiedliche und individuelle Anforderungen an körperliche, psychische, emotionale, kognitive und soziale Aspekte, wie z. B. der Wunsch nach Gesellschaft oder Einsamkeit, Mobilität oder körperliche Ruhe, Beschäftigung oder Inaktivität.

6.2 Gesellschaftliche Zusage an palliative Personen

Die »Charta zur Betreuung schwerkranker und sterbender Menschen in Deutschland« aus dem Jahr 2010 mit der zentralen Aussage: »Jeder Mensch hat ein Recht auf ein Sterben unter würdigen Bedingungen« formuliert eine solche gesellschaftliche Zusage. In ihr wird der Anspruch der palliativen Personen unter besonderer Berücksichtigung ihrer Würde konkretisiert, denn jeder schwerstkranke und sterbende Mensch hat ein Recht auf eine umfassende medizinische, pflegerische, psychosoziale und spirituelle Betreuung und Begleitung, die seiner individuellen Lebenssituation und seinem hospizlich-palliativen Versorgungsbedarf Rechnung trägt. Die Angehörigen und die ihm Nahestehenden sind einzubeziehen und zu unterstützen. Die Betreuung erfolgt durch haupt- und ehrenamtlich Tätige soweit wie möglich in dem vertrauten bzw. selbst gewählten Umfeld. Dazu müssen alle an der Versorgung Beteiligten eng zusammenarbeiten (vgl. Charta zur Betreuung schwerstkranker und sterbender Menschen in Deutschland 2010).

Die Berücksichtigung der persönlichen Würde bei palliativen Personen weist auf die individuelle Verwirklichung ihrer Autonomie, Selbstbestimmung und größtmögliche Selbstständigkeit hin.

> *Merke:* Würde kann also nur unter Berücksichtigung von Selbstbestimmung und Selbstständigkeit und in der Folge durch die Förderung und Integration von vorhandenen persönlichen Ressourcen erfolgen.

6.3 Besondere ressourcenorientierte Anforderungen der palliativen Person

Palliative Personen leiden in der Regel unter schweren gesundheits- und krankheitsbedingten Einschränkungen, die in absehbarer Zeit zum Ende des Lebens führen. Sie benötigen in dieser Situation umfassenden Beistand und Begleitung.

> *Merke:* Beim Beistand und der Begleitung spielen die vorhandenen Ressourcen der palliativen Person die zentrale Rolle. In ihrer Gesamtheit bilden sie die Basis für die Gestaltung einer palliativen Lebenssituation im individuellen Umfeld durch sie selbst. Damit kann dem Ziel der Verbesserung der Lebensqualität Rechnung getragen werden, wenn die palliative Person aktiv Einfluss nehmen kann auf die Gestaltung der letzten Lebensphase und das nahende Lebensende.

Beim Blick in die Literatur fällt auf, dass bei der Eingabe der Suchbegriffe »Ressourcen bei Palliativpatienten« kaum Hinweise auf die Ressourcen der betroffenen Personen zu finden sind. Dafür finden sich umso mehr Beschreibungen von Ressourcen pflegender Angehöriger oder die Quantifizierung oder Qualifizierung notwendiger personeller Ressourcen für die Begleitung palliativer Personen.

In diesem Artikel wird aus Mangel an ausführlichen pflegebezogenen Quellen der Versuch unternommen, diese zu beschreiben. Die Beschreibung der Ressourcen orientiert sich dabei an der Vielfalt von Ressourcen, wie sie älteren Menschen und damit auch Menschen an ihrem Lebensende zugesprochen werden können.

> *Merke:* Dabei handelt es sich um körperliche, kognitive, psychische, emotionale, soziale und spirituelle Ressourcen.

6.3.1 Körperliche Ressourcen

Palliative Personen verfügen über körperliche Ressourcen, die sich an ihrem Gesamtzustand orientieren. Beispielsweise ist ein Positionswechsel im Bett, um sich selbst auf eine andere Körperseite zu drehen, die Möglichkeit, sich bequemer zu lagern und so für Wohlbefinden zu sorgen, eine körperliche Ressource. Es können auch weitere Bewegungsmöglichkeiten vorhanden sein, wie z. B. sich kurz aufrecht hinsetzen oder kurz stehen zu können. Auch eingeschränkte oder wenige Bewegungsmöglichkeiten unterstreichen Möglichkeiten zur Selbstständigkeit, die zur Erfahrung von körperlicher Selbstwirksamkeit führen.

Mit dem Wissen, dass von älteren Menschen und damit auch von palliativen Personen ein Aufenthalt im Freien, z. B. zur Naturbeobachtung oder dem Spüren von Wetter, als Lebensqualität bezeichnet werden, spielt auch die begrenzte Bewegungsmöglichkeit außerhalb der Wohnung eine wichtige Rolle. Der stabile Sitz im Bett eröffnet die Option, mit Hilfe eines fahrbaren Sessels oder eines Bettes nach draußen zu gelangen. Der Aufenthalt im Freien wird dabei als eine Freiheit empfunden, die aufgrund gesundheitlicher und krankheitsbedingter schwerer Einschränkungen, z. B. durch körperliche Schwäche oder Schmerzen, nicht mehr vorhanden ist.

Weitere körperliche bzw. funktionale Ressourcen können auch eine noch vorhandene Feinmotorik der Hände sein, die die Zubereitung oder das Essen und Trinken von Lieblingsspeisen und -getränken ermöglicht. Auch sie ermöglichen ein Stück Freiheit in einer Lebenssituation, in der eine Tagesstruktur mit allen Gewohnheiten nur noch schwer aufrechterhalten werden kann. Somit können dennoch die persönlichen Präferenzen und Gewohnheiten verfolgt werden.

6.3.2 Kognitive Ressourcen

Kognitive Ressourcen beschreiben die Aufmerksamkeit bei zahlreichen Situationen im Alltag oder im Umgang mit Angehörigen etc. Sie umfassen auch die Gedächtnis- und Konzentrationsleistung. Alle drei Ressourcen bilden die Grundlage für die Wahrnehmung der persönlichen Selbstbestimmung. Die Ausprägung der drei Ressourcen hängt von der krankheitsbedingten Situation, aber auch von der Wirkung von Medikamenten ab. Schmerz- oder auch Beruhigungsmedikamente können bewusstseinseintrübende Nebenwirkungen haben. Im Zusammenhang mit einer sich verändernden Bewusstseinslage steht auch eine sich verändernde Möglichkeit der Wahrnehmung der Selbstbestimmung. Im Verlauf einer palliativen Lebenssituation kann dies bedeuten, dass je nach aktueller Situation die Selbstbestimmung vorübergehend eingeschränkt sein kann und anschließend von hoher Aufmerksamkeit und Konzentration abgelöst wird.

6.3.3 Psychische Ressourcen

Psychische Ressourcen umfassen erstens die Fähigkeit zur Vergebung und zweitens die Option, zielorientierte Handlungsfähigkeit zu verwirklichen. Die Fähigkeit der Vergebung erlangt z. B. Bedeutung, wenn die palliative Person ihre Lebensbilanz ziehen möchte und erkennt, dass es nicht immer möglich war, auch vertrauten und nahestehenden Personen zu vergeben oder um Vergebung zu bitten. Besteht das Bedürfnis, dies zu tun, bedarf es der Fähigkeit, dieses Anliegen und die betroffene Person zu benennen. Auf diesem Weg wäre eine Zusammenkunft ggf. möglich, um die Lebensbilanz ausgeglichen abzuschließen. Diese Ausgewogenheit ermöglicht erst im weiteren Verlauf, den Abschied aus dem Leben vorzubereiten.

Kommt die palliative Person zu dem Schluss, sich Wünsche auch am Ende des Lebens zu erfüllen oder erfüllen zu lassen, kann sie sich auf ihre Handlungsfähigkeit verlassen. Sie ist immer zielgerichtet, sodass sichergestellt ist, den entsprechenden Wunsch mit besonderen persönlichen Ausprägungen und Präferenzen zu erfüllen. Der sog. »letzte Wunsch« kann nicht nur als ein persönliches Bedürfnis gesehen werden, sondern auch als ein Zeichen für die vorhandene Handlungsfähigkeit, die ein Ausdruck der Selbstwirksamkeit ist.

6.3.4 Emotionale Ressourcen

Emotionale Ressourcen, z. B. die der Bewältigung, haben in der palliativen Lebenssituation eine besondere Relevanz. Sie kann als eine singuläre Ausnahmesituation bezeichnet werden, von der keine der betroffenen Personen weiß, wann und wie sie eintreten wird und welcher Anforderungen an ihre Bewältigung gestellt werden.

Als Ressource stehen Erfahrungen aus vorangegangenen Bewältigungsprozessen zur Verfügung, die eine vorsichtige Einschätzung zulassen, wie eine Bewältigung stattfinden kann. Ist die Bewältigungsstrategie einer palliativen Person bekannt, kann sie ggf. in der Auseinandersetzung mit dem nahenden Lebensende unterstützt werden. Eine begleitete Auseinandersetzung kann die palliative Person bestärken, die letzte Lebensphase selbst zu gestalten, um sich auf die persönlich relevanten Wünsche und Ziele zu konzentrieren.

6.3.5 Soziale Ressourcen

Soziale Ressourcen umfassen die Fähigkeit zur Kommunikation, die wiederum die Voraussetzung für die Kontakt- und Beziehungsfähigkeit ist. Bei palliativen Personen kann sie aufgrund krankheitsbedingter Symptome oder als die Nebenwirkung bewusstseinsverändernder Substanzen beeinträchtigt sein. Aufgrund dieser Tatsachen kann die verbale Kommunikation stark eingeschränkt und eine nonverbale Kommunikation angezeigt sein. Es kann davon ausgegangen werden, dass auch palliative Personen ein Bedürfnis nach Kontakten und damit Beziehungen zu den von ihnen als relevant und vertrauenswürdig erachteten Personen haben und dies mit den noch vorhandenen Kommunikationsmöglichkeiten gestalten möchten.

6.3.6 Spirituelle Ressourcen

Während es zu den oben beschriebenen Ressourcen im Zusammenhang mit palliativen Personen kaum Literatur gibt, ist die Auswahl zum Thema Spiritualität umfassender, was die Umschreibung von spirituellen Ressourcen erleichtert.

Allerdings erweist sich die Definition von Spiritualität uneindeutig (von Dach et al. 2013). Deshalb wird versucht, den Begriff der Spiritualität von anderen Begriffen, wie z. B. der Religiosität, abzugrenzen, obwohl der Kern von Religionen von Spiritualität geprägt ist (vgl. Utsch 2016). Laut der Weltgesundheitsorganisation (WHO) hat jeder Mensch spirituelle Bedürfnisse, wenn er sich mit existenziellen Lebenshaltungen, insbesondere im Umgang mit lebensbedrohlichen Situationen, auseinandersetzen muss. Er zeigt sich in dieser Situation als ein offenes Wesen für Beziehungen, aber auch als verwundbar und seiner Endlichkeit bewusst (vgl. DGP 2016).

Ein anderer Ansatz für die Definition bezeichnet Spiritualität als die innerste Quelle für alle Lebensbewegungen und für die Lebensbewältigung. Unterschieden wird zwischen der spirituellen und der existenziellen Dimension: Die Bedrohung der eigenen Existenz führt zur Erfahrung, dass das Selbst ungesichert, in seinem Dasein begrenzt und vom Tod bedroht ist. Die spirituelle Dimension meint im Unterschied zur existenziellen die persönliche innere Ausrichtung des Menschen. Spiritualität ist demnach der deutende Umgang mit der inneren Lebenseinstellung und das ganz persönliche Ringen um Sinngebung und Hoffnung, mit dem die palliative Person auf die existenzielle Herausforderung ein hilfreiches Gegengewicht sucht. Es wird davon ausgegangen, dass Spiritualität in jedem Menschen entdeckt werden kann, diese Ressourcen aber oft nur unbewusst vorhanden sind, da sie erst in existenziellen Situationen zum Tragen kommen (vgl. Utsch 2016).

Die Beschäftigung mit der eigenen Spiritualität kann das persönliche Befinden und die Fähigkeit, mit Widrigkeiten des Lebens umzugehen, verbessern (vgl. von Dach et al. 2013). Die Widrigkeiten des Lebens führen zu existenziellen Fragen, die mithilfe von weltanschaulichen Grundannahmen und dem subjektiven Werteverständnis versucht zu beantworten. Die Fragen lauten: Wozu? (die Frage nach dem Sinn) Warum? (die Frage nach Schuld, insbesondere der eigenen Schuld) Wohin? (die Frage nach dem Tod und dem Leben danach) Weitere Fragen schließen sich an, z. B. wie kann eine palliative Person mit einer akuten Notlage sinnstiftend umgehen? Wie kann sie bei existenziellen Lebensfragen oder Sinnkrisen begleitet werden? Welche eigenen Werte, Überzeugungen oder welcher Glaube erweisen sich dabei als hilfreich oder doch eher belastend? (vgl. Utsch 2016).

Spiritualität kann aber auch als ein lebensbegleitender positiver Grundwert, als eigene, existenzielle Dimension des Menschseins definiert werden, die getragen ist von der Sehnsucht nach Lebenserfüllung und Sinnerfahrung jenseits von Leben und Tod. Sie manifestiert sich in einem individuellen dynamischen Entwicklungs- und Bewusstseinsprozess (vgl. Utsch 2016).

Die unterschiedlichen Definitionsversuche von Spiritualität weisen darauf hin, dass sie als eine Ressource von palliativen Personen gewertet werden kann. Ihr Vorhandensein ermöglicht es ihnen, der letzten Lebensphase einen Sinn zu geben, indem existenzielle und spirituelle Dimensionen zum Tragen kommen, die möglicherweise auf persönliche Grundwerte zurückgehen. Die Sinngebung kann helfen, die aktuelle Lebenssituation für sich zu deuten und in die Biographie zu integrieren. Diese Integration führt zur Akzeptanz des nahenden Lebensendes als eine folgerichtige Konsequenz des bisherigen Lebens, um es besser akzeptieren zu können. Die spirituellen Ressourcen können für die Akzeptanz der Endlichkeit des eigenen Lebens und für ein würdevolles Sterben genutzt werden (vgl. Städler 2012).

6.4 Gesamtschau auf die Ressourcen bei palliativen Personen

Merke: Würdevolles Abschiednehmen vom Leben ist geprägt von der größtmöglichen Autonomie durch Selbstbestimmung und Selbstständigkeit.

Es handelt sich dabei um unveräußerliche Rechte, die jeder Mensch besitzt, und auch im Falle von Einschränkungen hat er einen Anspruch auf ihre Wiederherstellung (vgl. Schumann 2019).

Merke: Dabei kann die Erkundung von Ressourcen eine sehr anspruchsvolle Aufgabe sein, denn sie bedarf der Beobachtungsgabe, einer empathischen Herangehensweise und der nötigen Kreativität, um sie zum Vorschein zu bringen und sich entfalten zu lassen.

Im Mittelpunkt kann dabei die Aktivierend-therapeutische Pflege stehen, die einen ihrer Handlungsschwerpunkte in der Beziehungsarbeit sieht, die die körperliche, kognitive, emotionale, psychische, soziale und spirituelle Bewegung fördern kann.

Jede Person hat einen lebenslangen Anspruch auf Aktivierend-therapeutische Pflege und damit auch in einer palliativen Lebenssituation (vgl. DGATP 2018).

Palliative Personen verfügen auch in ihrer lebensbedrohlichen und lebensbeendenden Situation über zahlreiche Ressourcen. Diese können in ihrer besonderen Lebenssituation erkannt und gefördert werden. Ihre Förderung bedarf der Umsicht im Umgang mit palliativen Personen, denn sie können in vielen kurzen Situationen sichtbar werden, ohne einen nennenswerten Einfluss auf Alltags- oder Freizeitaktivitäten zu entfalten.

Merke: Es handelt sich vielmehr um diskrete Äußerungen oder Verhaltensweisen, die im Kontext der besonderen Lebenssituation eingeordnet werden können. Dennoch kann die Bewertung nicht hoch genug ausfallen, um eine Förderung derselben zu gestalten.

Die folgende Übersicht (▶ Tab. 6.1) über die Ressourcen bei palliativen Personen verdeutlichen ihre Vielfältigkeit und ihre Merkmale, an denen sie zu erkennen sind.

Im Zusammenhang mit der Übersicht kann auch verdeutlicht werden, dass die verschiedenen Ressourcen in einem Zusammenhang stehen und sich in unterschiedlichen Wechselwirkungen zeigen können. Die Kenntnis der Wechselwirkungen kann dabei helfen, sich auf die Förderung einzelner Ressourcen zu konzentrieren, da die palliative Lebenssituation zeitlich nur begrenzte Förderungsmöglichkeiten bereithält.

Die Ressourcen bei palliativen Personen umfassen körperlich-funktionelle, kognitive, emotionale, psychische, soziale und spirituelle Ressourcen.

Tab. 6.1: Übersicht über die Ressourcen bei palliativen Personen

Körperliche Ressourcen	Kognitive Ressourcen	Emotionale Ressourcen	Psychische Ressourcen	Soziale Ressourcen	Spirituelle Ressourcen
Beweglichkeit als Wahrnehmung der Selbstwirksamkeit, z. B. Selbstversorgung, Bewegung, Aufenthalt im Freien	Gedächtnis- und Konzentrationsleistung als Basis für Entscheidungen und Selbstbestimmung	Bewältigungsfähigkeit, z. B. am Lebensende oder dem bevorstehenden Tod	Fähigkeit der Vergebung und Aufrechterhaltung der Handlungsfähigkeit zur Aufrechterhaltung der Selbstständigkeit	Kommunikation, Kontakt- und Beziehungsfähigkeit, z. B. die Gestaltung von verbalen und nonverbalen Gesprächen, Gestaltung von Kontakten	innere Quelle zur Deutung von Lebenssituationen zur Sinngebung und zum Schöpfen von Hoffnung, z. B. inneren Frieden finden, abschließen können

Merke: Diese Vielzahl von Ressourcen ist vorhanden, doch ist es aufgrund der besonderen palliativen Lebenssituation sinnvoll, sich auf die Ressourcen zu konzentrieren, die der Lebensqualität der palliativen Person und deren Angehörigen oder anderer Vertrauenspersonen am dienlichsten sind.

Die Fokussierung auf die Selbstbestimmung der palliativen Person ermöglicht ihr am ehesten die aktive Gestaltung ihrer letzten Lebensphase, auch wenn sie bei körperlichen und funktionellen Einschränkungen die Unterstützung durch Dritte benötigen. Die Förderung von Aufmerksamkeit, Gedächtnis und Konzentration kann an erster Stelle der Begleitung stehen.

Mit der Fokussierung auf die spirituellen Ressourcen erlangt die palliative Person die Möglichkeit, dem Lebensende eine positive Deutung und damit einen Sinn zu verleihen. Diese scheint für sie unentbehrlich, um sich in dieser Situation selbst zu orientieren und um sie langfristig auch anzuerkennen. Der Förderung spiritueller Ressourcen im Sinne der Reflexion von persönlichen Grundwerten, Lebenseinstellungen und Bewältigungsstrategien sollte Raum zur Verfügung gestellt werden.

Die Aussicht auf Selbstbestimmung und Spiritualität kann die emotionalen und psychischen Ressourcen zeitgleich fördern, denn die dadurch erlebte Selbstwirksamkeit und Sinnhaftigkeit führt bei der palliativen Person zu einer weiterhin bestehenden Handlungsfähigkeit. Damit können auftretende Empfindungen wie Ohnmacht, Angst und Handlungsunfähigkeit zurückgedrängt werden.

Diese erlebte Handlungsfähigkeit kann auch im besten Fall dazu führen, dass die palliative Person ihre letzten Wüschen erfüllt haben oder mit ausgewählten Personen aus ihrem Umfeld letzte Angelegenheiten klären möchte. Damit treten die sozialen Ressourcen zum Vorschein.

Ressourcen lassen sich auch in einer Lebenssituation fördern, die vom nahen Lebensende, von schwersten Einschränkungen in der Lebensführung und schwersten Krankheitssymptomen begleitet ist. Sie bilden erst die Basis für ein würdevolles Abschiednehmen und Sterben.

Literatur

AWMF, Erweiterte S3-Leitlinie Palliativmedizin für Patienten mit einer nicht-heilbaren Krebserkrankung, Langversion 2.1, 2020 AWMF-Registernummer: 128/001-OL

Dach, C. von et al. (2013) Spiritualität der Pflege, 2. Jahrgang 3/2013, in: Spiritual Care. S. 21–30

Deutsche Gesellschaft für Palliativmedizin e. V., Deutscher Hospiz- und Palliativ Verband e. V., Bundesärztekammer (Hrsg.) (2015) Charta zur Betreuung für schwerstkranker und sterbender Menschen in Deutschland

DGP (2016) Deutsche Gesellschaft zur Palliativmedizin: Definitionen zur Hospiz- und Palliativversorgung https://www.dgpalliativmedizin.de/images/DGP_GLOSSAR.pdf

Schumann, S. (2018) Was ist Aktivierend-therapeutische Pflege?, Deutsche Fachgesellschaft Aktivierend-therapeutische Pflege e. V. (Hrsg.) https://www.dgatp.info/definition-atp, Zugriff 3.7.2019

Schumann, S. (2019) Ressourcen und Kompetenzen bei älteren Menschen, Kohlhammer Verlag, Stuttgart

Städler, K. (2012) Spiritualität in ihrer Bedeutung für das Gesundheits- und Sozialwesen: Eine Literaturrecherche, Diakonie Deutschland

Utsch, M. (2016) Ressourcen der Religion und Spiritualität, in: Verhaltenstherapie und psychosoziale Praxis, 48. Jg. (4), S. 863–873

# III Pflege- und Handlungsschwerpunkt: Aspekte der Beziehungsarbeit

7 Der individuellen Lebensgeschichten auf der Spur

Sarah Eschmann

Jeder Mensch auf dieser Welt hat eine individuelle Lebensgeschichte und keine ist identisch. Selbst wenn sich Menschen begegnen, die in ihrem Leben ähnliche Entscheidungen getroffen haben und sogar in fast denselben Lebensumständen gelebt haben, so sind ihre Geschichten doch einzigartig. Mit

- den biographischen Daten, Fakten,
- dem positiven Umgang und Bezug zu diesen,
- möglichst offenen Fragen
- und dem Gespräch

öffnen wir in den Kliniken oder sonstigen Einrichtungen eine Tür zu den Lebensgeschichten unseres Gegenübers.

> *Merke:* Der Mensch, mit dem wir »arbeiten«, hat schon einige Jahre durchlebt, viele Entscheidungen getroffen und viel zu erzählen. Gerade bei palliativen Personen wächst das Bewusstsein, dass sie sich im letzten Teil ihres Lebensabschnittes befinden. Für viele bekommen biographische Ereignisse der Vergangenheit eine neue Wertigkeit und manches wird neu durchdacht und bewertet.

7.1 Was bedeutet Biographie?

Wird das Wort Biographie betrachtet, so gelangt man zum Altgriechischen, denn von dort stammen die Bestandteile des Worts ursprünglich. Die altgriechischen Worte für Biographie können mit »Leben« und mit »schreiben oder malen« übersetzt werden. Die Wortzusammensetzung auf Leben und malen finde ich persönlich sehr anschaulich. Demzufolge könnte man die Arbeit mit der Biographie als »*das Leben malen bzw. nachzeichnen*« definieren. Dies kann sowohl schriftlich als auch mündlich geschehen.

7.1.1 Zeitgeschichte

Das Leben eines Menschen geschieht immer im Kontext mit anderen Ereignissen. Somit ist auch die persönliche Lebensgeschichte im Kontext zu betrachten.

Lebensgeschichten *entwickeln sich in Kontext der Zeitgeschichte*!

Die Zeit, in der die Person geboren und aufgewachsen ist, hat Einfluss auf ihre Lebensgeschichte. »So gibt allein das Geburtsdatum eines Menschen darüber Aufschluss, welche Ereignisse (z. B. Kriege, Krisen, Diktaturen) in welchem Alter erlebt wurden.« (Holzem 2010, S. 674) Einige ältere Patient*innen von heute waren noch mit den Kriegsereignissen des zweiten Weltkriegs konfrontiert. Vielleicht haben sie selbst Flucht und Verfolgung erlebt. Andere erinnern sich sehr gut an die Jahre des Wirtschaftswunders. Betrachtet man die unterschiedlichen Jahrzehnte, so hat jedes seine speziellen und prägenden Ereignisse. Manchmal ist es auch nur ein spezielles Jahr oder ein Tag, der sich in das Gedächtnis vieler Menschen eingebrannt hat. Denken wir nur einmal an den Mauerfall, das Millennium oder den Anschlag auf das World Trade Center in New York. Aber auch die Einführung des Euros als Währung war ein prägendes Ereignis. So erlebe ich bis heute, dass manche Menschen die Gelder immer noch umrechnen, andere nie mit der alten Währung in Berührung gekommen sind und sie daher nicht kennen. Diese geschichtlichen Ereignisse haben Einfluss auf die Biographie.

7.1.2 Lebenslauf

Ein weiterer Aspekt ist der Lebenslauf. Dieser umfasst die persönlichen Lebensdaten. Damit ist unter anderem die geographische Lebenssituation gemeint, denn es ist prägend, wo auf der Welt der Mensch gelebt hat. Fast alle oben genannten Beispiele sind für Menschen in Deutschland interessant, Kongoles*innen oder Vietnames*innen haben ganz andere geschichtlich prägende Einflüsse erlebt.

Kasten 7.1: Mögliches Vorgehen anhand einer gedanklichen Checkliste im Gespräch

Zahlen, Daten, Fakten (Eckdaten) sammeln

- Schule, Beruf, Familie (Partner*in, Kinder, Enkelkinder), Freund*innen, Arbeitskolleg*innen (Flüchtling: Krieg mit Vorsicht einbringen)
- Identifizieren Sie Gesprächsthemen. Dies können auch z. B. Hobbys der Menschen sein.
- Erinnerungen visualisieren, z. B. mit einem Foto von früher und sich dieses von der palliativen Person erklären lassen (Kreativität ist hier gefragt)

Die Familiengeschichte gehört ebenfalls in den Bereich des Lebenslaufes. In welcher sozialen Schicht jemand aufgewachsen ist, prägt, ebenso, ob es Geschwister oder andere Verwandte gibt und in welchem Verhältnis sie zueinanderstehen. Auch Freundschaften oder fehlende Freundschaft fallen in diesen Bereich mit hinein. Der schulische und berufliche Werdegang ist ebenfalls ein weiterer Punkt.

7.1.3 Lebensgeschichten

Diesen Einflüssen »ausgeliefert«, entwickeln sich die individuellen und persönlichen *Lebensgeschichten*. Die persönlich wichtigen Ereignisse, die Momente, die einen prägten. All das sind die Aspekte, die im Gedächtnis bleiben. Es können freudige Erinnerungen sein und auch traurige. Es können peinliche Missgeschicke erzählt werden, die heute als Anekdote präsentiert werden.

Merke: Biographie ist die individuell erlebte und persönlich interpretierte Lebensgeschichte eines Menschen. Und die Biographiearbeit mit Patient*innen ermöglicht, diese mit ihnen gemeinsam nachzuzeichnen.

7.2 Erinnerung mit »allen Sinnen«

Hören

Die Sinne des Körpers können einen Menschen erinnern lassen. Somit kann bspw. ein bekanntes Lied, welches gehört wird, ein Gefühl der Freude auslösen. Dies bewegt den Menschen dazu, spontan einige seiner Tanzschritte zu absolvieren. Auf einmal wird ihm bewusst, dass diese Schrittfolge seit Jahren nicht von ihm genutzt wurde und er gar nicht mehr wusste, dass er sie noch beherrscht. Gedanklich befindet er sich gerade in Italien, an einem lauen Sommerabend in einer kleinen verträumten Stadt, in der Musik gespielt und auf der Straße getanzt wurde. Diese Erinnerung lässt ihn lächeln und alles wirkt für einen Augenblick leichter. Die schwere Krankheit verblasst für einen Moment.

Sehen, schmecken, riechen

Auch das Sehen kann Erinnerungen wecken, wer erinnert sich beim Betrachten von Urlaubsfotos oder Bilder besonderer Feiern nicht an den Tag oder die Reise. Manch eine*r wurde beim Essen seiner oder ihrer Lieblingsspeise schon in die eigene Kindheit zurückversetzt. Und viele Menschen verbinden den Duft von Orangen und Zimt mit der Weihnachtszeit. Somit können Sinne manchmal die Türen zu Erinnerungen öffnen und der Person die Möglichkeit geben, zu erzählen oder dem Alltag gedanklich zu entfliehen.

> Doch eines darf nicht außer Acht gelassen werden: Erinnerungen müssen nicht positiv sein! So können gewisse Gerüche auch negative Gefühle in einem Menschen auslösen, wenn er damit etwas Negatives verbindet. Somit ist es unablässig, die Wirkungen der Impulse über die Sinne zu überprüfen, und zwar individuell bei jedem Menschen.

Es kann bspw. sein, dass der Duft nach Lebkuchen für die eine betroffene Person die Erinnerung an schöne Weihnachtstage hervorruft, bei der nächsten Person die Erinnerung an einen gewalttätigen Elternteil zur Weihnachtszeit. Beide werden unterschiedlich auf den Duft von Lebkuchen reagieren. Die oder die professionell Pflegende erkennt dies, wertet dies nicht, sondern passt die Situation für die jeweiligen Personen und ihr Wohlempfinden an.

7.3 Biographie im Wandel der Zeit

Lebensgeschichten und Einflussfaktoren auf das Leben verändern sich mit der Zeit. Menschen, die in jungen Jahren als beste Freund*innen bezeichnet wurden, spielen im Alter vielleicht keine Rolle mehr. Ebenfalls können sich Geschmäcker und Gewohnheiten über die Lebensjahre verändern.

»Die Bedürfnisse, Beziehungen und Interessen der Menschen wandeln sich in den veränderten Lebenssituationen.« (Bienstein und Fröhlich 2012, S. 115) Mit veränderten Lebenssituationen können einmal die über Jahre sich entwickelnde Lebensveränderungen gemeint sein. Es können aber auch durch eine plötzlich veränderte und unerwartete Lebenssituation neue oder andere Bedürfnisse zu Tage treten. Gerade in existenziellen Situationen kann ein neues, nicht gekanntes Verhalten oder Bedürfnis auftreten. Das kann bspw. bedeuten, dass das von Angehörigen fürsorglich zubereitete Lieblingsgetränk auf Ablehnung stößt. Es darf nicht davon ausgegangen werden, dass sich im palliativen Setting, in dem sich die Betroffenen befinden, alles noch so bedeutsam ist wie vor dieser Zeit. Manch einer verwirft ganze Lebensentwürfe aufgrund des Bewusstseins seiner kurzen Lebenszeit und setzt neue Prioritäten.

> *Merke:* Für die Pflegenden bedeutet dies, dass sie soweit möglich die *palliativen Personen direkt* zu ihren Gewohnheiten und Bedürfnissen befragen. Es kann sein, dass aufgrund der neuen Lebenssituation die Informationen nicht mehr mit den Bedürfnissen der Betroffenen deckungsgleich sind, wenn Angehörige interviewt werden.

Sollte die schwerstkranke und palliative Person selbst nicht mehr in der Lage sein, Fragen zu ihrer Biographie und ihren Wünschen zu beantworten, werden auf die Informationen der Angehörigen zurückgegriffen, denn ihre Informationen sind viel besser, als keine zu haben. Die Verarbeitung der gesammelten Informationen und »die genaue Erfassung der Gesamtsituation bedarf vor allem der gezielten Achtung und Wahrnehmung des zu Betreuenden.« (Bienstein und Fröhlich 2012, S. 115)

> Denn es gilt, jede gesammelte Information im täglichen pflegerischen Geschehen zu reflektieren und auf ihre Aktualität zu überprüfen.

7.4 Vorteile der Biographie für palliative Personen und Pflegende

Die Biographie einer Person bietet viele Möglichkeiten, eine *Beziehung* aufzubauen. Vielleicht gibt es Parallelen zwischen dem bzw. der Betroffenen und den Gesprächspartner*innen, auf die man eingehen kann. Auf jeden Fall kann die Person sich während der Erhebung von biographischen Daten in ihren eigenen Erinnerungen wieder zu Hause fühlen und die Pflegenden lernen sie über ihre »Krankheit« hinaus kennen. Durch die Rekonstruktion kann die palliative Person Vergangenes und Gegenwärtiges bewerten und verarbeiten. Darüber hinaus kann durch eine*n empathische*n Gesprächspartner*in das Leben des oder der Erkrankten als einmalig und wertvoll gespiegelt und neu empfunden werden.

> *Merke:* Die Erinnerungen bieten die Möglichkeit, ein gutes Gefühl zu erlangen. *Sie bilden die Basis für weitere Gespräche.*

Die Pflegenden können Vorlieben und Ablehnungen besser erkennen und demnach auch Ängste eines bzw. einer Schwerstkranken oder Sterbenden besser nachvollziehen. Häufig ergibt das vorab *sinnlose erscheinende Verhalten von palliativen Personen im biographischen Kontext Sinn* und wird ernster genommen. Durch die Lebenserfahrungen kann vielleicht die Pflegekraft neue Erkenntnisse gewinnen und auch für sich selbst etwas lernen.

Der Wissenschaftler Erik Kandel sagte einmal: »Die Erinnerung ist eine Form der geistigen Zeitreise; sie befreit uns von den Fesseln von Zeit und Raum und gestattet uns den Aufbruch in vollkommen andere Dimensionen.« (zit. nach Saum-Adelhoff 2014, S. 30) Dies ist ein Geschenk für die Personen, die aufgrund ihrer Erkrankung eine Zeitreise gebrauchen können. Dabei ist zu beachten, dass es hier um subjektive Erinnerungen geht und nicht darum, geschichtlich korrekte Daten zu erheben. Denn die Erinnerungen und Anekdoten, die in den Familien weitererzählt werden, werden häufig unbewusst verändert und geschönt. Dies kann zu Folge haben, dass zwei ganz unterschiedliche Geschichten dargestellt werden, wenn ein Ehepaar ein und dasselbe Ereignis erzählt. Hier geht es nicht darum, die Wahrheit zu extrahieren, sondern die Geschichte wertfrei zur Kenntnis zu nehmen und sie als Basis für weitere gute Gespräche zu nutzen, denn letztlich sind auch die eigenen Erinnerungen nur subjektiv. Schon dem Schriftsteller Mark Twain war bewusst, dass Erinnerungen aus Fakten und Fiktionen bestehen, als er sagte: »Ich habe in meinem Leben einige schreckliche Dinge durchgemacht, von denen manche sich tatsächlich ereignet haben.« (zit. nach Saum-Adelhoff 2014, S. 31)

7.4.1 Biographische Aspekte (Biographiearbeit) im pflegerischen Alltag nutzen

Die gesammelten biographischen Daten helfen im pflegerischen Alltag, Entscheidungen zu treffen oder Verhalten von palliativen Personen besser einsortieren zu können. Neben dem Verhalten stehen die Ressourcen im Fokus. Die biographischen Daten helfen, diese zu ermitteln und unser Handeln mit den Palliativen in einen für sie sinnvollen Kontext zu bringen.

> *Merke:* Für die Pflegenden ist das Wissen um *die Ressourcen die Basis*, die bei dem therapeutischen Pflegeziel, der Umsetzung und Planung der pflegerischen Maßnahmen zugrunde liegen. »Aus den gesammelten Daten müssen dann einfühlsam die wertvollen, relevanten Informationen von den überflüssigen separiert werden.« (Bienstein und Fröhlich 2012, S. 155)

Sie sind für die Kolleg*innen zugänglich zu machen. Dafür ist eine gute Dokumentation, die die wesentlich relevanten Aspekte schnell ersichtlich macht, nötig.

Manchmal sind es die scheinbar kleinen biographischen Aspekte, die bei der Berücksichtigung eine Verhaltensänderung der Person nach sich ziehen. Eine palliative Person, die tagelang Frühstück und Abendessen verweigert, konnte zur Nahrungsaufnahme motiviert werden, als deutlich wurde, dass nun ihre »geliebte« Butter und nicht mehr die Margarine auf das Brot gestrichen wurde. Eine kleine Änderung in der pflegerischen Handlung hatte deutliche Auswirkungen auf die Nahrungsaufnahme des Patienten. Diese gewonnene Information gilt es dann, all denjenigen deutlich aufzuzeigen, die mit der Ernährung zu tun haben.

> *Merke:* Die Biographiearbeit mit der Person ist das Bemühen, Vergangenes durch die unterschiedlichsten Methoden in der Gegenwart mit dem Ziel zu rekonstruieren, es für die Zukunft nutzbar zu machen.

7.5 Rituale und Gewohnheiten

Gerade das Wissen um Rituale und Gewohnheiten der palliativen Personen ermöglichen den Pflegenden, Lebensqualität zu erhalten oder bei der Erhaltung die Angehörigen und palliativen Personen zu unterstützen. Hier sind die kreativen Ideen und die Weitsichtigkeit der Pflegenden gefragt. Es setzt eine hohe Wahrnehmungs- und Reflexionskompetenz voraus.

Kasten 7.2: Umgang mit Ritualen (nach Eschmann, Graeff)

> **Alltagsgewohnheiten/Rituale**
>
> - Symbolisieren Halt und Vertrauen – durch Wiederholungen und nach festen Abläufen
> - Schwerstkranker und/oder Sterbender erkennt sie wieder
> - Geben Halt, Orientierung und damit auch Sicherheit
> - Initialberührung nach Abstimmung (Körperstelle) mit der betreffenden Person
> - Rituale sind personenbezogen
> - Können nach Abstimmung und evtl. bei Anpassung an die augenblickliche Situation verändert werden
>
> Falls man sich mit der betroffenen Person auf Rituale geeinigt hat, dann sind sie grundsätzlich von *allen* Teammitgliedern einzuhalten!

Fallbeispiel

Anhand einer Beispielgeschichte aus meinem Alltag möchte ich diesen Gedanken darstellen: Eine schwerstkranke Patientin befand sich seit einigen Tagen bei uns in der Klinikabteilung. Sie litt unter einer starken Dysphagie und Aphasie. Als ich abends meinen Rundgang durch die Zimmer machte, sah ich ihren Sohn, der ihr eine kleine Flasche Kirschlikör unter die Nase hielt und diese dann schnell vor mir versteckte. Als ich nachfragte, was gerade geschah, erzählte mir der Sohn, dass seine Mutter jeden Abend einen Kirschlikör trinke. Diesem Ritual folgte sie über Jahre. Verlegen wollte der Sohn die Flasche schnell verstecken und erklärte, er habe sie nur riechen lassen wollen – damit sie wenigstens das noch habe. Meine Antwort verwunderte beide. Ich meinte, dass riechen »gemein sei«, und zeigte dem Sohn, wie er von nun an jeden Abend mit seiner Mutter den Kirschlikör »genießen« könne. Von da an bekam die Patientin jeden Abend die *Mundpflege mit Kirschlikör*, meistens vom Sohn durchgeführt. Einen Schluck davon zu trinken traute sich die Patientin zu dem Zeitpunkt nicht – dies wäre trotz Schluckstörung auch eine Option gewesen, denn hier im palliativen Setting geht es um Lebensqualität. Dieses Beispiel zeigt, dass das Nutzen von Ritualen oder biographischen Aspekten keinen größeren Zeitaufwand in den pflegerischen Tätigkeiten beinhaltet. Die Patientin erhielt die für sie wichtige spezielle Mundpflege. Der Unterschied war nur, dass sie dieses Getränk abends bevorzugte. Und durch das neu geschaffene Ritual, dass der Sohn die Mundpflege durchführte, hatten die beiden eine neue Ebene der Gemeinschaft.

Literatur

Bartels, F. (2019) Handlungs- und Pflegeschwerpunkt: Aspekte der Beziehungsarbeit in Aktivierend-therapeutische Pflege in der Geriatrie, Bd. II: Praktische Umsetzung., Kohlhammer Verlag, Stuttgart

Bienstein, C. und Fröhlich, A. (2012) Basale Stimulation® in der Pflege- Die Grundlagen; 7. korrigierte Auflage, Huber Verlag, Mannheim

Holzem, D. (2010) Der biographische Anker in der Kitteltasche, in: Die Schwester | Der Pfleger 49 Jahrgang 07/10, bibliomed, Melsungen

Saum-Adelhoff, T. (2014) Ohne Erinnerung bleibt die Zukunft leer, in: Erinnern Sie sich!, in: Psychologie Heute compact, Heft 36, Belz Verlag, Weinheim

8 Kommunikation mit palliativen Patient*innen und ihren Angehörigen im Rahmen der Beziehungsarbeit

Sarah Eschmann

Die Kommunikation mit palliativen Personen und ihren Angehörigen bzw. Zugehörigen ist ein wichtiger Aspekt in ihrer Versorgung. Als Pflegende haben wir nicht nur den Versorgungsauftrag für die uns anvertrauten Patient*innen, sondern ebenfalls für ihre Angehörigen. Die Grundlagen der Kommunikation unterscheiden sich nicht zu anderen Kommunikationssettings. Dennoch bedarf es bei Kommunikation im palliativen Setting weitere Fähigkeiten und ein bewusstes Wahrnehmen der Situation, damit Patient*innen ihre existenziellen Themen und ihre Wünsche in Worte ausdrücken können. Dieses Kapitel geht auf die Grundlagen der Kommunikation allgemein und auf verschiedene Aspekte und Möglichkeiten der speziellen Kommunikation im palliativen Kontext ein.

8.1 Grundlagen der Kommunikation

Kommunikation ist der gegenseitige Austausch von Informationen zwischen zwei Personen. Dieser zwischenmenschliche Austausch besteht aus unterschiedlichen Ebenen:

- Zum einen aus dem gesagten Wort,
- zum anderen aus nonverbalen und paraverbalen Ebenen.
  - Die *nonverbale Ebene* beschreibt die Gestik oder die Mimik, die während der Unterhaltung das gesagte Wort unterstreicht. Es können auch optische Zeichen das Gespräch unterstützen.
  - Die *paraverbale Ebene* ist, wie etwas gesprochen wird. Dazu zählen die Stimme und der damit verbundene Tonfall. Auch die Lautstärke, in der ich etwas sage, hat Einfluss.

»Kommunikationsforscher haben herausgefunden, dass bis zu 80 % einer Botschaft eines Redners nicht etwa aus seinen Worten entnommen werden, sondern aus

- Tonfall,
- Gestik,
- Mimik
- und sonstigem Verhalten.«
(Student und Napiwotzkly 2011, S. 48)

Dazu kommt noch, dass Kommunikation nicht nur auf der sachlichen Ebene stattfindet, sondern ebenfalls zu einem *großen Teil emotional* behaftet ist.

> *Merke:* In der »Eisbergtheorie« nach Paul Watzlawik geht man davon aus, dass ca. *20 % der gesagten Worte rationale Informationen* sind und bis zu *80 % emotional*.

Diese beiden Aspekte machen deutlich, wie komplex der Bereich der zwischenmenschlichen Kommunikation ist. Dabei ist noch nicht einmal der Inhalt des Gespräches bedacht, der gerade im palliativen Setting mit der betroffenen Person sehr existenziell sein kann.

8.2 Kommunikation bei palliativen Patient*innen

Personen, die schwer erkrankt sind, und ihre Angehörigen befinden sich durch die aktuelle Lebenssituation, in der sie stehen, in einer existenziellen Situation. Durch die meist plötzlich auftretende Situation wurden ihre Lebensentwürfe und Routinen aus dem Rhythmus geworfen. Diese Veränderung betrifft zum einen die erkrankte Person, die enge Familie, aber zum anderen auch enge Freund*innen.

Die Betroffenen sind sehr aufmerksam ihrer Umwelt gegenüber und bekommen gerade im zwischenmenschlichen Miteinander viele Impulse mit, die wir nonverbal senden. Deshalb ist es sehr wichtig, den Menschen kongruent entgegen zu treten.

Das, was ich sage und tue, muss übereinstimmen und dazu sollte ich authentisch sein.

Dies ist wichtig, damit die Patient*innen keinen Widerspruch empfinden und sich mir anvertrauen können. Ebenfalls bin ich in meiner Empathie gefordert, mich in mein Gegenüber hineinzuversetzen, die Gefühle und Gedanken zu erkennen und versuchen zu verstehen. Dies kann nur gelingen auf der Basis der Authentizität und der Akzeptanz.

Mir steht es nicht zu, ein Leben zu beurteilen.

Ich versuche, mich urteilsfrei als Gesprächspartnerin anzubieten. Dies kann bedeuten, dass ich mich selbst zurücknehme, um für mich auf den ersten Blick nicht schlüssige Lebensentscheidungen des anderen zu akzeptieren. Dennoch bleibe ich offen und ehrlich.

»Nach einem klassischen, viel zitierten Experiment aus dem Jahre 1972 wird der Gesamteindruck der Persönlichkeit zu 55 Prozent der Körpersprache, zu 38 Prozent von der Stimme und zu lediglich 7 Prozent vom Inhalt des Gesprochenen bestimmt.« (Weisbach und Sonne-Neubacher 2015, S. 186)

Dies macht deutlich, dass ebenfalls nur 7 % der Worte (verbal) bei den Empfänger*innen aufgenommen werden, die nonverbalen und paraverbalen Inhalte überwiegen.

8.3 Realität ist subjektiv

Nicht selten erlebe ich es, dass in Gesprächen deutlich wird, dass Patient*innen die Wahrheit nicht erkennen. Sie geben an, dass sie nicht richtig aufgeklärt wurden von den Ärzt*innen oder dass sie nur ein paar Medikamente brauchen und dann würde alles wieder gut. Doch ich weiß, dass der Arzt oder die Ärztin ihnen die Wahrheit gesagt hat, weil ich anwesend war oder ich durch sensibles Nachfragen – »Was denken Sie, warum Sie hier sind?« – häufig doch zur Aussprache der Wahrheit komme. Mir geht es dann nicht darum, dass die Patient*innen im vollen Ausmaße verstehen, was gerade diagnostiziert wurde oder welchen Einfluss das nun auf ihr Leben hat. Mir geht es darum, ihnen zu helfen, das Gesagte Stück für Stück zu verstehen, und zwar in ihrem Tempo, so wie ihre Seele es verkraftet. Dies bedeutet unter Umständen auch, dass ein Mensch, den ich palliativ begleite, bis zu seinem letzten Atemzug die Diagnose oder den Tod ablehnt oder leugnet. Es geht hier um seine subjektive Realität. Wenn der palliative Mensch es ablehnt, sich mit seinem Lebensende auseinanderzusetzen, dann kann ich ihn zwar immer wieder motivieren, dies doch zu tun, ihn aber nicht zwingen. Max Frisch hat einmal gesagt: »Man sollte dem Kranken die Wahrheit hinhalten wie einen Mantel, in den er hineinschlüpfen kann, wenn er will – und sie ihm nicht wie einen nassen Lappen um die Ohren schlagen« (zit. nach Sprecht-Toma und Tropper 2005, S. 3).

Eine weitere Herausforderung in der Begleitung von palliativen Personen ist es, dass die subjektive Wahrheit von Familienmitgliedern und den Patient*innen nicht deckungsgleich sein muss. In der Begleitung von Patient*innen und Angehörigen habe ich die verschiedensten Varianten erlebt. Zum einen ist mir begegnet, dass Patient*innen ihren »Frieden« mit der Situation machten und sich auf ihre Art mit dem Abschluss des Lebens befasste. Die Ehefrau oder der Ehemann allerdings verdrängte die Krankheit und wollte sich mit dem Thema »Tod« nicht auseinandersetzen. Zum anderen erlebte ich auch, dass der palliative Patient die Situation bis zum Ende leugnete und die Gespräche über die Zukunft verbot. Dies wiederum brachte seine Frau in eine weiter ausgeprägte existenzielle Situation, denn sie konnte die für sie wichtigen Themen mit ihrem Mann nicht besprechen. Beide Situationen erfordern ein großes Maß an Feingefühl, denn jedem muss individuell begegnet werden.

8.4 Gesprächsbausteine

> Die wichtigsten Gesprächsbausteine in palliativen Gesprächen mit erkrankten Menschen und ihren Angehörigen sind *das aktive Zuhören, das wertfreie Spiegeln des Gesagten* und **die Pausen**!

Aktives Zuhören und Spiegeln

Durch das aktive Zuhören und das Spiegeln wird versucht, die Botschaft der Worte zu erfassen und zu verstehen. Dabei können Aussagen wie »Warum kann ich nicht einfach wieder gesund sein?« die Möglichkeit bieten, einmal genauer nachzufragen: »Sie wünschen sich, es wäre wie früher?«, und damit vielleicht zum Kern der Aussage zu gelangen. Wichtig ist, dass der palliativen Person oder ihren Angehörigen nicht irgendetwas in die Aussagen hineininterpretiert wird. Dazu dient ebenfalls das Spiegeln. Es kann mit Fragen wie »Sie erzählen… Ich verstehe das so und so … Ist das richtig?« oder »Ich spüre, dass sie wütend sind, ist das richtig…?« Missverständnissen vorbeugen.

Demut des Zuhörens

Ein weiterer wichtiger Aspekt des guten Zuhörens ist die Demut des bzw. der Zuhörenden. Durch die Haltung zeigt diese*r auf, dass er oder sie sich nicht anmaßt, schon alles zu wissen, sondern sich die Zeit nimmt, dem Gegenüber zuzuhören, und sich die Situation oder die Gefühle beschreiben lässt. Auch wenn das bedeuten kann, dass die palliative Person Zeit braucht, um die Gefühle in Worte auszudrücken. Dadurch kann es zu Pausen kommen.

Pausen in der Kommunikation

Pausen in einer Kommunikation sind wichtig und sollten ausgehalten werden. Schweigen ist nichts Schlechtes, auch wenn dies erst einmal als befremdlich empfunden wird. Aber es können gerade die Pausen dieses Gespräch voranbringen. Dazu können Pausen *bewusst* gesetzt werden, um die Möglichkeit des Nachdenkens zu geben, Erschöpfung entgegenzuwirken. Manchmal dienen sie ebenfalls dazu, äußere störende Umstände abzuwarten, um sich dann erneut dem Gespräch zuzuwenden. Pausen können als sehr hilfreich und bereichernd empfunden werden.

Intensive Gespräche zu ungewöhnlichen Zeiten

Gesprächseinheiten können durch die Pflegenden teilweise gesteuert und vorbereitet werden. Die Frage »Wie geht es Ihnen heute?« kann eine solche Grundlage bieten, wenn diese Frage ernsthaft und ehrlich gestellt wird. Doch die Praxis zeigte mir immer wieder, dass die intensiven Gespräche mit den palliativen Personen auch in den ungewöhnlichsten Situationen entstehen. Ich kann nicht sagen, warum sich die Patient*innen gerade in dem Augenblick entschließen, sich zu öffnen und das Gespräch zu suchen. Aber ich kann sagen, dass mich die Fragen der Patient*innen das ein oder andere Mal unvorbereitet erwischten. Aus diesen Situationen lernte ich, dass die Patient*innen jederzeit einen Gesprächsbedarf entwickeln können. Dies bewegte mich dazu, innerlich immer bereit zu sein, um diesem Bedarf begegnen zu können. Das bedeutet nicht, dass ich in den Gesprächen dann die passende Antwort oder die Lösung der Probleme habe. Meine Erfahrung zeigt, dies ist oft gar nicht der wirkliche Grund der gesuchten Kommunikation. Häufig geht es darum, sich mit jemanden auszutauschen, sich reflektieren zu können, oder durch die gesprochenen Worte ein Stück »*Ballast*« von der Seele zu reden.

Gesprächsmöglichkeiten durchs Team getragen

Damit der palliativen Person die Möglichkeit für Gespräche gegeben werden kann, bedarf es Zeiträumen. Diese sind in der aktuellen Pflegesituation nicht leicht zu gestalten, dennoch sind sie unverzichtbar. Auch wenn nur eine Pflegekraft mit der Person spricht, benötigt es doch die Kooperation des gesamten Teams, diesen Freiraum mitzutragen. Das erfordert, dass die Kolleg*innen sich in der Zeit um die anderen Patient*innen kümmern, damit das Gespräch ohne Unterbrechungen geführt werden kann. Diese Auswirkungen können Einfluss auf die geplanten Tätigkeiten haben. Es kann bedeuten, dass bspw. Ärzt*innen oder Therapeut*innen ihre Planung neu gestalten müssen, damit das bereits begonnene Gespräch nicht von Therapien oder der Visite unterbrochen wird. Dies erfordert eine gute Teamkommunikation und Flexibilität aller Mitglieder. Es ist hilfreich, diese Aspekte einmal im Team zu besprechen, damit ein grundsätzliches Verständnis darüber besteht, wie mit geführten Palliativgesprächen umgegangen wird und welchen Stellenwert sie haben. Am besten wäre es, dies in einer interdisziplinären Teamsitzung anzusprechen und ein »eindeutiges Commitment« zu erlagen, zugunsten der Wichtigkeit und der Priorisierung von Palliativgesprächen.

Darüber hinaus sind die Gespräche mit den palliativen Patient*innen und/oder ihren Angehörigen häufig herausfordernd und es bedarf einer hohen Konzentration. Deshalb ist es wichtig, dass die Gespräche ins »Fließen« kommen und auf einer Vertrauensbasis geführt werden können. Werden diese Gespräche (mehrfach) unterbrochen – sei es durch das Hereintreten anderer Personen ins Zimmer oder das Klingeln anderer Patient*innen –, stagnieren die Gespräche. Teilweise verstummen die Patient*innen und sie verschließen sich anschließend vor weiteren Gesprächsmöglichkeiten. Deshalb ist das ganze Team an der Qualität der Kommunikation beteiligt. Die einen, die das Gespräch führen, aber auch die anderen, die helfen, diesen Freiraum und die nötige Zeit dafür zu schaffen.

Angehörigen in der Kommunikation begegnen

Angehörige und Zugehörige wie Freund*innen von palliativen Personen befinden sich häufig in Krisen- oder Ausnahmesituationen. Die Diagnose und die damit verbundenen Einschränkungen oder Veränderungen haben sie aus ihren Plänen, Träumen oder ihrem Alltagsrhythmus gerissen. Angehörige müssen sich wie die Patient*innen mit den neuen Gegebenheiten arrangieren. Sie sind ebenfalls Betroffene, wenn auch auf eine andere Weise als die palliative Person.

Viele Angehörige stehen den Patient*innen zur Seite und manche vergessen darüber sich selbst. Auch steht in ihren sozialen Kontakten der oder die Erkrankte häufig im Fokus und nicht der bzw. die betroffene Angehörige. Die Gefahr, dass sie selbst übersehen werden, ist nicht gering.

> *Merke:* Dazu kommt, dass die Angehörigen von sich aus oft nicht formulieren können, was sie brauchen oder wie es ihnen emotional geht. Deshalb ist es so wichtig, dass wir Pflegenden sie wahrnehmen und ihnen mit einer wertschätzenden Kommunikation begegnen. Es können manchmal die Kleinigkeiten oder die Gesten sein, die sie als besonders wertvoll in dieser Zeit empfinden.

Ich fragte bspw. eine Angehörige, wie es ihr geht. Sie war erst völlig irritiert über die Frage und wollte direkt über ihren Mann sprechen. Doch dann bemerkte sie, dass diese Frage sie selbst betraf und ich diese Frage ehrlich gestellt hatte. In ihrer Antwort zeigte sie auf, dass sie seit Wochen mit Freunden und Familie gesprochen hatte und sich jeder nach ihrem Mann erkundigte, aber in der ganzen Zeit nicht einmal einer nach ihr gefragt hatte. Mit feuchten Augen vor mir stehend, konnte sie keine Antwort geben, weil sie sich keine Zeit genommen hatte, um das einmal zu reflektieren. Aber sie äußerte ihre Dankbarkeit, dass endlich jemand mal nach ihrem Empfinden fragte. Diese vier Worte

»Wie geht es Ihnen?«

waren für mich nicht schwer zu formulieren, für sie bedeutete es Wertschätzung.

Grenzen setzen

Leider läuft nicht jede Kommunikation reibungslos. Es kann, wie am Anfang des Kapitels aufgezeigt, an verschiedenen Aspekten liegen. Dies kann auch sein, dass die »Chemie« zwischen der Pflegenden und dem bzw. der Patient*in oder den Angehörigen nicht stimmt. Liegt es an diesem Aspekt, so können Pflegende die Patient*innen, für die sie verantwortlich sind, anders zuordnen. Denn es gibt immer jemanden im Team, der zu der palliativen Person einen guten oder wenigstens besseren Zugang hat.

Es kann manchmal vorkommen, dass die Krisensituation von den Angehörigen auf die Pflegenden projiziert wird und Pflegende als inkompetent empfunden werden. In solchen Gesprächen bedarf es einer sehr hohen Professionalität. Ein Aspekt ist es, sich möglichst nicht persönlich angegriffen zu fühlen und nach den dahinterliegenden Beweggründen des Gegenübers zu forschen. Ein anderer Aspekt kann sein, dass Grenzen gesetzt werden müssen und gemeinsame Absprachen getroffen werden, damit eine gute Kommunikation und ein professionelles Miteinander gestaltet werden können. Dies betrifft beide Seiten und alle Beteiligten.

Voneinander lernen

Durch die Gespräche mit geriatrischen und vor allem mit palliativen Patient*innen habe ich persönlich einiges lernen dürfen. Vor einigen Jahren hatte ich großen Respekt, wenn ein Patient oder eine Patientin mit mir ein Gespräch begonnen hatte und ich die Sorge trug, nicht die richtigen Antworten zu haben oder die passende Ansprechpartnerin zu sein. Mittlerweile habe ich gelernt, dass sich die palliativen Personen und die Angehörigen die Gesprächspartner*innen aussuchen. Warum mal der eine oder der andere im Team gewählt wird, liegt vermutlich an den individuellen Beziehungsebenen, die während der gemeinsamen Zeit entstehen. Die Sorge, dass ich nicht auf alle »Fragen des Lebens« eine Antwort habe, hat sich bis heute niemals als begründet erwiesen. Meistens wurde es respektvoll akzeptiert, wenn ich aufzeigte, dass ich gestellte Fragen nicht beantworten kann – allen voran die häufig gestellte »Warum-Frage«.

Mit der Zeit konnte ich von vielen Gesprächen für mich selbst Impulse mitnehmen. Denn gerade der ältere Mensch verfügt über viel Lebenserfahrung, die in Gesprächen zum Vorschein kommen kann.

Merke: Das voneinander Lernen kann sich in Gesprächen nur entwickeln, wenn ich das Gespräch auf Augenhöhe führe – von Mensch zu Mensch!

Literatur

Sprecht-Toma, M. und Tropper, D. (2005) Zeit des Abschieds – Sterbe- und Trauerbegleitung, Patmos Verlag, Düsseldorf

Student, J. C. und Napiwotzkly, A. (2011) Palliativ Care, 2. Aufl., Thieme Verlag Stuttgart

Weisbach, C.-R. und Sonne-Neubacher, P. (2015) Professionelle Gesprächsführung, 9. Aufl.; Beck-Wirtschaftsberater in dtv

9 An- und Zugehörige am Limit und die Rolle der Pflegenden: Beziehungsgeschehen mit Angehörigen in existenziellen Situationen einer Palliativeinheit im Krankenhaus

Sigrid Reineke

9.1 Einleitung

Wir haben eigentlich genug zu tun. Wir – die Pflegenden, mit den palliativen Personen, mit der Dokumentation, mit den Ärzt*innen… Den Forderungen der Geschäftsführung, mit einer dünnen Personaldecke effektiv und kosteneffizient zu arbeiten. Und dann noch das: Die Angehörigen, sie zählen zu den Automatismen, die eben dazu gehören, zu palliativen Personen. Sie können helfen, sie können stören, sie können unterstützen, sie können kontraproduktiv wirken. Sie können unseren Pflegealltag erleichtern und sie können uns in unseren Arbeitsabläufen regelrecht blockieren.

Fakt ist: Wir Pflegende müssen – und hier steht bewusst *müssen* – die Angehörigen unserer palliativen Personen in unser tägliches Tun integrieren, in unser Haus, in unsere Pflege, in das Krankenhaus-Leben kranker Personen. Das Leben und Erleben auf einer Palliativeinheit, das naturgemäß ein anderes ist, als sie es von daheim gewöhnt sind. Dieser Artikel soll helfen, die Arbeit *mit* An- und Zugehörigen, die sich ebenfalls oft in existenziellen Situationen befinden, zu unterstützen, Angehörige sowie die Schwerstkranken in diesem Zusammenspiel der palliativen Situation zu verstehen, um evtl. entsprechend agieren oder reagieren zu können. Hört sich zunächst einfach an, ist es aber meistens für uns Pflegende nicht. Für die Angehörigen aber auch nicht, weil sie Vieles, was mit und in den palliativen Personen vorgeht, nicht wissen können und demnach nicht kennen und verstehen.

9.2 Von Menschen zu Patient*innen. Von Patient*innen zu Angehörigen
Und irgendwo dazwischen: Der hilflose Passagier

Wenn eine Person ins Krankenhaus kommt, hat sie in aller Regel ein akutes Problem. Sie wird aufgenommen und ist damit automatisch zu dem*der Patient*in geworden. Und um diese*n sorgt sich fortan in der Klinik ein eingespieltes, hochprofessionelles Team von Ärzt*innen und Pflegenden und Therapeut*innen, um die Lebensqualität und Gesundheit möglichst zurückzugeben, um sie zumindest zu verbessern und im besten Fall langfristig zu erhalten.

Diese Behandlung kann in Routineabläufen (die Blinddarm-OP als Klassiker) in wenigen Tagen abgeschlossen sein, und die Begegnung mit den Angehörigen ist ebenfalls Routine und wird von uns Pflegenden in den meisten Fällen gar nicht wirklich wahrgenommen.

Was aber ist, wenn es nicht so einfach ist? Wenn wir kranke Personen betreuen müssen, die es hart getroffen hat? Die Wochen und Monate bei uns verbringen müssen, bei denen immer stärkere Ängste aufkommen, wie es denn weitergehen soll mit ihnen, weil die Diagnosen alles andere als harmlos sind? Diagnosen, die das Unaussprechliche nicht ausschließen. Das sind Ängste, die sich nicht nur bei Palliativen selbst, sondern ebenso bei den Angehörigen entwickeln – Ängste, die wir als Pflegende erkennen und denen wir entgegentreten, zu denen wir beraten und die wir abzubauen in der Lage sein sollten. Leicht gesagt und auch leicht getan? Nein, ganz bestimmt nicht!

Wir Pflegende haben viel Fachwissen, wir haben viel gelernt, fühlen uns sicher in unserem Tun. Aber kennen wir auch das Gefühl, in einem Krankenzimmer zu liegen, umgeben von vielen uns völlig fremden Personen und Apparaten, mit dem eigenen Wissen, schwer krank zu sein, mit der ständigen Angst vor neuen, noch furchtbareren Informationen, vielleicht sogar an der Erkrankung zu sterben?

> Die ständige Angst, dass die Tür aufgeht.
> Die ständige Angst, dass die Tür sich schließt.
> (Mögliche Gefühle von Angehörigen und/oder palliativen Personen)

In aller Regel wissen *wir* Pflegende das nicht, sind nicht Achterbahn mit unseren Gefühlen und Emotionen, Ängsten und Sorgen gefahren. Denn auch, wenn Pflegende Erfahrungen in einem Krankenzimmer gemacht haben, ist es nicht vergleichbar mit palliativen Personen und deren Angehörige. Pflegende und auch palliative Personen kennen meistens die »Krankenhausabläufe« und finden sich deshalb in einer bedrohlichen Situation anders/besser zurecht. Zusätzlich haben die Pflegenden stets das Fachwissen im Hinterkopf.

Aber Angehörige, die kennen keine Abläufe. Sie haben Angst.

> *Merke:* Nehmen wir ihnen die Angst, verringern wir den Druck, schenken wir ihnen ein Lächeln, Aufmerksamkeit und Zeit. Fragen wir nach einem Wunsch, gönnen wir ihnen Momente der Entspannung, der Ruhe, lassen wir sie nicht allein.

Und schon sind wir mitten drin im Beziehungsgeschehen mit Angehörigen.
Auch das ist Pflege!

> *Beachte:* Bei Personen, die in einen palliativen Prozess eintreten, werden ganz automatisch auch die Angehörigen stärker involviert und sind durch die existenzielle Situation stark belastet.

Schließlich geht es in vielen Fällen nicht nur um Lebenszeit und die Zukunft der kranken Person, es geht häufig genug auch um das Leben und die Zukunft der Lebenspartner*innen, bei jüngeren Personen wohlmöglich um die Zukunft (auch die finanzielle) der gesamten Familie. Lebenspläne werden in Frage gestellt, die Zukunft ist unsicher. Für die betroffene Person und auch die Angehörigen nur schwer auszuhalten.

Aber wer kümmert sich in diesen Fällen um die Angehörigen? Auf die schwerstkranke und palliative Person wird bei jeder Veränderung oder Verschlechterung eingegangen, Symptomlast und Leiden werden durch Zuwendung und/oder medikamentös verringert. Wir versuchen alles, ihr weiterhin, im Rahmen des Möglichen, Lebensqualität und Lebenszeit zu geben.

Und bei Angehörigen? Da ist es anders, da sind wir Pflegende längst nicht so dicht dran. Viele der An- und Zugehörigen stellen sich selbst mit allen eigenen Bedürfnissen in den Hintergrund, funktionieren wie auf Autopilot und halten die Situation aus. Haben sie die

Situation wirklich im Griff? Alles unter Kontrolle?

> »Ich fühle mich hier wie ein Passagier – in einem Boot, dessen Kurs ich nicht bestimmen kann.«
> (Zitat aus einem Angehörigengespräch)

Ein Zitat aus einem Angehörigengespräch, das das Dilemma, die Hilflosigkeit auf den Punkt bringt. Die Angehörigen leiden in der akuten Phase nicht weniger als die betroffene Person, aber sie leiden anders.
Was also können wir Pflegenden tun?
Das Zauberwort der gegenseitigen Hilfe in der Dreierkonstellation »palliative Person-Angehörige*r-Pflegende« heißt *Integration*.

Angehörige sind in einem Krankenhaus, einem Pflegeheim wichtige Bezugspersonen. Sie sind oftmals der Weg, der den stationären Aufenthalt für schwerstkranke, palliative und sterbende Patient*innen leichter und erträglicher machen kann. Kluge Pflegende sind dankbar, wenn aktive Angehörige anwesend sind, und leiten sie sanft an, wenn die Aktivität, z. B. eine tägliche Alltagssituation, ausbaufähig ist.

Angehörige übernehmen – sofern sie dazu in der Lage sind – *häufig gerne*

- organisatorische Abläufe und
- betreuen auch pflegerisch die palliative Person.

> *Merke:* Angehörige sind Zuhörer*innen, Mitteiler*innen, Ansprechpartner*innen und auch Ventil für die Patient*innen.

Ja, zugegeben, manchmal auch Ventil uns Pflegenden gegenüber – und das nicht immer auf der sachlichen Ebene. Aber wir dürfen dabei eines nicht vergessen: Es ist auch die Gefahr der Angehörigen, selbst in eine existenzielle Krise durch Überforderung und Hilflosigkeit zu geraten.
Gehört ist nicht gleich verstanden. Selbst, wenn wir die Angehörigen noch so sehr einbeziehen, mit ihnen reden, sie aufklären, erfahren wir häufig, dass sie die Situation nicht erkennen und somit auch nicht begreifen können.
Verantwortung als Last, Verantwortung kann krank machen.
Je nachdem, wie eng die Beziehung zwischen palliativer Person und Angehörigen ist, wiegt das »verantwortlich-Sein« sehr schwer.

Manchmal werden Entscheidungen,

- die auch das Ende eines ganzen Lebens,
- dazu von einem geliebten Menschen,
- von Ehepartner*innen, dem eigenen Kind, den Eltern

bestimmen können, den Angehörigen abverlangt.
Das ist extrem belastend, existenziell – und doch tägliche Realität in Kliniken und Pflegeeinrichtungen.

Helfen hier Patientenverfügungen und Vorsorgevollmachten? Ja und nein. Bei guter Gesundheit verfasst und auch akzeptiert, können diese in einer lebensbedrohlichen Situation oder gar in der Sterbephase eine ganz andere Wertung bekommen. Das Stück Papier, beim Notar oder Hausarzt verfasst, wiegt plötzlich unendlich schwer.

Denn die Vorsorgevollmacht und auch den Wunsch der Person – hinterlegt in der Patientenverfügung – zu akzeptieren und anzunehmen; auszuführen oder ausführen zu lassen, ist oftmals ein unglaublich schwerer Schritt.

> *Merke:* Das Gefühl, über Leben und Tod zu entscheiden, ist kaum auszuhalten, viele Angehörige zerbrechen an der Verantwortung, werden selbst krank und erfahren tiefe existenzielle, psychische Belastung.

Vergessen wir nicht: Was für uns Pflegende – hart ausgedrückt – zum »Tagesgeschäft«, völlig automatisch zum Beruf gehört, ist für die Angehörigen ein oft einmaliges, unter Umständen traumatisierendes Albtraumerlebnis, welches sie im schlimmsten Fall ihr Leben lang im Kopf behalten.

9.2.1 Was ist eigentlich Leid? Was hilft den Leidenden?

Mehr als 43 Millionen Ergebnisse zu dieser Frage liefert »Google« – und die Weltreligionen sind bei dieser Frage mit allen möglichen Antworten ebenfalls bestens vertreten. Aber hilft uns Pflegenden das? Völlig klar:

> Jede*r empfindet »Leid« anders!

Auch jedem von uns Pflegenden geht das so. Jeder von uns, jede Person, jede (schwer-)kranke Person und Angehörige reagiert auf »das Leid« – oftmals gleichbedeutend mit der Diagnose – und ebenso oftmals verbunden mit Schmerzen verschiedenster Art anders, seien sie körperlich oder rein psychisch, sehr individuell. Es ist an uns, diese Formen, diese Unterschiede zu erkennen – und ihnen zu begegnen, sie zu behandeln.

Als Pflegende (natürlich nach Rücksprache mit Ärzt*innen) kann ich den Angehörigen vielleicht ein Medikament geben. Das ist, wenn es denn funktioniert, der einfachste Weg. Doch so einfach ist das meistens nicht. Und aufgeregten, aufgebrachten, verängstigten, hilflosen, verzweifelten Angehörigen eine Tablette in die Hand zu drücken, ist nicht der Regelfall. Hier könnte sicherlich ein Tranquilizer helfen.

> Aber besser hilft hier Empathie, die Fähigkeit, die Bereitschaft, den Angehören zu zeigen, dass man für sie da ist. Trotz Zeitstress, trotz Druck, trotz der vielerlei anderen Aufgaben im Tagesgeschehen.
>
> Es sind häufig die kleinen Gesten, die den Angehörigen auch in Extremsituationen beweisen, dass wir Pflegende (auch) für sie da sind. Dass wir sie ernst nehmen. Wir haben die Angehörigen in solchen Extremsituationen anzunehmen. Wir zeigen ihm, dass er kein Störfaktor ist, sondern *dass sie uns wichtig sind, wir sie wahr- und ernstnehmen, mit ihnen auch Trauer zeigen* und den Beginn der Trauer durchleben können. Alle palliativen Personen und alle Angehörige sind uns wichtig.
> Und dafür haben wir unseren Beruf gewählt. Hört sich pathetisch an, ist gar nicht pathetisch gemeint. Sondern eine Selbstverständlichkeit.

9.3 Das schlechte Gewissen, die Angst und die Schuld der Angehörigen

Angehörige, deren nahestehende Personen eine schwere, im schlimmsten Fall unheilbare Erkrankung erleiden, befinden sich oftmals in einer hilflosen, sie vollkommen überfordernden Situation. Nicht viel tun zu können, den liebsten Menschen leiden zu sehen, gar sterbend zu erleben, ist schwer zu ertragen. Es kommen Schuldgefühle und das schlechte Gewissen hinzu, die die Angehörigen lähmen, sie selbst empfindlich werden lassen und seelisch schwer belasten.

> *Beachte:* Die Ängste der Angehörigen können sich uns Pflegenden gegenüber in irrationalen Handlungen mitteilen.

Plötzliche Wutausbrüche bis zu haltlosen Anschuldigen haben viele von uns gewiss schon erlebt. Dabei ist es hauptsächlich

- die pure Angst,
- die Überforderung der Angehörigen, die hier im Vordergrund steht:
  - Hilflosigkeit
  - Angst vor Versagen,
  - Schuldgefühle, der betroffenen Person (die ja für die Angehörigen nicht »eine kranke Person«, sondern vielleicht gar das Liebste auf der Welt bedeutet) nicht beistehen zu können,
  - schwerwiegendste Entscheidungen nicht tragen zu können
  - und immer wieder diese Angst, nicht genug unterstützen zu können und dadurch mit dem eigenen Gewissen nicht zurecht zu kommen.

Angst vor Verlust: Natürlicherweise hinterlassen Personen, die sterben, eine große Lücke, die die Angst folgen lassen kann, selbst alleine nicht mehr mit dem eigenen Leben klar zu kommen, einsam zu werden. Gerade bei älteren Menschen sind eben genau diese Verlustängste sehr, sehr groß.

Die Angst, die Personen in ihrer Erkrankung nicht mehr auszuhalten. Krankheiten wie Demenz, die aus dem oder der liebevollen Partner*in ein unberechenbares, gefährliches Individuum formen können, das Wesen unter Umständen derartig aus den Fugen gerät, dass ein Miteinander, ein gemeinsames Leben und Wohnen unmöglich, sogar lebensgefährlich für die Angehörigen werden kann. Gerade bei diesem Krankheitsbild geraten Angehörige in eine verzweifelte Lage.

Ähnlich hart für besorgte Angehörige ist es, wenn sie die Liebe verlieren, wenn Menschen im Verlauf ihres Krankheitsprozesses immer stiller werden, sich nicht mehr äußern, alles nur noch mit sich selbst ausmachen, Kontakte und jegliche Gespräche ablehnen.

Ein Zustand, der gar nicht selten bei palliativen Personen vorkommt.

Gerade in der Gruppe der Schwerstkranken, die »still vor sich hin fühlen«, fühlen sich Angehörige oftmals schuldig. Sie fragen sich verzweifelt, was sie denn falsch gemacht haben, dass der geliebte Mensch nichts mehr mit »seinen Lieben« zu tun haben möchte.

Wir in der Pflege lassen den Begriff »Schuld« nicht gelten. Es geht hier nicht um »Schuld«. Es geht hier nur und ausschließlich um Hilfe. Hilfe für die Schwerstkranken und Hilfe für die Angehörigen. Es gilt also, ihnen, den Angehörigen, das Gefühl der »Schuld« zu nehmen. Die Angehörigen haben – wie die palliative Person – keine Schuld. Und wir Pflegenden sind diejenigen, die Hilfestellung geben, es verstehen und ihnen in diesem Gefühl begegnen.

9.3.1 Angehörige am Limit – und Möglichkeiten der Hilfe

In einem »guten« Krankenhaus werden diese Menschen in ihrer Not, ihrer Verzweiflung nicht allein gelassen, obwohl dies auch immer von der Persönlichkeit der Pflegenden abhängig ist. Die Angehörigen werden unterstützt durch Ärzt*innen, durch uns Pflegende, durch Psycholog*innen, Seelsorger*innen und weitere therapeutische Berufe des Teams. Auch ethische Fallbesprechungen werden den Angehörigen in der Krise angeboten, damit Entscheidungen, die vielleicht sogar den Tod des Menschen auslösen – da man dem Wunsch der Person Folge leistet –, nicht allein von ihnen getroffen und ausgehalten werden müssen. Das Ethikkomitee übernimmt diese Gespräche und stützt die Angehörigen sensibel.

In der Pflege werden gerade diese von (oftmals palliativen) Patient*innen besonders wahrgenommen.

> *Merke:* Die Angehörigen werden von geschulten Pflegenden gestützt und auch mit Hilfe intensiver Gesprächsangebote begleitet. Es gilt hierbei, mit den Angehörigen in ihrer schweren Situation durch *Gemeinsamkeit* Wege aus der Not zu suchen und zu gehen.

Es gilt, Überforderung zu erkennen und diese auch zu akzeptieren – mit dem Ziel, dafür Lösungswege aufzuzeigen.

Hierbei helfen

- Gesprächsangebote,
- die Vermittlung familiärer Pflege-Kontakte,
- auf Wunsch der für viele so wichtige seelsorgerische Beistand,
- die Einschaltung des Sozialdienstes als Ansprechpartner zur Unterstützung der Regelung für die häusliche Versorgung.

Weiter hilft auch »Rooming-in« für Angehörige im Krankenhaus, diese Möglichkeit schenkt den Angehörigen zu ihren Liebsten Nähe, Gemeinsamkeit, Ruhe und Zeit füreinander. Auch Pflegekurse für Angehörige und die Anleitung zur Bewältigung für akute Krisensituationen – je nach Krankheitsbild – können vermittelt werden.

Ehrlichkeit

Gern vergessen, aber unsagbar wichtig: Ehrlichkeit gegenüber den Angehörigen. Nur so erhalten sie die Sicherheit, nicht hintergangen zu werden, wenn es um Diagnosen und Zukunftsausblicke für die palliative Person geht, werden in ihrem Vertrauen zu uns bestärkt. Und, ebenfalls sehr wichtig: die »Erlaubnis der Unterbrechung«:

> Auch Angehörige müssen sich eine Auszeit nehmen und auch einmal »NEIN« sagen dürfen.

Denn wir alle, palliative Personen', Angehörige und Pflegende, sind keine Roboter oder Maschinen. Wir alle sind Menschen! (▶ Kap. 21 und ▶ Anlage 1)

> *Zum Schluss ein Appell: Gehen Sie nachsichtig, gehen Sie sanft miteinander um!*

Wir Pflegende stehen im Tagesstress, haben schließlich nicht nur eine kranke Person (mit Angehörigen!), sondern – im schlechtesten Fall – Dutzende zu versorgen. Die Zeit tickt, immer und unerbittlich. Die Ruhe, die Kontrolle, auch über sich selbst, immer und jederzeit zu bewahren ist alles andere als einfach, kann nie zur Routine werden. Alle Angehörigen in all ihren Facetten sind individuell und anders.

Aber die Kunst, eigene Emotionen nicht in Aggression aufsteigen zu lassen, selbst in Situationen, wo wir vom Angehörigen sogar im schlimmsten Fall als mitschuldig am Tod, am Leiden, an der Situation der Person in die Verantwortung gezogen werden – vielleicht sogar in verbal erregten Ton- und Stimmlagen –, diese Kunst sollten wir Pflegenden beherrschen. Nie dürfen wir bei unserer Arbeit in diesen Situationen vergessen, dass sich in diesen Momenten für die Angehörigen Einmaliges, Furchtbares darstellt. Sie ist zu bewältigen, ohne dazu wirklich in der Lage zu sein.

> Dies muss uns bewusst sein: Nicht wir haben das Problem. Die palliativen Personen – und dann auch die Angehörigen – haben das Problem. Wir können agieren, handeln. Die Situation auch wieder verlassen. Die Person und die Angehörigen können das nicht.

Angehörigen in Extremsituation zu begegnen, ist nicht einfach. Für beide Seiten nicht. Eine gelungene gute Beziehung ist ein Geschenk. *Bleiben wir also souverän. Bleiben wir gelassen. Bleiben wir sanft.*

10 Die persönliche Haltung in der palliativen Pflege macht den Unterschied

Karin Schroeder-Hartwig

Pflegende, die in einem Palliative Care Bereich oder Hospiz arbeiten wollen, brauchen Offenheit im Umgang mit existenzieller Kommunikation und die Bereitschaft, sich auf eine Beziehung mit der schwerkranken, palliativen und sterbenden Person/deren An-/Zugehörigen einzulassen.

> *Merke:* Palliative Care ist als Ummantelung zu verstehen und die schutzbedürftige/vulnerable Person und ihre Mitwelt zu integrieren, verlangt eine Perspektive der Ganzheitlichkeit.
>
> Dem Leiden der Betroffenen und ihrer Liebsten empathisch beizustehen und Halt zu geben, ist ein Teil im Umgang von Haltung. Den Anderen nahe sein, sie wahrnehmen, spüren und berühren ist eine Haltung in der existenziellen/palliativen Pflege.

Was meinen wir eigentlich, wenn wir von Haltung sprechen und/oder ein Ereignis aus einer positiven oder negativen Haltung bewerten?

> Werte sind der Grundstock unseres Handelns.

Werte entstehen in dem jeweiligen Kulturkreis, in dem wir leben, und sie dienen einem Zweck. Was in einer Kultur als ehrenhafte oder würdevolle Haltung beurteilt wird, hat mit den Regeln, Ordnungen und ethischen Aufforderungen/Imperativ in einem Team, einer Gemeinschaft oder Gesellschaft zu tun.

»Haltung geht vor Handlung.«
(ehemaliges Jahresmotto einer Station)

10.1 Durch was entwickeln wir eine »anerkannte« Haltung?

Durch Erziehung, Religion, Bildung und eigene Erfahrungen. Haltung wird durch Sanktionen im Positiven wie Negativen geprägt. Lob und Anerkennung, Kritik, Missachtung und Bestrafung sind entscheidende Reaktionen, die die Prägung einer Haltung formen. Unser Inneres, unsere Gefühle, Gedanken (Kognitionen) steuern uns und unsere Werte. Sie lassen uns innehalten, flüchten oder in Panik geraten. Selbstreflexion führt zur Selbsterkenntnis und die gewonnene Einkehr verpflichtet uns zu einer schützenden Haltung gegenüber unseren kranken Personen und unserer Mitwelt. Die Mitwelt beinhaltet An-/Zugehörige, Kolleg*innen und auch Vorgesetzte.

> Haltung impliziert ein Menschenbild in der Pflege. Pflegende sehen den Menschen ganzheitlich als Körper, Geist und Seele.

In der humanistischen Bedeutung wird jedem Menschen das Recht auf *Gleichbehandlung und Pflege sowie Selbstbestimmung und Willensfreiheit* zugestanden. In den Pflegetheorien und Modellen werden *diese Werte als ethische Grundsätze des pflegerischen Handelns betont.* Pflegeleitbilder reflektieren auf die Eigenschaften der Haltung von Pflegenden, tragen zur Wahrung der Würde der Person und deren An-/Zugehörige bei. Der ICN (Internationaler Council of Nursing), der Ethik Kodex und die zum Teil vorhandenen Berufsordnungen legen normativ fest, welche Haltung zur Ausübung eines Pflegeberufes gebührend ist.

10.2 Palliative Care

Die Palliative Care (in Deutschland hat man sich auf Palliativversorgung geeinigt) kommt aus den Wurzeln der Hospizbewegung. Cicely Saunders, die »Mutter« dieser Bewegung, setzte sich mit der Entstehung der Hospize und für eine barmherzige Betreuung von Krebspatient*innen und besonders für deren Schmerztherapie ein. Saunders als sehr gläubige Christin lebte darin ihre religiöse Spiritualität. Durch ihre dreifache berufliche Qualifikation hatte sie die Fähigkeit und Kenntnisse, ein christliches Betreuungsangebot, das Hospiz, ganzheitlich und somit und demnach aus allen Perspektiven zu durchdenken.

10.2.1 Historie

Das erste Hospiz wurde 1967 in London gegründet. Saunders hatte die Möglichkeit, durch ihre drei Berufsausbildungen jeweils eine andere Perspektive einzunehmen. Entscheidend war ebenfalls, dass Saunders ein eigenes Forschungsgebiet aufbaute. Der Begriff Palliative Care wurde von dem kanadischen Arzt Balfour Mount geprägt. Ein Palliative Care Support Team wurde 1978 erstmals in einem Krankenhaus eingerichtet. Die WHO erkannte 1990 den Begriff Palliative Care und die Hospizentwicklung als globales Konzept an. Hospize und palliative Stationen waren damit international anerkannt, aber ein grundsätzlicher Paradigmenwechsel hatte sich noch lange nicht etabliert. In den 1980er Jahren wurden Hospize und Palliative Care Stationen als Sterbehäuser und Sterbestationen angesehen und es bestand gegenüber den Hospizen auch von den Kirchen aus große Skepsis. Diese unreflektierte Haltung ist auch noch heute bei Ärzt*innen, Pflegenden und Therapeut*innen anzutreffen, besonders wird dies in der Verlegungspraxis deutlich. Schwerstkranke und sterbende Personen werden noch gerne in den letzten Stunden in palliative Einheiten verlegt. Der Unterschied zwischen gutem Sterben und Palliativmedizin und -pflege ist auch heute noch vielen Klinikern nicht geläufig. Die geschaffenen Insellösungen der palliativen Stationen werden in vielen Kliniken immer noch nicht als ein Gesamtkonzept angesehen, geschaffen und etabliert (▸ Kap. 1, ▸ Kap. 11, ▸ Kap. 14).

Nur mühsam setzen sich palliative Konsildienste durch, für viele professionelle Helfer ist Palliativversorgung Neuland und teilweise mit Angst besetzt. Die defizitorientierte Sichtweise der modernen Medizin steht im Widerspruch zu der ressourcenorientierten Salutogenese nach Aaron Antonovsky. Er stellt die Frage, was einen Menschen bei traumatisierenden Erlebnissen (auch Krankheiten sind Traumata) gesunde Anteile erhalten lässt.

10.2.2 Total Pain – Konzept nach Cicely Saunders

Das Konzept »Total Pain« bezieht sich auf den körperlichen/physischen, den psychischen, den seelischen/geistigen und den sozialen Schmerz des Menschen. In der Bedeutung der gesundheitsbezogenen Lebensqualität (WHO) stehen die Konzepte nicht im Widerspruch, sondern ergänzen sich (▶ Abb. 2.2).

Das Total Pain-Konzept ist ein holistisches/ganzheitliches und umfassendes aktives Sorgekonzept, in dessen Fokus der Schmerz steht. Weitere Konzepte konzentrieren sich auf folgende Themenkomplexe:

- Symptomlinderung und -kontrolle
- Leiden im Umgang mit der Krankheit
- Lebensqualität (WHO 2002 Verbesserung für alle Patientengruppen)
- Spiritualität interreligiös und interkulturell

Bei der Bekämpfung des Schmerzes geht es nicht nur um die beste Medikation, sondern auch um Verstehen, Begleitung und »Sicherfühlen«. Trotz aller Erkenntnisse aus der Wissenschaft ist im Zentrum des Schmerzes der bzw. die Betroffene selbst, *die schwerstkranke Person*.

> **Praxistipp**
>
> Nur mit Verständnis und Zugewandtheit, Empathie und Compassion/Mitleiden/Mitgefühl von der Pflegekraft gegenüber der palliativen Person und nur, wenn diese als Partner*in akzeptiert wird, kann Ganzheitlichkeit gelingen.

> **Achtung!**
>
> Die paternalistische/materialistische alte Arzt/Pflege-Patient*innen-Beziehung ist hierarchisch und technokratisch und geht an den Bedürfnissen der Betroffenen und der palliativen Person vorbei.

10.3 Menschenbild »Leiblichkeit« und Mensch als Maschine

Wohlergehen und Gesundheitsempfinden sind zu fördern. Wenn wir mit der Person über ihr Wohlergehen oder Unwohlsein kommunizieren, sprechen wir nicht über ihren Körper, sondern über ihren Leib, ihre Leiblichkeit! Leiblichkeit muss hier im Kontext definiert werden. Die Leiblichkeit steht dem Modell und Menschenbild der »Mensch als Maschine« gegenüber. Krankheit, Organe oder Verletzung eines Menschen können durch Ärzt*innen und Pflegende wiederhergestellt werden. Effizienz und Leistungsorientiertheit sind die Zielvorgaben des Wirtschaftsbetriebes »Krankenhaus« und »Pflegeeinrichtungen«.

10.3.1 Was hat das mit Haltung gegenüber den palliativen Personen zu tun?

Wird hier dem Bedürfnis und dem Begehren der schwerstkranken, palliativen und sterbenden Person nach Beziehung, Begleitung und Vertrauen genügend Rechnung getragen? Die moderne Medizin hat ihren Fokus auf Medizingeräte, -techniken und Arzneimittel gerichtet. Persönlicher Kontakt findet in diesem Setting nur im geringen Umfang statt. Das Bedienen der Technik hat eine höhere Priorität als die Haltung der in der Regel ängstlichen Person gegenüber. Der menschliche Körper ist äußerlich und innerlich für die Medizintechnik sichtbar und kann vermessen werden. Bildgebende Untersuchungsmethoden gehören zu einem modernen Standard in der Gesundheitsversorgung, die einen sehr hohen monetären Anreiz haben. Der Prozess der Technisierung in der Pflege hat nicht absolut vor den Türen der Palliative Care Stationen Halt gemacht (siehe Schmerzpumpen). Die Leiblichkeit reflektiert auf innere Räume, wo kein*e Professionelle*r mit Messgeräten Daten erheben kann. Es braucht den Menschen – ein Gegenüber –, den oder die Andere*n, der bzw. die wahrnimmt und spürt, in welcher Seelennot sich palliative Personen befinden.

> **Praxistipp**
>
> Durch Empathie erspüren wir, was die palliative Person bewegt und wodurch sie Entlastung erfahren kann. Es sind nicht die großen Gespräche. Oftmals sind es kurze Berührungen am Arm, ein Blick in die Augen, ein Lächeln, das sagt: »Ich bin bei dir, ich verstehe deinen Schmerz«. Diese Haltung ist Kraft spendend, ist spirituell.

Der Arzt, Analytiker und Priester Eckard Frick sagt in einem Artikel: »Man muss nicht religiös sein, um spirituelle Bedürfnisse zu haben« (vgl. Frick 2011). Auch Menschen, die sich als Atheisten beschreiben, stellen in Grenzerfahrungen Fragen nach dem Sinn des Lebens, warum es ausgerechnet sie trifft. Sie haben sich doch immer gesund ernährt und obendrein ein gottgefälliges Leben geführt.

Die Anthropologie fragt nach dem Sein des Menschen und in der Pflege fragen wir uns, was ist eine kranke betroffene oder eine pflegedürftige Person? *Auf jeden Fall ist sie ein Mensch.* Johann W. Goethe (1742–1799) schrieb: »Nicht allein das Angeborene, sondern auch das Erworbene ist der Mensch«.

> **Achtung: Sichtweise auf den Menschen**
>
> Die Sichtweise auf das phänomenologische Paradigma lässt uns erkennen, was den Menschen ausmacht und dass die Krankheit kein Zustand ist, sondern ein existenzieller Prozess, und Leiblichkeit ein Grundphänomen des Menschen. Das Leibphänomen als eigenständiger Bereich gegenüber der Körperlichkeit konfrontiert uns mit unserer Innerlichkeit wie Gefühlen und Bedürfnissen.

Wir sprechen im Alltag vom Unterleib und Oberkörper, der Unterleib ist das »Unsichtbare« und die Leiblichkeit bleibt uns in der Regel so lange verborgen, bis wir ein existenzielles Ereignis erfahren, mit Grenzerfahrungen konfrontiert werden und Sinnfragen stellen. In der Leiblichkeit spüren wir, wie es uns ergeht und ob es uns gelingt, mit Themen wie Endlichkeit, Trennung, Verlust und spirituellem Schmerz umzugehen. Leiblichkeit birgt oft unbewusst unsere Spiritualität und unser Lebensgeheimnis auch vor uns selbst. Das Unwohlsein durch das Erleben einer schwerwiegenden Erkrankung braucht ein Gegenüber, es ist angewiesen auf existenzielle Kommunikation, auf Menschen, die Werte wie Barmherzigkeit oder Mitmenschlichkeit zu ihrer Grundhaltung gemacht haben.

> *Beachte:* Die Pflegeberufe brauchen eine wertfreie Haltung, um allen Patient*innen gerecht zu werden.

In einem Forschungsprojekt von Monika Bullinger wurde der Frage nach den Grundhaltungen der professionellen Helfer in der Arbeit mit schwerkranken und sterbenden

Personen in der Palliativmedizin nachgegangen (vgl. Bullinger).

Die Grundhaltungen des Forschungsprojektes beziehen sich auf drei Kategorien:

1. Charakteristika der eigenen Person
2. Werte
3. Kontext der Begleitung

Als haltungsbildende Inhalte wurden vor allen Dingen Wertschätzung, Respekt, Offenheit und Authentizität genannt.
Im Begleitkontext stehen Beziehung, Empathie, Sensibilität, Nähe und Distanz und Dasein.
  Diese Merkmale des Verhaltens sind die Grundhaltung eines Teams und bilden die Kultur einer Einheit. Der Einzelne ist wichtig, aber ein Konzept muss alle erreichen und alles durchdringen. Die Bedürfnisse der Betroffenen sind nicht nur auf Handlungen ausgerichtet, sondern genauso auf Beziehung, Kommunikation und Sorge. Mit dem Leiden umzugehen, ist eine große Herausforderung, die an Pflegende gestellt wird. Gerade diese Vorgehensweise ist es, die bei den Pflegenden ein starkes und »spirituelles Berührtsein« und Zufriedenheit erzeugt.
»Die Schwachen und Kranken zu schützen, ist die Würde der Gesunden.«[10]

> In der Pflege wird schnell von der Würde gesprochen, ohne zu bedenken, dass die betroffene Person eine Würde und Eigenschaften hat, die ihre Identität ausmachen und die ihr nicht gegeben werden können.

Pflegende sollten sich ihrer Achtsamkeit bewusst sein und die Würde, z. B. »Scham« der kranken Person, nicht verletzen. Dieser ethische Ansatz sagt viel über die Pflegenden und ihre Kultur *aus*.
Das Leiden nach Sylvia Käppeli ist der »Gegenstand der Pflege« und damit das Fundament auf dem die Pflegenden stehen (vgl. Käppeli, 1993).
  Eine *Job-Haltung* hat in der palliativen Pflege keinen Platz, sind doch die Bedürfnisse der Person nach Beziehung und Nähe sowie »Verstanden-Fühlen« ein Grundbedürfnis des Menschen. Die Frage, die es zu beantworten gilt, heißt:

10.4 Wie sollen wir pflegen? Wie wollen wir pflegen? Wie können wir pflegen? Wie haben wir zu pflegen?

Wie sollen wir pflegen?

Wie wir pflegen sollten, wurde bereits von mir im vorher beschriebenen Teil erklärt.

Wie wollen wir pflegen?

Das Pflegekonzept »Leiden« von Fay C. Reed gibt eine Antwort darauf, wie wir pflegen wollen. Ein Pflegekonzept, das sich mit dem Leiden befasst, ist das Herzstück der Pflege, aber es ist nicht nur in der palliativen Pflege das Fundament, sondern in allen Kliniken und Pflegeeinrichtungen, wo schwerstkranke Personen gepflegt werden müssen. Der Schweregrad der Erkrankungen, besonders bei Tumorpatient*innen und chronisch kranken Menschen, nimmt zu und die Zahl der

---

10 https://tecum-graubuenden.ch/verein/zitate-gedanken/, Zugriff 13.6.21

Leidenden wird ebenfalls größer. Existenzielle Pflege zielt auf eine Caring-/Fürsorge-Gemeinschaft nicht nur für Palliativerkrankte, sondern auch die An-/Zugehörigen sind betroffene Personen. Zum Palliativ-Pflegekonzept gibt es hier viele Parallelen. Der leidende Mensch spürt durch diese existenzielle Beziehung ein tiefes Vertrauen. Das Schweigen und Berührtsein, die existenzielle Kommunikation und die sinnvollen Worte, die die palliative Person vorgibt, lassen ihr Leid erträglicher werden. Das biographische Erzählen und der verstehende/hermeneutische Dialog können nach Antonovsky zu Kohärenzgefühlen der betroffenen Personen führen (vgl. Antonovsky 1997). Das bedeutet, trotz Stress und Risikofaktoren kann es zur Gesundung der Person kommen. Das Mitleiden/Mitfühlen hat eine lange Tradition im jüdischen wie christlichen Glauben. Die Mitmenschlichkeit, durch den Humanismus geprägt, zielt genauso auf die Pflege des leidenden Menschen ab. Auch diese Art der Pflege ist therapeutisch wirksam und findet somit einen Ansatz in der ATP-P und die Wirkfaktoren sind leicht auszumachen.

Selbstbestimmung der palliativen Person

Wer legt den Maßstab für Haltung und Werte fest? Das pflegerische Handeln unterliegt einem Berufsethos. Für das Krankenhaus wurden vier bioethische Prinzipien von T. Beauchamp und J. F. Childress an der Georgtown Universität entwickelt, auch unter Georgtown Mantra bekannt (▶ Abb. 2.1). Die Prinzipien der Schadensvermeidung, des Patienten- und Personenwohls, der sozialen Gerechtigkeit und der Selbstbestimmung beruhen auf der Autonomie und der Willensfreiheit eines Jeden (▶ Abb. 10.1).

Um dem Patienten- und Personenwohl Genüge zu tun, achten wir auf körperliche Unversehrtheit, Wahrnehmen der Leiblichkeit sowie des körperlichen und spirituellen Schmerzes.

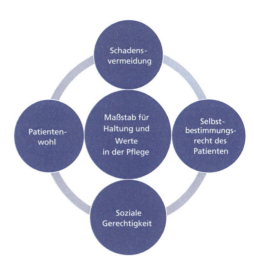

Abb. 10.1: Maßstab für Haltung und Werte in der Pflege

Die soziale Gerechtigkeit zielt besonders bei Knappheit auf Allokation/Verteilung und gleiche Pflege, Interaktion und Berührung.

Gleichbehandlung ist nicht immer einfach zu gestalten, wenn es um Beziehung geht. Es gibt immer Menschen, die einem besonders zugetan sind und einem am Herzen liegen, doch dies rechtfertigt nicht die Haltung der Ungleichbehandlung. Wie lange lassen wir Personen nach dem Klingelruf warten und wie schnell sind wir bereit, das Schmerzmittel zu verabreichen?

> *Merke:* Patienten- und Personenwohl verlangt eine reife und reflektierte Haltung der Pflegekraft. Es ist eine Herausforderung, die asymmetrische Expertenrolle aufzugeben und im Sinne einer Partnerschaft und Fürsorge eine symmetrische Haltung »auf Augenhöhe« einzunehmen.

Auch in einem Palliativversorgungsteam hat es einen herrschaftsfreien Raum, einen Dialog zu geben, wenn es um die Festlegung und Reflexion der Therapie- und Pflegeprozesse geht. In Konfliktsituationen stehen hier Supervision oder das Klinische Ethikkomitee

(KEK) zur Verfügung Eine wirksame pflegetherapeutische Beziehungsarbeit, die Mitgefühl und Fürsorge beinhaltet, stützt sich auf eine ethische Haltung. Die beziehungsorientierte Pflege im Rahmen der ATP-P stützt sich auf eine Kultur der Gemeinsamkeit, Individualität und Freiheit. Durch Beziehungspflege kann Vertrauen entstehen, welches ein Grundwert ist, um im Zustand der Orientierungslosigkeit, Abhängigkeit, Hilflosigkeit und Angst der Person Trost und Hoffnung zu erhalten. Trost und Hoffnung sind spirituelle Ressourcen (▶ Kap. 6), die den Patient*innen und ihren Familien Mut und Kraft geben und dabei helfen, trotz der Schwere ihrer Krankheit in Beziehung zu bleiben. Hoffnung lässt den Menschen kämpfen, ganz nach der Aussage »die Hoffnung stirbt zuletzt«.

> Die positiven Aspekte von Hoffnung sind Offenheit, Neugier, Mut und Tapferkeit.

Aus Sicht der Pflegenden wollen sie so ihre Pflege, die Beziehung zur palliativen Person und zu ihrer Familie gestalten.

> Es gilt nicht nur die Würde der schwerstkranken Person zu wahren, sondern auch die eigene.

Wie können wir pflegen?

Die letzte Frage, die sich stellt, ist, wie können wir pflegen? Hier liegt der Fokus auf der Ökonomie und Kommerzialisierung und auf einer künstlichen Knappheit. Pflege wird im Krankenhaus und Altenhilfeeinrichtungen immer als Kostenfaktor gesehen und nicht als wertschöpfend geachtet. Erst mit der Einführung der palliativen Komplex-Pauschalen mit Mindestmerkmalen in den Krankenhäusern wird die Behandlung und Pflege von schwerstkranken Patient*innen, die den Therapiewechsel von kurativ auf palliativ durchlaufen haben, wirtschaftlich interessant. Konzepte wie »Gutes Sterben« sind nicht die Regel, sondern immer noch besondere Konzepte in Organisationsethik und Management. Gerade hier überzeugt nicht eine *Haltung der Absichten, sondern eine Haltung der Taten.*
Wahrhaftigkeit und Glaubwürdigkeit sind Verhaltensweisen, die mich dem Gegenüber mit meiner Ernsthaftigkeit sowie Verantwortung, die ich glaubhaft und vertrauensvoll vermittle, als Menschen erkennbar machen.

> *Merke:* Egal ob als Kliniker*in, Praktiker*in, Manager*in oder Geschäftsführung, alle stehen auf dem ethischen Prüfstand ihrer Werte.

10.5 Resümee

Eine palliative Person zu bewegen und zu motivieren, um auf der Bettkante zu sitzen oder vor dem Bett zu stehen, braucht Vertrauen und das Handling therapeutischer Bewegungskonzepte wie ATP-P. Die alten »Hauruck«-Handlings lösen eher Unsicherheit und Ängste bei den Personen aus, bis hin zu dem Punkt, dass sich an den Bettgalgen der Kopf gestoßen wird (eigene Erfahrung). Eine andere Art der Haltung ist es, zu zeigen, wie bei einer schwerstkranken, palliativen oder sterbenden Person mit einer Köperbildzerstörung (z. B. übelriechenden Wunde) vorzugehen ist, die Ekel erzeugt. Eine Körperwaschung einer solchen Person verlangt unter anderem eine geistige Haltung.

> **Erklärung für die kranke Person**
>
> »Ja, ihre Wunde riecht wirklich sehr übel und es fällt mir auch schwer, aber ich halte das mit Ihnen aus und wir stehen das gemeinsam durch.«

Diese Offenbarung, dass es Ihnen auch schwerfällt, diese Pflege durch zu führen, aber dass Sie bereit sind, dieses existenzielle Erleben mit dem Betroffenen gemeinsam durchzustehen – durch diese Haltung bekommt der Betroffene eine Chance, keine Scham zu empfinden und seine Würde zu behalten.

»An der Haltung erkennst du die Stärke des Menschen.«
(Eisenlöffel 1932)

Literatur

Antonovsky, A. (1997) Salutogenese Zur Entmystifizierung der Gesundheit, Forum für Verhaltenstherapie und psychosoziale Praxis Band 36, dgvt

Beauchamp, T. L. und Childress, J. F. (2008) Principles of Biomedical Ethics. 6th Edition, Oxford University Press

Bullinger, M. (1999) SF-36 Fragebogen zum Gesundheitszustand, Hogrefe Verlag, Göttingen

Dörner, K., https://tecum-graubuenden.ch/verein/zitate-gedanken/, Zugriff 13.6.21

Eisenlöffel, K. (1932) www.luthermoment.de/service/luther-zitate.html, Zugriff 21.2.2021

Frick, E. und Roser, T. (2011) Spiritualität und Medizin, 2. Aufl., Kohlhammer Verlag, Stuttgart

Gadamer, H. G. (2010) Schmerz. Einschätzungen aus medizinischer, philosophischer und therapeutischer Sicht, 2. Aufl., Universitätsverlag Winter Heidelberg

Goethe, J., www.aphorismen.de/zitat/929, Zugriff 21.2.2021

Käppeli, S. (1993) Pflegekonzepte: Gesundheits-, entwicklungs- und krankheitsbezogene Erfahrungen, Verlag Hans Huber, Bern

Knipping, C. (2006/07) Lehrbuch Palliative Care, 2. Aufl., Verlag Hans Huber, Bern

Knoll, F. (2015) Mensch bleiben! Zum Stellenwert der Spiritualität in der Pflege, Kohlhammer Verlag, Stuttgart

Knoll, F. (2020) Mensch bleiben! Lehrbuch für Anthropologie, Ethik und Spiritualität für Pflegeberufe, Kohlhammer Verlag, Stuttgart

Reed, F. C. (2013) Pflegekonzept Leiden, Verlag Hans Huber, Bern

Uzarewicz, Ch. und M. (2005) Das Weite suchen: Einführung in eine phänomenologische Anthropologie für Pflege, Dimension Sozialer Arbeit und der Pflege, Herausgegeben von der Katholischen Stiftungsfachhochschule München, Lucius und Lucius

IV Pflege- und Handlungsschwerpunkt: Bewegung

11 Fazilitation – Schwerpunkt der Aktivierend-therapeutischen Pflege in der Palliative Care

Nikolaus Gerdelmann

Wie schon in Band I und II der Aktivierend-therapeutischen Pflege in der Geriatrie beschrieben, gibt es eine Begriffsdefinition ATP-G und den »Katalog der Aktivierend-therapeutischen Pflege.« (vgl. Bartels et al. 2019).

Die Deutsche Fachgesellschaft für Aktivierend-therapeutische Pflege hat eine Definition mit einer Kommentierung verabschiedet (vgl. Schumann 2018).

Der Bedarf an Aktivierend-therapeutischer-palliativer Pflege erstreckt sich von einem Angebot mit keiner oder geringer Hilfestellung bis hin zu überwiegender Hilfestellung und Anbahnung/Erhaltung von noch vorhandenen Ressourcen bei schwerstbetroffenen, palliativen und sterbenden Personen.

Der Bedarf an Fazilitation als ein Schwerpunkt besonders der ATP-Palliative Care ist zumindest bei Personen, die teilweise Hilfestellung oder umfangreicher bis überwiegender Hilfestellung bedürfen, gegeben. In den Bedarfsgruppen des Konzeptes (Bartels et al. 2019, Kap. 3) ist festgelegt, dass Fazilitation bei Menschen mit mäßigen bis hin zu schwersten Einschränkungen möglich und wichtig ist.

Beginnen möchte ich mit einigen Definitionen der Fazilitation, die anschließend in die praktische Umsetzung führen.

> **Definition**
>
> 1. To facilitate = erleichtern, ermöglichen, begünstigen, eine Gelegenheit bieten, fazilitieren allgemein = leichter machen. Es geht aber um wesentlich mehr als nur darum, Schwerstkranke eine Bewegung zu erleichtern. Bei Schwerstbetroffenen spricht man auch von Bahnung oder Anbahnung einer Bewegung, die durch Fazilitation erleichtert wird.
> 2. Innerhalb der Assumptions der International Bobath Instructors Training Association 2008 wird die Bedeutung wie folgt beschrieben: »Fazilitation ist eine Möglichkeit, sensorische und propriozeptive Kontrolle dazu zu nutzen, Bewegung zu erleichtern. Fazilitation ist Bestandteil eines aktiven Lernprozesses« (IBITA 1997).
> 3. Fazilitation kann eine(n) Bewegungsdrang/Bewegungsinitiierung auslösen, eine Resonanz gebieten oder erfordern und/oder eine Bewegungsausführung folgen lassen.
> 4. Fazilitation ist eine Technik, die dem interaktiven Lernprozess zur Erleichterung und Ermöglichung einer neuromuskulären Funktion bzw. Alltagsaktivität dient.

Ziele der Fazilitation:

- Anbahnung bzw. motorische Kontrolle von Bewegung für Alltagsaktivitäten
- Unterstützung des sensomotorischen Lernens durch das Angebot von verschiedenen Bewegungserfahrungen
- Förderung, Einbindung der Bewegungsaktivität des Patienten während pflegerischer Handlungen

Fazilitation erfolgt durch den spezifischen Einsatz taktiler Informationen im sensomotorischen Dialog. Erleichternd können verbaler Input, die gezielte Gestaltung des Umfelds oder das Stellen einer Aufgabe sein. Fazilitation schließt eine Evaluation des Outcomes ein. Dies kann eine Anpassung der Maßnahme (des Angebots) zur Folge haben.

Fazilitation ist eine Fachkompetenz, die auf die direkte positive Einflussnahme auf das zentrale Nervensystem für sensomotorisches Lernen zielt und damit die Person durch eine verbesserte Haltungskontrolle zu einer selektiven Bewegungsstrategie einlädt.

> Als ein *Alleinstellungsmerkmal* des Bobath-Konzepts – Grundlage der ATP-P – wird die Fazilitation im interdisziplinären Team zur therapeutischen Aktivierung/Bewegung von palliativen Personen eingesetzt.

11.1 Was bedeutet dies für die Pflegenden in ihrem »palliativen« Alltag?

Die Pflegende führt nicht eine Bewegung alleine oder durch Übernahme an der Person aus, sondern gestaltet mit ihr eine aktivierend-therapeutische Intervention (▶ Abb. 11.1).

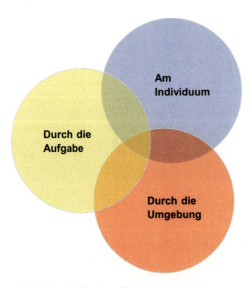

Abb. 11.1: Fazilitation findet immer statt

11.1.1 Am palliativen Individuum

Die Pflegekraft ermittelt und kennt die Ressourcen und Defizite der palliativen Person in Bezug auf Kommunikation, Emotionalität, Kognition, Perzeption, Sensomotorik und ihre Biomechanik (▶ Kap. 6.3). Sie ermittelt und kennt, soweit möglich, die individuelle Zielsetzung im palliativen Setting. Man kann auch umgangssprachlich sagen: »Die schwerkranke, palliative und sterbende Person wird dort abgeholt, wo sie ist.«

11.1.2 Durch die Aufgabe

Mit diesem Wissen formuliert die Pflegende eine individuelle personenbezogene Aufgabe. Sie fördert die Motivation der Person, indem sie Ziele/Aufgaben formuliert, die die Lebensqualität verbessern. »Dem Tag mehr Leben geben«[11] (Cicely Saunders). Die Aufgabe und

---

11 www.springerpflege.de/palliativpflege/palliative-pflege/palliative-care-den-tagen-mehr-leben-geben/150 77464, Zugriff 20.3.2021

das therapeutisch/palliative Ziel werden miteinander abgestimmt. Die Pflegende formuliert eine aktivierend-therapeutische Maßnahme, die in einem sinnvollen Kontext (zielführend) für die palliative Person steht. Mit dem Einsatz verschiedener Sinne macht die Pflegekraft die noch bestehenden Ressourcen (▶ Kap. 6) und die darauf abgestimmte Aufgabe und Interventionen für die palliative Person verständlich.

11.1.3 Durch die Umgebung

Die Pflegende gestaltet die Umgebung der Person so, dass diese leichter in Bewegung kommen kann, indem sie eine gute Ausgangsstellung einnimmt. Die Umgebung hilft, dass die palliative Person genügend Stabilität bekommt und hat. Die Unterstützungsfläche ist so klein zu wählen, dass die Person aktiv werden kann, andererseits muss sie aber auch groß genug sein, damit sie mit ihrer Aktivität gegen die Schwerkraft nicht überfordert wird. Die Pflegekraft setzt Hilfsmittel ein, die der palliativen Person helfen, evtl. noch selbst aktiv zu werden und ihr Sicherheit geben. Die Pflegekraft kann hierbei auch selbst zum Hilfsmittel werden (▶ Abb. 11.2–11.4 b). Häufig orientieren sich die betroffenen Personen auch an Gegenständen, z. B. Bettkante, Stuhl usw., die sie als Hilfsmittel benutzen.

11.1.4 Beim Fazilitieren gilt das Prinzip des »Hands on oder Hands off«

Dies bedeutet, dass die Pflegende die Hände an der Person hat, um diesen einen stabilen Referenzpunkt zu geben, um in die Bewegung zu führen. Die Pflegende fühlt während der Bewegung, in wie weit sie ihre Hände nur leicht an der Person hat oder sie auch gar nicht mehr berühren muss.

> *Beachte:* Fazilitation ist somit und demnach nicht nur Stabilisieren und Führen, sondern auch ein »loslassen-Können«.

Die Technik der Fazilitation erfordert sehr viel Fachkompetenz und Übung!

»Die Kunst ist nicht, die Hand am Patienten zu haben, sondern die Hand im richtigen Moment wegzunehmen.«
(Bobath 1991, S. 42)
»[Die Person] wird durch unsere Hände geleitet, wir müssen gar nicht viel sagen, sondern [ihr] das Gefühl von Haltung und Bewegung wiedergeben.
Nur da, wo [die Person] selbst aktiv ist, lernt [sie, ihre] Bewegungsmöglichkeiten zu nutzen, und in einem sinnvollen Kontext wieder abzurufen.«
(Biewald 1999, Grußwort)

Sollte die Aktivität der palliativen Person nicht gelingen, so sind die drei oben genannten Themenbereiche der Abb. 11.1 zu prüfen (▶ Abb. 11.1):

- Sind die Aspekte der Beziehungsarbeit umfassend bedacht?
- Sind die Fähigkeiten und Defizite der palliativen Person richtig eingeschätzt?
- Ist die schwerkranke Person in die Zielsetzung eingebunden und hat er verstanden, um was es eigentlich geht?
- Ist seine Hauptproblematik eine andere, z. B. gerade im palliativen Setting nicht die Sensomotorik, sondern die Emotionalität?
- Ist die Aufgabe richtig gestellt, zu leicht oder zu schwer?
- Steht die Aufgabe in einem sinnvollen Kontext für die palliative Person?
- Ist die Umgebung richtig gestaltet?
- Hat die Pflegende ihren Körper zu viel oder zu wenig eingesetzt?
- Sind die richtigen Hilfsmittel gewählt?

Fazilitation hat nach Joachim Wunsch drei Komponenten (vgl. Wunsch 2011):

1. Mache es *möglich*: durch vorbereitende Maßnahmen wie oben beschrieben.
2. Mache es *notwendig*: indem ich die Person motiviere, ihr eine Aufgabe anbiete, die für sie sinnvoll ist. Bei palliativen Personen, die dies nicht nachvollziehen können, mache Bewegungen erfahrbar.
3. Lasse es *geschehen*: Durch eigenaktive Handlungen, Beobachtung und Bewertung der Strategie der Person. Sich selbst (als Pflegende) rausnehmen aus der Bewegung.

Während dieses ganzen Prozesses steht die Pflegekraft ständig in Interaktion mit der Person. Die Pflegende zeigt sich offen, sich auf Aktivitäten seitens der palliativen oder schwerkranken Person einzulassen. Ein Vertrauensverhältnis im Sinne einer Beziehungsarbeit ist dafür die Voraussetzung.

Die Gestaltung einer aktivierend-therapeutischen Intervention ist auch für eine palliative Person ein Lernprozess.

Das Ziel ist nicht, eine Person kontinuierlich zu bewegen, sondern sie beim Lernen im palliativen Setting zu unterstützen und ihre Bewegung (wieder) erfahrbar zu machen, z. B. sie bei der Intervention »sich vom Bett in den Rollstuhl zu bewegen« zu unterstützen.

Dazu ist es wichtig, dass die Pflegende verschiedene Möglichkeiten der Kontaktaufnahme mit der schwerkranken Person kennt und diese für sie angepasst und situationsbezogen nutzt. Die Kontaktaufnahme kann visuell, verbal, taktil oder motorisch erfolgen.

Die verbale Information während der Fazilitation hat eine besondere Rolle. So können Worte aktivieren, motivieren und Klarheit und Struktur geben. Sie können aber auch eine Person in der aktivierend-therapeutischen Maßnahme hemmen. Es kann sein, dass dies gewollt ist, meistens geschieht dies jedoch ungewollt. Die sprechende Kommunikation führt in der Regel zu der Ausführung – also in eine Aktion – und damit in die inadäquate Handlung. Darüber hinaus müssen sich Pflegende bewusst sein, dass das gesprochene Wort unsere unbedachte innere Einstellung zeigt.

> Begrifflichkeiten wie »Ich drehe Sie, ich hole Sie, ich ziehe Sie« wirken sich meist hemmend auf eine therapeutische Aktivität/Bewegung aus.
> Aussagen der Pflegenden gegenüber der Person wie »Ich unterstütze Sie, ich helfe Ihnen« führen aktivierend-therapeutisch in die Interaktion.

Die Stimmlage wie auch die Länge des Wortes sind ein Instrument zur Unterstützung, z. B.: »Machen Sie sich groooß«, oder machen Sie sich kleiiiin.«

»Die Fazilitation besteht nicht darin, verbal zu verschiedenen Arbeitsschritten aufzufordern, sondern ihn zu eigenen Lösungsstrategien anzuleiten.«
(Pickenbrock 2014, S. 700)

Fazilitation erfordert eine hohe Fachkompetenz, z. B. um eine pflegerische Befundung (Gerdelmann 2021) zu machen, adäquat kommunizieren zu können, Beziehungen aufzubauen, Interventionstechniken zur Verfügung zu haben.

11.2 Das Strukturmodell des Bobath-Konzepts

Das Strukturmodell des Bobath-Konzepts besteht aus vier Ebenen (vgl. Friedhoff und Schieberle 2014; VeBID 2011):

1. Konzeptmodell
2. Prinzipien
3. Methoden
4. Technik/Mittel

Fazilitation ist oder gehört zu dem Aspekt der Technik.
Zur Technik wird es nicht ausschließlich durch die Einhaltung von Prinzipien und Methoden gezählt, sondern auch durch den Einsatz an Personen, durch die Gestaltung von Kommunikation, den Einsatz von Hilfsmitteln, Hands on /Hands off usw.

11.3 Praktisches Beispiel

Sich seitwärts bewegen im Bett

- Frau L. ist vor 14 Tagen auf die palliative Geriatrie – mit der Diagnose Apoplex mit Hemiparese rechts – von der Stroke Unit aufgenommen bzw. verlegt worden.
- Frau L. kann noch gut mit ihrer Umwelt sprechen und kommunizieren.
- Ihr Gleichgewicht ist ebenfalls intakt, sodass sie mit der Unterstützung eines aufgerollten Handtuchs (Hilfsmittel) am hinteren Gesäß am Bettrand sitzen kann.
- Die Funktionalität des rechten Arms ist stark eingeschränkt.
- Ihr rechtes Bein zeigt beginnende Aktivitäten.
- Sie wohnte zu Hause mit ihrem Ehemann und möchte trotz der palliativen Situation gerne wieder am Rollator gehen können.
- Vor dem aktuellen Ereignis war sie ihrem Alter ansprechend selbstständig, mobil, benötigte keine Hilfsmittel.
- Sie ist sehr motiviert und freut sich über alle Fortschritte.
- Sie kann am Vormittag und Nachmittag noch längere Zeit außerhalb des Bettes mobil sein, braucht dann Ruhephasen zur Regenerierung.
- Im therapeutischen Team erarbeiten die Physiotherapeuten die ersten Schritte am hohen Gehwagen.
- Die Ergotherapeuten üben und trainieren mit ihr an Hilfsmitteln mit Stütz- und Greiffunktionen beim Pflegen und Anziehen.

Die hier genannten Informationen der Patientin Frau L. kennt die Pflegende und nimmt sie als Grundlage zum Fazilitieren.

11.3.1 Fazilitieren des Oberkörpers

- Die Pflegende nimmt Kontakt mit der Patientin auf. Je nach Fähigkeiten von Frau L. spricht sie mit ihr oder berührt sie mit einem deutlichen Input und macht ihr verständlich, um welche Intervention es geht.
- Ausgangsstellung ist die Rückenlage.
- Die Pflegende gestaltet die Ausgangstellung, indem sie Frau L. eine A-Positionierung anbietet. Dieses erleichtert die Anbahnung bzw. motorische Kontrolle der Bewegung.

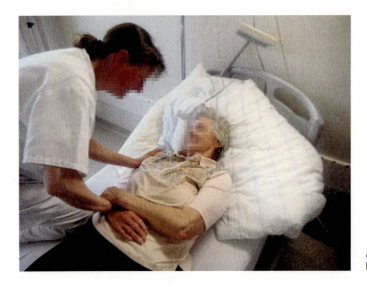

Abb. 11.2:
Kontaktaufnahme mit Frau L.

- Die Patientin liegt nicht überstreckt, Bauch und Rückenmuskel sind angenähert (Arme sind auf den Bauch gelegt, Brustkorb wird klein, der Rücken wird rund gemacht).
- Die Möglichkeit der posturalen Kontrolle ist geschaffen.
- Dazu unterstützt die Pflegende Frau L. beim Kopf anheben, indem sie mit ihrem Arm ausgehend von der Schulter in Richtung Sternum der Patientin mit ihrem Arm Muskelketten aktiviert (therapeutischer Aspekt).
- Hierbei spürt die Pflegende fortwährend,
  - wann die Bewegung von Frau L. startet,
  - wieviel Unterstützung sie benötigt
  - und kann so die Unterstützung in die richtige Richtung (mehr oder weniger) lenken.

Die nachstehende Abb. 11.3, macht deutlich, wie sehr die beiden in Interaktion miteinander stehen. Es ist zugleich die Förderung und Einbindung der Bewegungsaktivität der Patientin während der pflegerischen Handlung.

11.3.2 Fazilitieren zum Aufstellen der Beine

- Um die Patientin beim Beine Anstellen zu unterstützen, stellt die Pflegende sich ans Fußende und fordert Frau L. auf, die Beine anzustellen (▶ Abb. 11.4 a).
- Sie beobachtet genau, mit welchem Bein Frau L. anfangen möchte. Dabei spielt es keine Rolle, mit welchem Bein sie beginnt, ob es das mehr oder weniger betroffene Bein ist. Die Patientenreaktion zeigt, dass sie die Information verstanden hat.
- Das Bein, das die erste Reaktion zeigt, wird beim Anstellen soweit es notwendig ist unterstützt.
- Beim Anstellen des mehr betroffenen Beines, bei Frau L. ist es das rechte Bein, schafft die Pflegende am Fuß ein gutes Alignement (Ausrichtung) und baut die Bewegung vom Fuß aus mit Hilfe von Muskelketten auf.
- Sie achtet weiterhin darauf, wie weit das Bein ohne große Widerstände aufzustellen ist, ob und ab wann Frau L. eventuell Schmerzen zeigt.

11 Fazilitation – Schwerpunkt der Aktivierend-therapeutischen Pflege in der Palliative Care

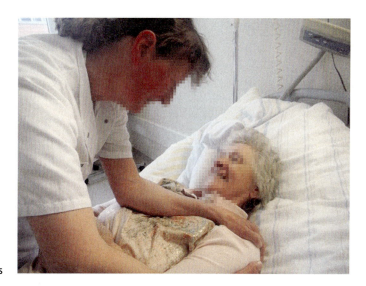

Abb. 11.3:
Fazilitation des Kopfanhebens

- *Hierbei ist es wichtig, dass die Patientin nicht aufgefordert wird, ihre Schmerzen zu äußern. Sie wird sich sonst auf eventuelle Schmerzen konzentrieren. Dabei wird ihre Wahrnehmung bzgl. Schmerzen getrimmt. Die Schmerzreaktion der Patientin ist beiläufig von der Pflegenden zu beobachten.* Dies ist im palliativen Setting besonders wichtig, weil palliative Personen meistens schon unter großen Schmerzen leiden.

- Weiterhin beobachtet sie, wieviel Unterstützung Frau L. benötigt, ob sie das Bein führen muss oder ob sie das Bein einfach nur seinen Weg gehen lassen kann.
- Steht das Bein, führt die Pflegekraft noch eine Druckbewegung am Fuß zur Ferse aus, um die Beweglichkeit im Fußgelenk zu erhöhen und um den Fuß für die Patientin deutlicher spürbar zu machen.

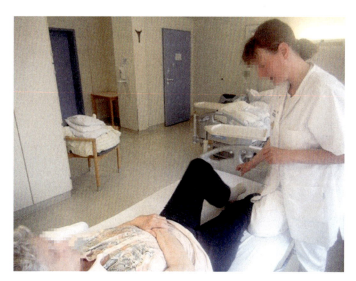

Abb. 11.4 a:
Die Pflegende schaut, welches Bein als erstes aktiv wird

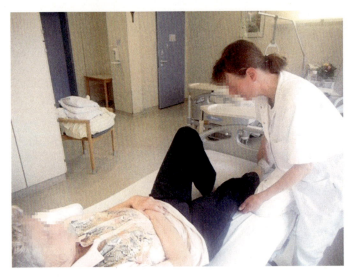

Abb. 11.4 b:
Die Pflegende fazilitiert das Bein beim Anstellen

11.3.3 Fazilitieren des Drehens

- Aus der vorher beschriebenen Ausgangsstellung bewegt Frau L. ihr Gesäß seitwärts. Die Pflegende legt ihre Hände an das Gesäß von Frau L.
- Nun erfolgt durch den spezifischen Einsatz taktiler Informationen ein sensomotorischer Dialog mit der Patientin. Indem die Pflegende sich zurückbewegt, leitet sie die drehende Bewegung ein.
- Während der drehenden Bewegung spürt die Pflegende, ob die Berührung ihrer Finger am Gesäß ausreicht, damit Frau L. ihre Muskelketten aktivieren kann, oder ob mehr taktile Informationen notwendig sind. Dies geschieht durch den Einsatz ihrer Hände mit einer größeren Unterstützungsfläche.
- Ist bei Frau L. evtl. eine verbesserte Haltungskontrolle notwendig, die zu einer selektiven Bewegungsstrategie einlädt?
- Durch eine ständige Evaluation des Outcomes passt sie ihre Unterstützung dieser aktivierend-therapeutischen Interventionen von Frau L. an.
- Frau L. lernt hierbei nicht nur, sich seitwärts zu bewegen, sondern auch, ihre Beine und Füße zu benutzen, das Becken selektiv zu bewegen. Dies ist zugleich eine Gleichgewichtsübung, die sie benötigt, um mit den Therapeuten das Laufen zu üben.

Dies ist ein gutes Beispiel dafür, dass Pflege und Therapie im palliativen Setting in einem Interdisziplinären Team ergänzend zusammen zu arbeiten haben, weil sie sich in ihren Interventionen gegenseitig bedingen.

Diesen Dialog zu beschreiben ist in Worten kaum möglich. Es zeigt, welche große Fachkompetenz für eine Pflegende im Umgang mit palliativen Personen erforderlich ist, um eine aktivierend-therapeutische/palliative Intervention zu fazilitieren.

Literatur

Bartels, F. et al. (2019) Aktivierend-therapeutische Pflege in der Geriatrie. Band I: Grundlagen und Formulierungshilfen, 2. Aufl., Kohlhammer Verlag, Stuttgart

Biewald, F. (1999) Grußwort, in: Path Rolfs, B. (Hrsg.) Erfahrungen mit dem Bobath-Konzept, Georg Thieme Verlag, Stuttgart

Bobath, B. und Bobath, K. (1991) Zum Gedenken, Vereinigung der Bobath-Therapeuten Deutschlands, April 1991

Friedhoff, M. und Schieberle, D. (2014) Praxis des Bobath Konzepts, Thieme Verlag, Stuttgart

Friedhoff, M. und Jacobs, G. (2015) Bobath – ein Konzept – kein Rezept in: Pflegezeitschrift 1/2015, Kohlhammer Verlag, Stuttgart

Gerdelmann, N. (2019) Fazillitation im Bereich der Handlungs-und Pflegeschwerpunkts Bewegung, in: Bartels, F. (Hrsg.): Aktivierend-therapeutische Pflege in der Geriatrie. Band II: Praktische Umsetzung, Kohlhammer Verlag, Stuttgart

Gerdelmann, N. (erscheint voraus. 2021) Pflegerische Befundung ist Ausgangslage für Aktivierend-therapeutische Pflege, in: Bartels, F. (Hrsg.): Aktivierend-therapeutische Pflege in der Geriatrie. Band IV: Versorgungsstrukturen und Entwicklung der ATP-G, Kohlhammer Verlag, Stuttgart

Habermann C, Kolster F. (2008) Ergotherapie im Arbeitsfeld der Neurologie, 2. Aufl., S. 699–726, Thieme Verlag, Stuttgart,

IBITA 1997, www.ibita.org.assumtions, Zugriff 3.5.2018

Pickenbrock, H. und Lyncker, A. (2009) Das Bobath-Konzept, in: Habermann C, Kolster F Ergotherapie im Arbeitsfeld Neurologie, S. 699–726, Thieme Verlag, Stuttgart

Schumann, S. (2018) Was ist Aktivierend-therapeutische Pflege?, Deutsche Fachgesellschaft Aktivierend-therapeutische Pflege e. V. (Hrsg.) https://www.dgatp.info/definition-atp, Zugriff 3.7.2019

Vereinigung der Bobath-Therapeuten Deutschlands VeBID (Hrsg.) (2011): https://www.vebid.de/fileadmin/pdf/Poster_Strukturmodell.pdf, Zugriff 3.5.2020

Wunsch, J. (2011) Unveröffentlichte Unterrichtsunterlagen Bobath Pflegegrundkurs BIKA®, Magdeburg

12 Basale Stimulation® bei schwerstkranken, palliativen und sterbenden Personen

Katharina Röwekamp

12.1 Basale Stimulation®

Basal bedeutet »grundlegend und voraussetzungslos« und lateinisch stimulatio bedeutet »Anreiz, Anregung«. Basal bedeutet auch, dass die frühentwickelten Sinne – wie

- Tastsinn,
- Geruchsinn,
- Gehörsinn,
- Geschmackssinn,
- Sehsinn und
- vestibulärer Sinn –

angesprochen werden.

12.1.1 Bewegen und Wahrnehmen von der gesunden Person bis zur palliativen Person

Der Körper eines gesunden Menschen ist ständig mit sich selbst und der Umwelt beschäftigt und verschafft sich dadurch viele verschiedene sensomotorische Impulse/Reize und Informationen. Mein Körper lässt mich durch meine Bewegungen mich selbst erfahren und perzipieren. Wenn ich mich weniger bewege, empfinde ich mich auch weniger. Personen im palliativen Setting fällt das Bewegen häufig schwer. Bewegungslosigkeit zieht schnell eine verringerte bis gar keine Wahrnehmung nach sich. Diese verringerte bzw. auch eine unverändert niedrige Wahrnehmung bewirkt, dass die Wahrnehmung sich auf Wahrnehmungselemente von Druck, Temperatur und Schmerz bis zum kompletten Verlust reduziert. Deshalb ist es u. a. ein Ziel der Basalen Stimulation®, das eigene Leben/den eigenen Körper wieder zu spüren.

12.1.2 Was ist Basale Stimulation®?

Basale Stimulation® ist ein Konzept, welches die Fähigkeiten und Fertigkeiten eines Menschen in einer existenziellen schwierigen Lebenssituation fördert, und gerade Menschen in einem palliativen Setting befinden sich in einer existenziellen und schwierigen Lebenssituation. Die »Basale Stimulation® ist ein körperbezogenes und ganzheitliches Lernangebot, fördert die frühkindliche Entwicklung, gibt Orientierung in nicht eindeutigen *Bewegungs-, Kommunikations- und Wahrnehmungssituationen*, dient der Reduzierung von Stress in belastenden Situationen, dient der *Begleitung von schwerstkranken und sterbenden Menschen* und gibt Orientierung in der psychotherapeutischen Begleitung von Menschen, die sich in heiklen Wahrnehmungs- und Kommunikationsstadien befinden« (Bienstein und Fröhlich 2019, S. 18). Die Basale Stimulation® versteht sich als Lernangebot und setzt einen Fokus auf die Entwicklung des Menschen. Selbst das Sterben und der Sterbeprozess werden als Entwicklung verstanden. In diesem letzten »Entwicklungsprozess des Sterbens« ist es nur naheliegend, an dem Menschen die Basale Stimulation® oder diese in Kombination mit weiteren ATP-Interventionen zur Wahrnehmungsförderung auch anzuwenden.

In Bezug auf das »Lernen« der betroffenen Person werden von ihr keinerlei Vorkenntnisse oder Vorleistungen erwartet.

> Basale Stimulation® ist Berührung, eine Sprache ohne Worte.

12.2 Haltung, Technik und Kompetenz

Die Kernelemente des Konzeptes der Basalen Stimulation® sind

- Haltung,
- Technik
- und Kompetenz.

12.2.1 Haltung

Die Haltung bedeutet vor allem die Betrachtung eines Menschen in seiner Ganzheitlichkeit durch eine offene, würdevolle, respektvolle, wertschätzende und partizipierende Begegnung und Unterstützung für eine palliative Person. »Das Konzept legt maßgebliches Gewicht auf die dialogische Begegnung der Beteiligten. Es hat zum Ziel, je nach Situation eine kohärente Selbstwahrnehmung, Gesundheit und Wohlbefinden, Bildung und Partizipation sowie die Selbstbestimmung der beeinträchtigten Personen zu unterstützen.« (Mohr et al. 2019, S. 33)

> *Merke:* Durch diese grundsätzliche Haltung in der Basalen Stimulation® ist das Konzept ein wichtiger Bestandteil der Aktivierend-therapeutischen Pflege. Und somit eine wichtige Ressource, um die Entwicklung der Beziehungsfähigkeit und der Beziehung der schwerkranken und sterbenden Person zu unterstützen und zu fördern.

12.2.2 Technik

In der technischen Anwendung steckt vor allem die Kunst des Jonglierens/Taktierens mit den einzelnen Angeboten der Basalen Stimulation®, die situations- und adressatengerecht zur Unterstützung betroffener Person in schwierigen Lebenssituationen zum Einsatz kommen. Hier kommt die kreative Seite der qualifizierten Pflegenden und des Pflegealltags zum Vorschein (▶ Abb. 12.1). Sei es eine taktile flächige Berührung zur körperlichen Orientierung und Angstreduktion oder eine vibratorische Berührung,

- um einen erhöhten Muskeltonus zu reduzieren,
- um so Bewegungsübergänge zu erleichtern,
- zur Schmerzlinderung
- oder zur Entspannung und Förderung des Wohlbefindens.

12.2.3 Kompetenz

Das dritte Element der Basalen Stimulation® ist die Kompetenz.

Für die Entwicklung von beruflich Pflegenden gibt es verschiedene Kompetenzmodelle, das bekannteste in unseren Breitengraden stammt von Patricia Benner, die in den 1980er Jahren die Kompetenzstufen vom

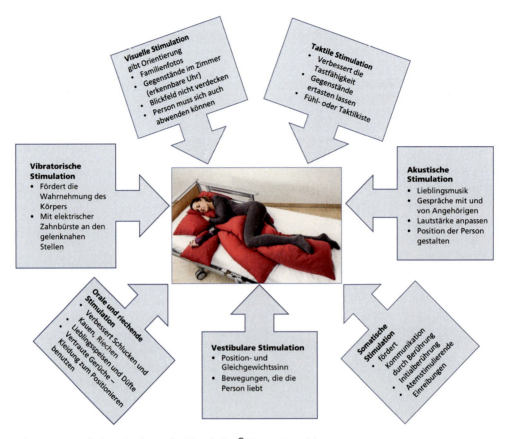

Abb. 12.1: Stimulation durch Basale Stimulation® (Darst. Bartels)

Neuling bis hin zu Pflegeexpert*innen beschrieb und welches als Grundlage für die Entwicklung der Qualifizierungsmodelle in der Aktivierend-therapeutischen Pflege diente. Wichtige Kernkompetenzen der Aktivierend-therapeutischen Pflege sind u. a. das Bobath-Konzept und das Konzept der Basalen Stimulation®. Somit trifft es sich gut, dass in der Basalen Stimulation® ein Schwerpunkt auf die Kompetenzen und die Kompetenzentwicklung der Pflegenden gelegt wird. Denn

»aus der Kombination von Pflegewissen, Erfahrungen, Reflexion und Wiederholung entsteht die [...] Intuition« (Bienstein und Fröhlich 2019, S. 259).

Folglich ist die Intuition kein reines Bauchgefühl, sondern eine Kompetenz,

- die vor allem auf der stetigen Reflexion,
- den Erfahrungen innerhalb der Praxis
- und dem aktuellen Pflegewissen beruht.

12.3 Palliativversorgung und Basale Stimulation®

Die ersten Pioniere in Großbritannien, wie Cicely Saunders, prägten den Begriff der Palliative Care. Unter dieser Begrifflichkeit wird vor allem eine Beziehung, zwischen Pflegenden und der palliativen Person verstanden, die keine Bedingungen stellt und frei von Übergriffigkeiten ist. »Es geht darum, die Reise [der Person] zu respektieren und zu unterstützen, und nicht darum, dass [die Person] sich die Ziele der Einrichtung [oder Pflegenden] zu eigen macht. Der Begriff beinhaltet implizit auch die Vorstellung von einer Reise durch das Leben und möglicherweise über den Tod hinaus, einer Reise, die ein Ziel und einen Sinn hat. Diese Vorstellung ist nicht in konventionelle religiöse Begriffe gekleidet, aber sie deutet zweifellos an, dass die Pflege der Seele ebenso ernst genommen wird wie die Pflege des Köpers« (Davy und Ellis 2007, S. 15).

Palliative Pflege beinhält eine Behandlung der Linderung von Symptomen, die im Gegensatz zu kurativen Behandlungen bestehen. »Eine palliative Therapie kann für den Patienten existenziell eine der Heilung vergleichbare Lebensqualität bedeuten« (Weißenberger-Leduc 2002, S. 1).

12.3.1 Welche Bedeutung hat die Basale Stimulation® in der Begegnung mit schwerstkranken und sterbenden Menschen?

Das Konzept der Palliativversorgung beinhaltet ein ganzheitliches Menschenbild ebenso wie die Basalen Stimulation®. Die schwerstkranken und sterbenden Menschen und deren An- und Zugehörige befinden sich in sehr schwierigen und grenzwertigen Lebenssituationen. In dieser Situation begegnen sich Pflegende und schwerkranke Personen in verschiedenartigen Pflegesituationen. Dabei steht der Begriff Pflege immer für eine Interaktion und Beziehung zwischen zwei Individuen, deren Begegnung nie reproduzierbar ist.

> »Ziel der Pflege ist, den Menschen mit all seinen physischen, psychischen, sozialen und geistigen Bedürfnissen, Befindlichkeiten, Möglichkeiten und Ressourcen (eigene und die er in Anspruch nehmen kann) so zu unterstützen, dass er in seiner aktuellen Situation ein Höchstmaß an Lebensqualität, Wohlbefinden, Symptomkontrolle, erfahren kann«
> (Weißenberger-Leduc 2002, S. 63).

Um diese Qualität zu erhalten oder zu fördern, benötigen die Pflegenden spezifische Kompetenzen, die sich darin auszeichnen zu wissen, mit welchen Methoden und Verfahren sie die Betroffenen adressatenorientiert pflegen bzw. unterstützen können. Dies bedeutet, dass die Ziele oder die Lebensthemen sich an den betroffenen Personen orientieren. »In der palliativen Pflege wären diese beispielsweise Sicherheit erleben und Vertrauen aufbauen, oder das Leben selbst gestalten« (Bienstein und Fröhlich 2019, S. 90).

Damit diese Ziele erarbeitet bzw. überhaupt formuliert werden können, bedarf es einer ausführlichen Pflegeanamnese, die in eine pflegerische Befundung mündet.

Diese sollte im Rahmen der Palliativversorgung mindesten aus drei Elementen bestehen:

- der Biographie,
- den Gewohnheiten (Ritualen)
- und der Erfassung des körperlichen Zustands.

Durch die veränderte Lebenssituation kann es jedoch sein, dass sich besondere Interessen, Bedürfnisse, Gewohnheiten gebildet oder verändert haben.

»Die genaue Erfassung der Gesamtsituation bedarf vor allem der gezielten Beobachtung *und Wahrnehmung* der zu betreuenden Person. (...)
Die Pflegenden erfassen

- mit ihrem Blick,
- ihrem Gehör,
- ihrem Tastsinn
- und Ihrem Geruchssinn

die Situation der Person, der ihrer Unterstützung bedarf. (...)«
(Bienstein und Fröhlich 2019, S. 117–118).

Durch dieses Beobachten und Wahrnehmen, das Pflegende eben nicht nur durch Erfahrung, sondern auch durch Fortbildungen erwerben, erkennen sie besondere Situationen und Bedürfnisse der palliativen Person – ohne auf eine verbale Kommunikation mit dem Betroffenen angewiesen zu sein. Die Pflegekraft erfasst den Gesamteindruck – also die Ganzheitlichkeit – und kann zeitnah zielgerichtet agieren und reagieren.

Die An- und Zugehörigen sind unbedingt in das Gesamtbild aufzunehmen. Dies bedeutet, nicht nur ihre Fähigkeiten und Fertigkeiten wahrzunehmen, sondern ebenfalls deren Ängste und Sorgen (▶ Kap. 9), mit dem Ziel, ihnen adressatengerecht zu begegnen. Adressatengerecht heißt in diesem Falle, *den Menschentypus des Gegenübers, der Angehörigen einzuschätzen und sich diesem anzupassen, um mit ihm im Einklang zu kommunizieren.* Um die Erfassung des Zustands der palliativen Person und ihrer Lebenssituation umfassend aufnehmen zu können, ist es wichtig, eine Kontinuität der Betreuung einzelner Personen sicherzustellen, um die »Entwicklung eines tieferen Wissens [durch Reflexion ermöglichen zu können]« (Bienstein und Fröhlich 2019, S. 118).

Die Ergebnisse der Beobachtung und Wahrnehmung sowie die ermittelten Fakten beim Aufnahmegespräch münden in eine pflegerische Befundung mit Ressourcen, Problemen, therapeutischen Pflegezielen und Maßnahmen (Leßmann 2021). Zur verbesserten Kommunikations- und Beziehungsgestaltung und um Vertrauen aufzubauen ist es wichtig, mit der betroffenen Person gemeinsam und *in Abstimmung* im Rahmen der Pflegeplanung die therapeutischen Pflegeziele zu formulieren. Die Dokumentation der gesammelten Informationen spielt vor allem im palliativen Setting und der erfolgreichen Anwendung von Basaler Stimulation® in der Aktivierend-therapeutischen Pflege eine große Rolle.

Praxisbeispiel

- Beispielsweise mag eine palliative Person gern weiche, flauschige Materialien und legt man ihr diese in den Nacken als Kissen und nutzt sie als Unterstützungsfläche, kann die Person vielleicht wieder selbstständig den Kopf aufrichten und drehen. Auf jeden Fall erlebt er dieses Material als etwas Bekanntes und fühlt sich damit wohler.
- Oder eine palliative Person ist unruhig und weint, hat vielleicht Angst vor dem Alleinsein. In ihrer Biographie steht, dass sie in solchen Situationen gerne mit einer ihr sehr vertrauten Person spricht oder deren Stimme nur hören braucht, um sich wohler zu fühlen. Dann bekommt sie durch das Abspielen eines Tonbands mit der ihr bekannten Stimme zur Ruhe und kann sich entspannen.
- Oder eine Person trinkt jeden Abend vor dem Schlafengehen eine Tasse Kaffee. Auf den ersten Blick scheint dies nicht zu passen, da Kaffee meist belebend wirkt. Für sie ist dies allerdings zu einem Ritual der Entspannung geworden. Durch das Erkennen und Nutzen dieses Elementes kann diese Frau abends zur Ruhe kommen und entspannt einschlafen.

All diese Gewohnheiten müssen für die Betreuung von palliativen Personen dringend erfasst werden. Denn durch die gewonnene Information können Rituale gestaltet werden, die An-/und Zugehörigen und der palliativen Person Sicherheit geben in den für sie unsicheren Zeiten.

Literatur

Bienstein, C. und Fröhlich, A. (2019) Basale Stimulation® in der Pflege, 8., durch gesehene und ergänzte Aufl., Hogrefe, Bern

Davy, J., Ellis, S. (2007) Palliativ Pflegen, 2. korrigierte und ergänzte Aufl, Verlag Hans Huber, Bern

Leßmann, M. (erscheint voraus. 2021) Herkömmliche Grundpflege (allgemeine Pflege) und Aktivierend-therapeutische Pflege, in: Bartels, F. (Hrsg.): Aktivierend-therapeutische Pflege in der Geriatrie. Band IV: Versorgungsstrukturen und Entwicklung der ATP-G, Kohlhammer Verlag, Stuttgart

Mohr, L., Zündel, M. und Fröhlich, A. (2019) Basale Stimulation®, Hogrefe, Bern

Weißenberger-Leduc, M. (2002) Handbuch der Palliativpflege, Springer, Wien

13 »Guten Morgen, Hr. Doktor!«: Ein Praxiserleben

Sarah Eschmann

13.1 Einleitung

Seit ein paar Tagen half ich auf einer anderen Station aus. Durch den Mangel an Pflegenden, der zu diesem Zeitpunkt dort herrschte, war ich gefragt worden, ob ich bereit sei, einige Tage das Team zu unterstützen. Das Fachgebiet gehörte nicht zu meinen »Spezialgebieten«. Dennoch ließ ich mich auf das Abenteuer ein. Und mir wurde wieder einmal bewusst, dass Patient*innen in unterschiedlichen Fachabteilungen dennoch viele Ähnlichkeiten haben können.

Die Person, von der ich hier berichten möchte, ist ein älterer Herr, über 70 Jahre alt, und kam wegen einer Herzinsuffizienz in die Klinik. Als ich ihm begegnete, befand er sich schon drei Tage in der Fachabteilung. Er war müde, schwach und stark in sich gekehrt. Außer mit seiner Frau, die nachmittags auf die Station kam, hatte er mit niemanden gesprochen. Und auch mit ihr sprach er nur wenige Worte.

13.2 Situation

An dem Morgen betrat der Stationsarzt das Patientenzimmer. Wie jeden Morgen wollte er Blut abnehmen. Doch dieser Morgen war anders. Der Patient saß im Bett und hielt eine Tasse Kaffee in seiner Hand, schaute auf und sagte: »Guten Morgen, Hr. Doktor!«

Es dauerte ein paar Sekunden, bis der Arzt reagierte und antwortete. In seiner Überraschung war er stehen geblieben und betrachtete erst einmal kurz die Situation. Dann ging er auf den Patienten zu und sie unterhielten sich kurz. Ich verließ das Zimmer.

Einige Minuten später kam der Arzt hinter mir her und fragte mich:

»Was machst du anders als deine Kollegen hier? Bei dir sind die Patienten irgendwie anders, wacher...!« Er erzählte, dass ihm gestern bei der Visite schon aufgefallen wäre, dass einige Patient*innen ganz anders – im Kontakt aufmerksamer und zugewandter – waren als die Tage zuvor, nachdem ich sie gepflegt hätte. Was machte ich »anders«?

13.3 Aktivierend-therapeutische Pflege

Ich arbeite nach der Aktivierend-therapeutischen Pflege mit den Patient*innen. Dies beinhaltet, dass ich versuche, ihre Ressourcen zu finden und diese zu nutzen.

> **Merke:** Und solange eine Person atmet, *hat sie Ressourcen*, die wir nutzen können.

An diesem Morgen legte ich meine Schwerpunkte auf die *belebende Waschung* und den *stabilen Sitz* im Bett. Was ich im Einzelnen mit dem Patienten durchführte und mit welcher Intention, zeige ich in den einzelnen Themengebieten auf:

13.3.1 Der stabile Sitz im Bett nach dem Bobath-Konzept

Durch die geringe Leistungs- und Belastungsfähigkeit, die mir der Patient am Morgen zeigte, entschloss ich mich, ihn *nicht* aus dem Bett zu transferieren, sondern in einen »stabilen Sitz im Bett« zu positionieren (vgl. Bartels, im Erscheinen). Mein therapeutisches Pflegeziel in Abstimmung mit dem Patienten war es, damit die *Anbahnung* von Bewegung zu ermöglichen und nach Möglichkeit die Kommunikation zu fördern.

Dafür bewegte ich die Person ans Kopfende, damit der »Knick« des Bettes – bei Kopfteilverstellen – *genau im Hüftbereich* ist. Die Oberschenkel wurden »…bis zum Knie so unterlagert, dass diese noch waagerecht sind, wenn das gesamte Bett gekippt wird« (BIKA®-Leitlinie 2019). Danach holte ich den Patienten im Oberkörper durch eine Rotationsbewegung nach vorne und brachte eine zuvor vorbereitete Decke in seinen Rücken. Dann stellte ich das Kopfteil hoch, legte den Oberkörper an das hochgestellte Kopfteil. Anschließend modellierte ich die längs gerollte Decke an die Rippen an, damit er mehr Stabilität im Sitzen bekam. »Bevor das Bett gesamt gekippt [wurde, kam] an die Fußsohle ein stabiles Positionierungsmaterial [...]« (BIKA®-Leitlinie 2019). Mit dieser Ausgangsposition hatte er nun die Möglichkeit, seine Arme frei zu bewegen und auf seine Bewegungsfähigkeiten zurückzugreifen.

13.3.2 Die belebende Waschung nach der Basalen Stimulation® in der Pflege

Weil der Patient seit einigen Tagen in sich zurückgezogen war, wollte ich ihm durch die belebende Waschung ein Angebot machen. »Sich entwickeln kann man nur aus sich selbst heraus. Patienten brauchen von Pflegenden aber Hilfestellung, damit dies gelingen kann« (Nydahl 2012, S. 1069). Ich wollte ihm damit die Möglichkeit geben, dass er wieder Interesse an der Umwelt entwickeln kann.

Damit dies geschehen konnte, versuchte ich, eine stressfreie Umgebung zu schaffen, indem ich mir ganz bewusst Zeit für die Tätigkeiten nahm und versuchte, eine vertrauensvolle Umgebung zu gestalten. »Auch die Ganzkörperwaschung wird sicher und vertrauenswürdig gestaltet« (Nydahl 2012, S. 1073). Nachdem die Grundvorraussetzungen geschaffen waren, begann ich, seinen Körper nach zu modellieren und ihn belebend zu waschen.

Die belebende Waschung findet mit relativ kühlem Wasser statt. »Die relativ kühle Wassertemperatur hilft, die Aufmerksamkeit des Patienten zu wecken, der genauso wie jeder gesunde Mensch auf die thermischen Reize reagiert« (Bienstein und Fröhlich 2012, S. 154). Das Waschen und das Abtrocknen der Haut geschieht ausschließlich gegen die

Haarwuchsrichtung. Um die belebende Waschung noch zu fördern, ist es wichtig, dass die Person in einer aufrechten Körperhaltung sitzt. Dies hatte ich durch den stabilen Sitz im Bett erreicht.

Mit der Ganzkörperwaschung wurde die Person immer wacher und ich konnte ihre Ressourcen nutzen und mit einbauen. »Hauptsächlich Menschen mit einer Herzinsuffizienz oder anderweitig bedingter Schwäche leiden, erleben ihre Arme als zu schwer. Sie sind nicht oder nur unter großer Anstrengung in der Lage, ein Glas Wasser zum Mund zu führen […]« (Bienstein und Fröhlich 2012, S. 157). Durch die belebende Waschung begann der Patient, beim Ankleiden zu helfen, seine Arme mehr einzusetzen. Er konnte die Mundpflege selbstständig durchführen und kurze Zeit später auch eigenständig den Kaffee trinken und frühstücken.

13.4 Fazit

Die gewählten Elemente der beiden Konzepte und das adäquate Einsetzen dieser brachten an diesem Morgen den Erfolg, *dass der Patient eigenständig Kontakt zu seiner Umwelt aufnahm.* Dies war der Unterschied, den der Arzt an dem Morgen sehen konnte. Es gibt nicht immer beim Nutzen von Aktivierend-therapeutischer Pflege eine Garantie, dass solche »großen« Erfolge erkennbar sind. Vielleicht sind diese Erfolge nur sehr klein, kleine Schritte auf dem Weg des Patienten zu seinem Ziel. Ich persönlich freute mich sehr, als die Tür aufging, der Arzt hereinkam, der Patient aufschaute und »Guten Morgen, Hr. Doktor« sagte.

Literatur

Bartels, F. (im Erscheinen) Aktivierend-therapeutische Pflege in der Geriatrie. Band V: Pflege und Therapie im interdisziplinären Team, Kohlhammer Verlag, Stuttgart

Bienstein, C. und Fröhlich, A. (2012) Basale Stimulation® in der Pflege, 7., korrigicrtc Aufl., Hans Huber Verlag, Bern

BIKA®: Bobath Initiative für Kranken- und Altenpflege (Hrsg.): Leitlinie: Lagerung_ Stabiler Sitz. Überarbeitet Version 12.2019 https://www.bika.de/start.html Zugriff 6.9.2020

BIKA®: Bobath Initiative für Kranken- und Altenpflege (Hrsg.): Leitlinie: Aktivität_ Ausgangstellung für Körperpflege. Überarbeitet Version 12.2019 https://www.bika.de/start.html Zugriff 6.9.2020

Friedhoff, M. und Schieberle D. (2014) Praxis des Bobath-Konzeptes, Grundlagen – Handling-Fallbeispiele, 3.Aufl., Thieme Verlag, Stuttgart

Nydahl, P. und Bartoszek, G. (2012) Im Rhythmus der Patienten, Basale Stimulation richtig anwenden, in: Die Schwester | Der Pfleger 51 Jahrg. S. 1068–1073

14 So, wie man liegt, so fühlt man sich!

Sarah Eschmann

Viele palliative Personen versuchen, für die Nacht eine bequeme, liegende Position im Bett zu finden, um zur Nachtruhe und in einen erholsamen und entspannten Schlaf zu kommen. Doch leider ist das oft nicht möglich. Woran das wohl liegen mag? Sie wälzen sich im Bett hin und her, soweit das bei palliativen Personen überhaupt noch möglich ist. Sie werden dann unruhig, weil sie selbst eine unbehagliche Position im Bett eingenommen haben oder sie durch Pflegende in diese unbequeme Position gebracht wurden.

> Gerade schwerstkranke und sterbende Personen verbringen einen großen Teil ihres Tages im Bett. Das Bett wird zu einem wichtigen Ort, bis zu einem gewissen Grad sogar der Mittelpunkt ihres Lebens.

14.1 Was ist Lebensqualität?

> **Definition**
>
> »Lebensqualität ist »die Wahrnehmung der eigenen Rolle im Kontext des die [alternde] Person umgebenden Kultur- und Wertesystems unter Berücksichtigung ihrer Ziele, Erwartungen, Werte und Sorgen. Dieses Konzept ist weit gespannt und umfasst in komplexer Weise die körperliche Gesundheit, den psychischen Zustand, das Maß an Unabhängigkeit, die sozialen Beziehungen, das persönliche Wertesystem und die Beziehung zu wichtigen Aspekten des Umfelds«. (WHO, 1994).[12]

Das heißt, dass die individuelle Lebensqualität von vielen Einflüssen abhängig ist, denen wir oder ich persönlich ausgesetzt bin bzw. sind oder die wir aktiv positiv beeinflussen. Je positiver mein Wohlsein und Ergehen ist oder in meinem Sinne gestaltet wird, umso höher ist unser oder mein subjektives Wohlbefinden.

Lebensqualität bei palliativen Personen hängt also an dem gefühlten Befinden der betroffenen palliativen Person. Wir erleben bei den meisten Personen, dass sich in dieser Zeit des »Palliativseins« ihre Lebensqualität verändert und sie genau gegenwärtig in diesem Augenblick leben. Ihre palliative Lebensqualität besteht jetzt eher in dem in der Definition benannten subjektiven Wohlbefin-

---

12 apps.who.int/iris/bitstream/handle, Zugriff 3.4.2021

den und in einer Zufriedenheit des Augenblicks, den sie vorrangig im Bett verleben.

Hier gilt es, den betroffenen Personen Lebensqualität zu ermöglichen. Die Zeit im Bett zu einer Zeit des Wohlfühlens und der Bequemlichkeit zu gestalten, ATP-Positionierungskissen oder sonstige Hilfsmittel einzusetzen, in denen sie sich selbst spüren, entspannen, wohlfühlen und letztlich schlafen können. Wohlfühlen heißt auch sich sicher fühlen.

Doch schaut man in die Betten vieler Patient*innen, so zeigt sich ein anderes Bild. Die Patient*innen sind unruhig. Manch eine*r hat sich aus der Positionierung herausbewegt, möchte sich gar nicht mehr bewegen. Es gibt Patient*innen, die anfangen zu nesteln oder unentwegt die Klingel zu bedienen. Sie finden keine Ruhe. Nachts sind diese Phänomene besonders stark zu beobachten.

In diesem Artikel werden einige Möglichkeiten aufgezeigt, das Wohlbefinden der palliativen Personen im Bett zu steigern und dem Schwerstkranken in seinen Bedürfnissen und Wünschen zu begegnen.

14.2 Negative Faktoren, die ein Unwohlsein fördern

Schwerstkranke, palliative und sterbende Personen haben häufig nicht mehr die Fähigkeiten, Mikrobewegungen im Bett gezielt umzusetzen. Teilweise bedürfen sie Unterstützung, um diese minimalen Bewegungen durchzuführen. Ein gesunder Mensch führt im Schnitt 8–40 Bewegungen in der Stunde durch. Diese Bewegungen dienen dafür, den Druck zu verlagern und Schmerzen zu verhindern. Des Weiteren benötigt der Körper Bewegung, um sich selbst wahrnehmen zu können. Kann ein Mensch diese Bewegungen nicht mehr oder nur in stark reduzierter Form ausführen, verliert er das Gefühl der Körpergrenzen und der Auflageflächen. Der Köper gewöhnt sich an die Position, ein Verschmelzen mit der Umwelt findet statt. Dies wird Habituation genannt. Habituation kommt aus dem Lateinischen und heißt Gewöhnung. Wird eine sensorische Wahrnehmungssituation nicht verändert, nimmt die aktive Differenzierungsfähigkeit ab und reduziert sich allmählich auf grobe Wahrnehmung wie Druck, Temperatur und Schmerzreiz (Walper 2012, S. 52).

Habituation kennen viele Menschen auch aus ihrem Alltag. Wenn man ein Portemonnaie in die Hosentasche der Jeans steckt und dort einige Zeit bleibt, dann spürt man dieses mit der Zeit oft nicht mehr. Erst durch bestimmte Bewegungen oder dadurch, dass man sich daraufsetzt, wird einem wieder bewusst und spürbar, dass das Portemonnaie sich immer noch in der Hosentasche befindet.

Habituation

Bei einem *Selbstversuch* zum Thema Habituation haben wir gesunde Menschen gefragt, wie sie sich fühlen. In dieser Übung haben sie 30 Minuten auf dem Boden auf einer Gymnastikmatte gelegen. Sie durften keine Mikrobewegungen durchführen. Ziel war es, dass sie nach dieser Zeit ihre Körpergrenzen zu beschreiben hatten. Die Teilnehmer*innen der Übung konnten ihre Körpergrenzen nicht mehr klar spüren. Einzelne der Befragten fühlten sich als eine Einheit mit der Unterlage. Andere berichteten von Schmerzen, die ihre ganze Wahrnehmung fesselten. Sie stiegen innerlich aus der Selbsterfahrung aus. Andere Teilnehmer*innen brachen die Übung schon vor den 30 Minuten ab. Sie konnten diese nicht mehr länger ertragen.

Diese gesammelten Erfahrungen können in den Kontext der palliativen Personen übertragen werden. Es wird deutlich, dass es Faktoren gibt, die den Personen mehr oder weniger Liegequalität geben und dadurch Einfluss auf die Wahrnehmung und Teilhabe am Leben haben.

Ein weiteres Kriterium für ein bequemes Liegen ist neben der Habituation der Muskeltonus der Person.

> *Beachte:* Kann die Person in der liegenden Position nicht den ganzen Körper auf der Auflagefläche ablegen, muss der Körper diese Bereiche über die Muskulatur halten. *Es ist vergleichbar mit gesunden Körpern, die auf dem Rücken liegend ein Hohlkreuz machen und nur an Schulter, Gesäß und Fersen aufliegen.* Dies hat zur Folge, dass sich die Muskulatur verspannt. Häufig schmerzt dann jede Bewegung, jede weitere Minute in dieser ungünstigen Position steigert die Verspannung und somit auch den Schmerz.

Deshalb ist eine physiologische und bequeme Positionierung unerlässlich. Ist diese *individuell* für die Person angepasst worden, kann mit weiteren Elementen der Aspekt des Wohlfühlens und der Entspannung gefördert werden.

Hierfür nutzen wir im Rahmen der Aktivierend-therapeutischen Pflege zwei Konzepte, die sich hervorragend miteinander kombinieren lassen. Die physiologische und bequeme Positionierung wird auf der Basis des »Bobath-Konzeptes« erreicht. Die Körperbegrenzung wird auf der Basis der »Basalen Stimulation® in der Pflege« durchgeführt.

14.3 Physiologisch und bequem Positionieren nach dem Bobath-Konzept

Es gibt unterschiedliche Positionen, in denen ein Mensch im Bett liegen kann. In diesem Artikel wird auf die Seitenlage eingegangen – eine der vielfachen Möglichkeiten, aber nicht die einzige.

Auch hier gilt, das therapeutische Pflegeziel und die Abfolge der Maßnahme mit den Betroffenen abzustimmen

> *Merke:* Die Person liegt in einer 90° Position auf der Seite. Sollte dies aus krankheitsbedingten oder »sterbenden« Gründen der palliativen Person nicht möglich sein, ist es das Ziel, so nah wie möglich an die 90° Position heran zu gelangen. Denn dadurch wird eine physiologische und stabile Grundausrichtung des Körpers gewährleistet.

Kann die Person sich mit Unterstützung selbst in diese Position bewegen, ist diese aktivierend-therapeutische Maßnahme zu bevorzugen. Nun gilt es, den Kopf, den Schultergürtel und den Thorax auszurichten. Hierbei ist zu beachten, die Person in sich zu sortieren, in »eine Linie« zu bringen.

Zur Orientierung dieser Ausrichtung werden die Köperabschnitte näher betrachtet:

- Das *therapeutische Pflegeziel* ist, dass die Person sowohl im Ober- als auch im Unterkörper seitlich zum Liegen kommt.
- Die betroffene Person und auch die Pflegekraft darf nicht für sich den Eindruck haben, sie läge in sich »verdreht«.
- Liegt die palliative Person in einer »sortierten« Seitenlage, werden nun die Materialien angebracht, damit sie sicher und entspannt liegen kann.
- Dazu werden als erstes der Bauch und der Rücken mit ATP-Positionierungskissen stabilisiert.
- »Ein Fallen auf den Bauch wird verhindert, indem ein kleines Kissen, Handtuch oder die Decke unter den Bauch des Patienten geschoben wird.« (Friedhoff und Schieberle 2014, S. 142)
- Mit einem Handtuch wird der Rücken stabilisiert, dafür wird das Handtuch an den Rücken anmodelliert.
- Als nächstes werden die Extremitäten positioniert.
- Der Fokus wird nun auf die Beine gelegt. Das obenliegende Bein muss durch Materialien unterstützt werden, damit dieses sich entspannt ablegen kann. »Besonderes Augenmerk liegt hier auf der ausreichenden Unterlage des obenliegenden Beines. Das Positionierungsmaterial wird nah an den Körper des Patienten gezogen, um den Oberschenkel gut zu unterstützen.« (Friedhoff und Schieberle 2014, S. 142)
- Eine Möglichkeit ist es, die Beine einzeln zu positionieren. Dies wird von palliativen und sterbenden Personen häufig als sehr angenehm empfunden.
- Das untere Bein auf der Matratze liegt frei. Dazu wird das obere Bein etwas mehr angewinkelt positioniert und das untere leicht in die Streckung gebracht.
- Ist der Oberschenkel des oberen Beines gut positioniert, wird auch Material an den Unterschenkel angebracht.
- Ebenfalls sollte der obere Fuß unterstützt werden, damit dieser sich wie alles andere auf dem Material ablegen kann.

14.3.1 Kopf und Extremitäten

- Anschließend wandert unser Blick nach oben.
- Nun gilt es, »eine angepasste Position für den Arm zu finden.« (Friedhoff und Schieberle 2014, S. 142)
- Dies erfordert eine genauere Betrachtung der Schulter und des Schultergürtels.
- Die Schulterblätter haben körpernah am Rücken zu liegen. Das Ziel dabei ist es, dass die Schulterblätter nicht wie ein »Flügel« vom Körper abstehen, da dies keine normale Position dieser ist. Darüber hinaus ist es wichtig, dass die betroffene Person *nicht mit ihrem Gewicht auf dem Oberarmkopf liegt. Denn dann besteht die Gefahr, dass die Nerven irritiert werden und Schmerzen auftreten.*
- Aber auch der Schultergürtel darf nicht zu weit herausgeholt und nach vorne gezogen werden, damit es nicht zu einer Überdehnung der Muskulatur kommt.
- Wichtig ist es ebenfalls, genügend Positionierungsmaterial unter den Kopf und in den Nacken zu bringen. Das Kissen wird dafür bis an das Schulterdach gebracht und unterstützt somit die Halswirbelsäule.

14.3.2 Evaluation der bisherigen Positionierung

Ist eine physiologische und bequeme Seitenstellung gefunden, kann diese geprüft werden, indem die palliative Person den Kopf anhebt. Ist die Person nicht teilaktiv und kann demnach den Kopf nicht heben, so ist eine Prüfung durch die Pflegekraft nötig. Dies geschieht, indem sie mit ihrer Hand zwischen Oberarmkopf und Matratze gleitet und prüft, wie stark der Druckpunkt der Auflage ist, ggf. muss die Positionierung weiter angepasst werden.

Ist die Evaluation der bisherigen Positionierung beendet, dann gilt es, die passende Position für die Arme zu finden.

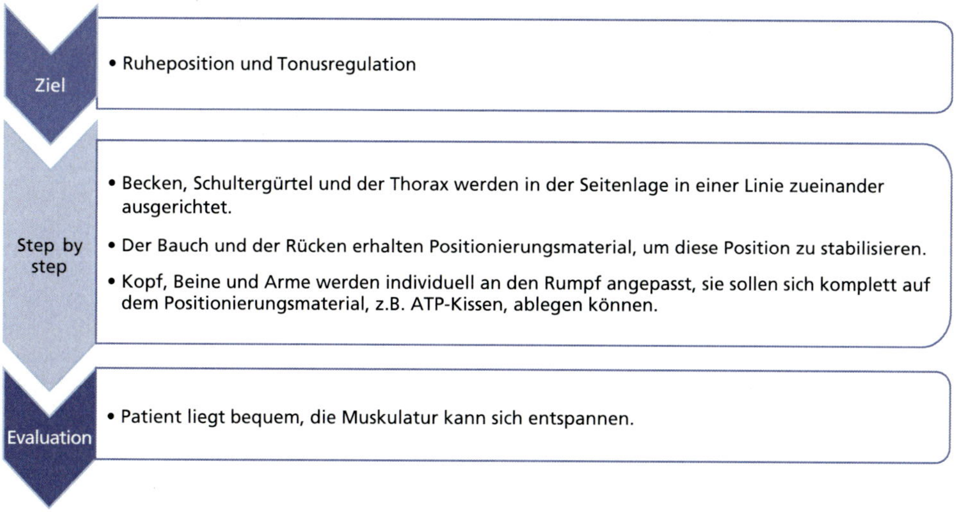

14 So, wie man liegt, so fühlt man sich!

Ziel
- Ruheposition und Tonusregulation

Step by step
- Becken, Schultergürtel und der Thorax werden in der Seitenlage in einer Linie zueinander ausgerichtet.
- Der Bauch und der Rücken erhalten Positionierungsmaterial, um diese Position zu stabilisieren.
- Kopf, Beine und Arme werden individuell an den Rumpf angepasst, sie sollen sich komplett auf dem Positionierungsmaterial, z.B. ATP-Kissen, ablegen können.

Evaluation
- Patient liegt bequem, die Muskulatur kann sich entspannen.

Abb. 14.1: Zusammenfassung der angepassten Seitenlage ohne den Bewegungsübergang in die Seitenlage (angelehnt an die BIKA® Leitlinie Position auf der weniger betroffene Seite; 04: 2016)[13], (Eschmann, Giles-Heidecker 2018, S. 106) © Thieme Gruppe

- »Der Oberarm hat möglichst nah am Körper zu liegen.
- Der Unterarm kann in unterschiedlichen Positionen seinen Platz finden, gestreckt oder gebeugt abgelegt werden« (Friedhoff und Schieberle 2014, S. 137). Letztlich liegt die schwerstkranke Person nun in einer bequemen und physiologischen Position. Sie kann ihren Körper auf den Materialien ablegen, sich »fallen lassen« und der Muskeltonus kann sich regulieren. Dadurch liegt die Person für eine geraume Zeit entspannt und kann nachts ihren Schlaf finden.

14.4 Körperbegrenzendes Positionieren nach der »Basalen Stimulation® in der ATP-P«

Es ist also wichtig, dass das Liegen unter physiologischen und bequemen Aspekten erfolgt. Dennoch hat man manchmal den Eindruck, dass dies in gewissen Situationen nicht ausreicht. »[i]mmer wieder treffen wir auf Menschen, die sichtlich unruhig sind, aufgeregt wirken und sich nicht entspannen können.« (Bienstein und Fröhlich 2012, S. 141) Die Person scheint nach etwas zu suchen. Besonders bei schwersterkrankten Personen zeigt sich dieser Eindruck.

---

13 http://www.bika.de/fileadmin/user_upload/Dateien_Instruktoren/user_upload/Leitlinie_-_Position_auf_der_weniger_betroffenen_Seite.pdf, Zugriff 14.1.2018

Bei Personen, die im Bett liegen, tritt nach einer gewissen Zeit eine Habituation ein (wie bereits beschreiben).

> Die Körpergrenzen zerfließen, die Person kann das Ende und den Anfang ihres Körpers von der Matratze nicht mehr unterscheiden. Personenunruhe kann ihr Versuch sein, dem entgegenzuwirken. Die Person will sich selbst Spürinformationen verschaffen.

»Gerade bei [einem] alten Menschen, bei dem die Sinnesfunktionen sich zunehmend funktional verändern, bzw. abnehmen, ist der gezielte Gebrauch der Sinne ein wichtiger Faktor für den Erhalt seiner Fähigkeiten. Sinnliche Erfahrungen verschaffen Lebendigkeit.« (Buchholz und Schnürenberg 2013, S. 67) Ein gesunder und beweglicher Mensch verändert seine Körperposition, führt kleine Mikrobewegungen durch, um sich mit diesen Sinneseindrücke zu verschaffen. Dadurch wirkt er der Habituation entgegen. Viele schwerstkranke, palliative und sterbende Personen können dies nicht mehr. Ihre chronischen Erkrankungen, Schmerzen oder Kraftlosigkeit hindern sie daran. Aber auch sie bedürfen es, ihre Körpergrenzen zu spüren, um sich im Raum und in sich selbst orientieren zu können. Und so kann durch eine körperbegrenzende Positionierung »Positionssicherheit, Stabilität und eine markante Orientierung der Körpergrenzen vermittelt« (Bienstein und Fröhlich 2012, S. 141) werden. In der Basalen Stimulation spricht man von der »*Nestlagerung*« oder der »*begrenzenden Positionierung*«.

14.4.1 Die Nestlagerung

Ist die Person nach dem Bobath-Konzept in eine angepasste Seitenlage positioniert worden, kann mit der »Nestlagerung« begonnen werden. Das Material, das zum Einsatz kommt, hat *deutliche Spürinformationen zu vermitteln und dennoch bequem* sein. Die Erfahrung zeigt, dass sich hierfür *besonders Bettdecken* sehr gut eignen. Es werden mehrere Bettdecken benötigt. Die Decken werden deutlich an die palliative Person modelliert, damit die körperlichen Grenzen deutlich spürbar werden. Ziel ist es, dass der ganze Körper mit den Materialien umrandet wird, nur das Gesicht wird ausgespart. Dabei ist zu beachten, dass der Kopf ebenfalls eine Begrenzung erhält und nicht ausgespart wird. Diese Begrenzung am Kopf vermittelt der Person ein Sicherheitsgefühl.

> *Merke:* Neben dem Kopf haben die Füße den Aspekt, dem Menschen Sicherheit und Orientierung zu geben. Sie sind ein wichtiges Element für die Wahrnehmung der Körpergrenzen. *Die Füße brauchen eine Rückmeldung, einen Widerstand...* Hier kann das Material noch etwas deutlicher an der palliativen Person angebracht werden. Denn wenn die Fußsohlen nicht genügend Spürinformationen bekommen, geht das gesamte Körpergefühl besonders schnell verloren und damit breitet sich Unsicherheit in der schwerstbetroffenen Person aus.

Sollte die Person neben dem Gesicht weitere Körperteile nicht begrenzt haben wollen, wird darauf eingegangen. Denn die schwerstkranke, palliative Person soll sich geborgen und sicher fühlen. Dies kann behindert werden, wenn sie sich eingeengt fühlt. Eine Anpassung der Positionierungsmaterialien ist unumgänglich.

Das therapeutische Pflegeziel dieser »Nestlagerung« dient neben der Wahrnehmungsförderung und der empfundenen Sicherheit der Patient*innen auch der Entspannung und der körperlichen Orientierung. Denn können die Körpergrenzen gespürt werden, kann die Person sich leichter innerhalb und auch räumlich außerhalb ihres Körpers orientieren.

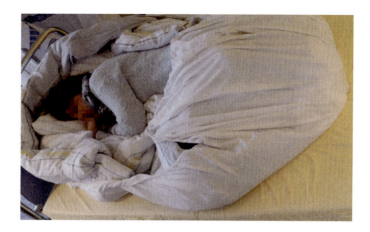

Abb. 14.2: Nestlagerung

14.4.2 Evaluation

- Die Evaluationskriterien für die Positionierung sind folglich vor allem das Empfinden der Person.
- Darüber hinaus gibt der Muskeltonus des bzw. der Betroffenen eine Orientierung für die Pflegenden.
- Ist der Muskeltonus angepasst, damit ist gemeint, dass er »loslassen« und der Körper sich entspannt ablegen kann, dann ist dies ein starkes Indiz dafür, dass die Person eine entspannte Positionierung im Bett erhalten hat.
- Nicht selten schlafen die palliativen Personen schon bei der Positionierung ein, dies ist ein sehr deutliches Zeichen einer entspannten Person.

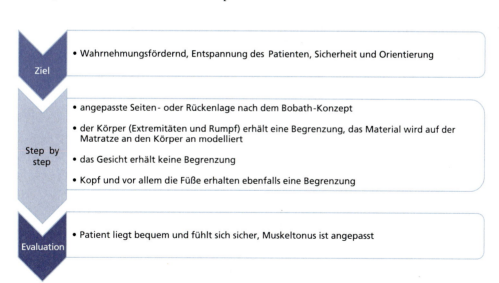

Abb. 14.3: Zusammenfassung der Nestlagerung (Eschmann, Giles-Heidecker 2018, S. 107) © Thieme Gruppe

14.4.3 Positionierungsanpassung

- Manchmal muss das Material noch so »fixiert« werden, dass es nicht verrutscht.
- Hier bietet es sich an, das Spannbettlaken von der Matratze zu lösen und die Enden über die Materialen zu ziehen.
- Manchmal ist es sinnvoll, dass Spannbettlaken mit Klebeband leicht zu fixieren.
- *Dabei ist es wichtig, dass nur die Materialen und nicht die Person fixiert wird. Denn der palliative Mensch muss jederzeit die Möglichkeit haben, die Nestlagerung von sich aus weg schieben zu können, um sich daraus zu befreien.*

14.5 Zusammenfassung

Die Qualität des Liegens hat einen hohen Einfluss auf die Lebensqualität der palliativen Personen. Diese Qualität kann von Pflegenden maßgeblich durch eine physiologische Positionierung wie bspw. die angepasste Seitenlage beeinflusst werden. Diese bietet die Basis dafür, dass die Person sich auf der Auflagefläche ablegen kann. Der Muskeltonus kann sich regulieren. Bei Personen, die ihre gefühlten Körpergrenzen schnell verlieren, bietet sich die Nestlagerung zur Wahrnehmungsförderung an. Damit wird der Person die Möglichkeit gegeben, ihre eigenen Köpergrenzen länger zu spüren und sich besser räumlich und persönlich zu orientieren. Des Weiteren hat die palliative Person eine gute Basis für Eigenbewegung. Die Kommunikation und Interaktion mit der Umwelt wird gefördert.

Durch die Kombination der angepassten Seitenlage mit Nestlagerung erfährt die Person eine Steigerung der Lebensqualität. Sie fühlt sich geborgen, sicher und empfindet dies als besonders wohltuend.

Literatur

Bundesministerium für soziale Sicherheit, Generationen und Konsumentenschutz, Kompetenzzentrum für Senioren- und Bevölkerungspolitik, (Hrg) Aktiv Altern Rahmenbedingungen und Vorschläge für politisches Handeln, Medieninhaber: World Health Organisation (WHO), Ageing and Lifecourse, Genf, Schweiz, apps.who.int/iris/bitstream/handle, Zugriff 3.4.2021

Bienstein C., Fröhlich A. (2012) Basale Stimulation® in der Pflege Die Grundlagen 7. Aufl., Hans Huber Verlag, Bern

BIKA®: Bobath Initiative für Kranken- und Altenpflege (Hrsg.): http://www.bika.de/fileadmin/user_upload/Dateien_Instruktoren/user_upload/Leitlinie_-_Position_auf_der_weniger_betroffenen_Seite.pdf, Zugriff 14.1.2018

Buchholz T., Schnürenberg A. (2013) Basale Stimulation® in der Pflege alter Menschen 4.Aufl., Hans Huber Verlag, Bern

Eschmann S., Giles-Heidecker L. (2018) Palliative Care: mehr Lebensqualität mit ATP; in GGP 3/18, Thieme Verlag, Stuttgart

Friedhoff, M., Schieberle, D. (2014) Praxis des Bobath-Konzepts 3.Aufl. Thieme Verlag, Stuttgart

Walper, H. (2012) Basale Stimulation in der Palliativpflege, Ernst Reinert Verlag, München

15 Kleine Hilfsmittel, große Wirkung

Dominik Zergiebel, Stefan Kicker

15.1 Unsere Körperstruktur und ihre Veränderungen

Die Anwendung einer Unterstützung durch Umwickeln und Bandagieren ist eine alte Technik der Menschheit. Diese Technik ist über eine weitere Spezialisierung und Professionalisierung bis zu den heutigen Taping-Variationen in der Physiotherapie oder Sportmedizin weiterentwickelt worden.

Auch in der Aktivierend-therapeutischen Pflege werden sie schon lange zur Unterstützung der beweglichen Extremitäten oder des Körperkerns genutzt.

Zu den Zielen dieser Techniken gehört immer eine Verbesserung oder Erleichterung der Ausgangssituation für den palliativen Empfänger. Die Interventionen sind daher auch gemeinsam im multiprofessionellen Team in der Palliativeinheit mit der schwerkranken, palliativen oder sterbenden Person abzusprechen, soweit das noch möglich ist. Es ist wertschätzend zu kommunizieren und mit Zeit und Geduld zu planen. Einschränkungen der Anwendungsmöglichkeit (Angst, Unwohlsein, Distanz zur anvisierten Maßnahme) sind immer individuell zu sehen und ernst zu nehmen. Auch pflegende An- und/oder Zugehörige können und sollen in die Techniken eingewiesen werden, da die Person auch im häuslichen Alltag besonders von diesen Wickeltechniken profitieren kann.

Zum besseren Verständnis werden im folgenden Kapitel zu Beginn jeweils das Problemfeld und die physiologischen Grundlagen beschrieben und darauf aufbauend die einzelnen Maßnahmen vorgestellt.

Der menschliche Körper ist durch den Aufbau seiner Strukturen befähigt für verschiedene Funktionen, Bewegungen und Aktivitäten. Für diese Körperfunktionen werden funktionsfähige, physiologische anatomische Bestandteile benötigt.

Die Anatomie des Menschen, seine Struktur, beeinflusst die Funktion und die Funktionsmöglichkeiten. Der Begriff Funktion steht für eine isolierte Bewegung. Aktivität entsteht aus der Verbindung verschiedener Einzel-Bewegungen (Funktionen) zu einer Handlung.

Beispiel: Ist das Ellenbogen-Gelenk in Streckung steif (Funktion/Funktionseinschränkung), kann ein Löffel oder eine Gabel nicht mehr zum Mund geführt werden (Aktivität Essen) und die Teilhabe an einer gemeinsamen Aktivität und Handlung (gemeinsames Essen, Ausgehen in ein Restaurant, damit auch Partizipation und Teilhabe) kann gestört sein.

»Veränderungen bzw. Abweichungen von Funktionen sowie Anomalitäten der Struktur werden als Schädigung (»impairment«) bezeichnet. Diese sind definiert als bedeutsame Abweichung oder Verlust (z. B. Deformität) von Strukturen (z. B. Gelenke) und oder Funktionen (z. B. verminderte Beweglichkeit von Gelenken, Muskelschwäche, Kraft oder Erschöpfung). – Aktivitäten sind definiert als Durchführung einer Aufgabe oder Aktion durch das Individuum und repräsentieren in hohem Maße den subjektiv erlebten Aspekt der Funktionsfähigkeit. Schwierigkeiten oder Probleme auf dem Aktivitätsniveau werden als Aktivitätseinschränkung (»activity limitation«) bezeichnet (z. B. eingeschränkte Mobilität beim Gehen, Treppen steigen oder aber beim Greifen« (Crevenna 2017)

Die Ausgangslage von immobilen oder eingeschränkten Personen besteht häufig in einer Bewegungseinschränkung oder einer körperlichen Schwächung (bspw. einer Fatigue), unter der besonders palliative Personen zu leiden haben.

> *Merke:* Aus einer Einschränkung der Beweglichkeit der Gelenke kann eine Immobilität folgen. *Beispiel*: Ist die Beweglichkeit des Sprunggelenks stark vermindert, können keine Schritte mehr gemacht werden.

Wichtig ist der Bezug zur vorhergehenden Situation und zu der körperlichen Entwicklung der betroffenen Person (anamnestische Biographiearbeit). Welche Ziele und Bedingungen bringt die palliative Person mit, welche Einschränkungen bestanden schon wie lange und welche Möglichkeiten resultieren im palliativen Setting daraus? Die Ermittlung des bestehenden Bewegungsausmaßes im Vorfeld einer palliativen Situation, der persönlichen liebgewonnenen Gewohnheiten, der noch bestehenden täglichen Aktivitäten und daraus ableitbarer Ziele für die palliative Konstellation, geben immer auch die Möglichkeiten vor.

15.1.1 Hinweise aus Untersuchungen

Es gibt Hinweise aus Untersuchungen, dass eine physiologische Mittelstellung, bei der die beteiligten Muskeln, Bänder und Sehnen nicht überdehnt werden, eine Steigerung und Beibehaltung des Bewegungsausmaßes fördert (gemessen als Bewegungsausmaß, *englisch:* Range of Motion; *deutsch:* Neutral-Null-Methode) (vgl. Pickenbrock et al. 2015). In der Studie wurden die Bewegungsausmaße mit und ohne physiologische Mittelstellung der Hüfte und der Schulter untersucht. Eine Übertragbarkeit auf die anderen Gelenke ist dadurch zwar pauschal nicht möglich, es können aber trotzdem Schlüsse für die Funktion einer Stabilisierung in einer neutralen Mittelstellung gezogen werden.

Das Wissen um die physiologische Mittelstellung gibt eine Idee, wie die Strukturen (Knochen, Gelenke, Bänder und Sehnen) zueinanderstehen sollten. Ist diese Stellung über längere Zeit schon verändert, kann sich auch das Muskel- und Bindegewebe an diesem Gelenk verändern und dadurch eine andere muskuläre Mittelstellung vorgeben. Hier könnte eine erzwungene gelenkige Mittelstellung für das Gewebe Stress bedeuten.

Eine Anwendung muss immer im Dialog und Kontext der vorherrschenden Bedingungen erfolgen.

15.2 Das Bobath-Konzept: Grundlage von ATP

Normale Bewegung ist die Grundlage des Bobath-Konzepts. Die Anbahnung von funktioneller Bewegung in alltagsrelevanter Umsetzung (im palliativen Setting) individuell abgestimmt auf die betroffenen Personen ist ein wichtiges Ziel (BIKA® 2017).

Verschiedene Techniken wie die unterschiedlichen Handtuchwickel ermöglichen günstigere Gelenkstellungen oder verbessern den Aufbau von Haltungshintergrund mit den Zielen der leichteren Bewegung, Verhinderung von Sekundärschäden (Reduzierung der Schmerzen), Erhalt von Muskellängen, Steigerung einer positiven Plastizität (Lernfähigkeit auch noch in einer palliativen Situation).

15.2.1 Wirkung der Schwerkraft, Unterstützungsfläche, Stabilität für Mobilität

Auf alle Körper im Raum wirkt die Schwerkraft. Diese führt bei geringem Haltetonus zu Veränderungen der physiologischen Stellung. Dadurch kann es ggf. zu Folgeschädigungen kommen. 24 Stunden am Tag widersteht unser Körper in unterschiedlichen Ausmaßen den Kräften der Schwerkraft, z. B. beim Sitzen auf Büro- oder anderen Stühlen, bei jeder Bewegung, selbst beim Liegen im Bett. Entscheidend für den Bedarf an Haltetonus im Feld der Schwerkraft sind die Größe und Beschaffenheit der Unterstützungsfläche, über die eine Person Halt erreichen kann. Je effektiver ein Mensch Haltetonus aufbauen kann, desto eher ist er fähig, auch auf einer kleinen Unterstützungsfläche handlungsfähig im Sinne einer Balance mit graduierter und dosierter Bewegung zu bleiben. Viele palliative Personen verfügen über eine geringe Leistungsfähigkeit und sind schnell erschöpft. Die Größe und Beschaffenheit der Unterstützungsfläche entscheidet darüber, ob noch Ressourcen für Aktivitäten und Handlungen vorhanden sein können oder ob sie ausschließlich für den Bedarf an Haltetonus im Feld der Schwerkraft benötigt werden.

Das Gewicht unseres Körpers wird über die Flächen, die stabilen Halt besitzen, an den Untergrund abgegeben. Je größer diese Unterstützungsfläche ist und je besser sie angenommen werden kann (das heißt keine Hohlräume unter uns sind), desto geringer benötigen wir Muskelaktivität für Stabilisierung und Haltung. Auf einem Seil zu laufen oder auf einem schmalen Pfosten zu stehen, erfordert einen höheren Aufwand an Muskelkraft, Gleichgewicht und Konzentration als auf einem Sofa angelehnt in halbliegender Position zu entspannen.

»Je kleiner die Unterstützungsfläche ist, mit der der Körper Kontakt aufnehmen kann, desto höher muss der Haltungstonus werden.« (Dammshäuser 2012, S. 40)

Ein hoher Haltungstonus (▶ Kap. 14) kann aber Bewegungen und bei einer eingeschränkten Leistungsfähigkeit weitere Aktivitäten verhindern, da alle Ressourcen schon gebunden sind. Dies bedeutet für palliative Personen z. B., dass sie dann, wenn sie nicht physiologisch im Bett positioniert sind, weil die Unterstützungsfläche zu gering ist, zusätzliche Energie aufwenden müssen, um ihre Körperhaltung zu halten Dies beeinträchtigt sie an der Teilhabe des Lebens, bspw. können sie Gesprächen mit ihren Angehörigen schlechter verfolgen, weil sie durch den zusätzlichen Energieaufwand schneller erschöpft sind.

> *Merke:* Die Haltungskontrolle unseres Körpers geschieht durch die Kernstabilität. Diese wird erreicht durch die Muskulatur des unteren Rumpfes und Beckens (vgl. Friedhoff und Schieberle S. 23).

Für die Bewegung einzelner Körperabschnitte, beispielhaft die Schrittbewegung, das Abheben des einen Beines vom Boden, benötigt der menschliche Körper Stabilität auf dem anderen Bein.

> Es gilt das Prinzip: Stabilität für Mobilität.

Eine Unterstützung der Extremitäten durch Wickel oder Handtuch-Doppel-Rollen oder des Rumpfes mit einem Rumpfwickel kann Aktivitäten durch eine wahrgenommene und angenommene Stabilität möglich machen, die ohne diese Hilfsmittel nicht oder nicht so umfassend möglich wären. Für palliative Personen tragen sie außerdem zur Entspannung bei.

15.2.2 Propriozeption

Für Bewegungen und die Wahrnehmung unseres Körpers ist das Wissen um die Stellung unserer Gelenke, der Extremitäten und ihrer Verbindung zueinander eine wichtige Grundlage. Diese wird als Propriozeption beschrieben. Nerven geben uns eine Rückmeldung, in welcher Stellung sich unsere Körperabschnitte befinden, und wir haben Bewegungsmuster erlernt, um Tätigkeiten auszuführen.

Dafür benötigen wir regelmäßige Rückmeldung, diese wird durch kleine Bewegungen erzeugt. Bei einem Verbleiben in einer Position durch Schwäche, Erkrankung oder Bewegungsunfähigkeit z. B. bei palliativen Personen verlieren wir ein Gefühl für die Stellung unseres Körpers und die Bewegungsmöglichkeiten (▶ Kap. 14). Wir benötigen für motorische Reaktionen einen fortlaufenden sensorischen Input (vgl. Dammshäuser 2012, S. 32).

15.2.3 Homunkulus

Das Bewusstsein für die nervale Repräsentation der Peripherie des Körpers im Gehirn ist ein wichtiger Punkt für die Beschäftigung mit den Extremitäten. Die Oberflächen der Hände und Füße sind, wie auch andere sensible Bereiche, im Gegensatz zu anderen Körper-Oberflächen deutlich überrepräsentiert. Es stehen besonders große Areale im Gehirn für die Verarbeitung und Repräsentation zur Verfügung. Dies wird mit dem Bild des Homunkulus besonders eindrücklich deutlich gemacht.

15.3 Zusammenhang Positionen und Aktivitäten

Es wird in dem Konzept F.O.T.T.® (Therapie des facio-oralen Traktes), das sich besonders mit der Physiologie, den komplexen Zusammenhängen des Schluckens und dessen Aktivierung und Anbahnung beschäftigt, ein klarer Zusammenhang mit der Position und den Möglichkeiten des Schluckaktes gesehen: »Wir schlucken mit dem Becken« (Nusser-Müller-Busch 2011). Eine entsprechende Positionierung für palliative Personen ist für Trinken und Nahrungsaufnahme unabdingbar.

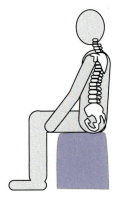
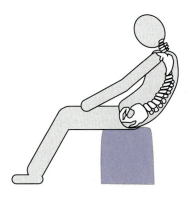

Abb. 15.1:
Zwei Sitzpositionen und ihre Auswirkung

Die Stellung der verschiedenen Abschnitte unseres Körpers zueinander ist entscheidend für die mögliche folgende Aktivität. Im Selbstversuch findet man schnell heraus, dass man sich in Beugung besser aus einer Rückenlage bewegen (aufstehen aus dem Bett) und in Streckung (aufrechter Sitz auf einem Stuhl) länger aufmerksam sein kann. Im Bobath-Konzept werden diese Faktoren mit der Stellung der Schlüsselpunkte (zentraler Schlüsselpunkt Thorax zu den proximalen Schlüsselpunkten Schulter und Becken) erfasst und berücksichtigt.

15.3.1 Positive Neuroplastizität bei palliativen Personen anwenden

Eine Grundlage der Neuroplastizität ist die Fähigkeit des menschlichen zentralen Nervensystems, sich aufgrund äußerer Reize und Wahrnehmung zu verändern. Diese Neuroplastizität bedeutet eine *dauerhafte* Lernfähigkeit und die Möglichkeit, durch pflegerische Maßnahmen für das Körperschema der betroffenen Personen, ihre Möglichkeiten und Entwicklungschancen positive Veränderungen zu bewirken. Dieses Lernen kann positiv sein, aber auch negative Auswirkungen haben. Das bedeutet, es können durch die Umgebung, die Gestaltung dieser und die Umsetzung von Maßnahmen Veränderungen erreicht werden, die Handlungen und Aktivitäten fördern, aber es können auch Bedingungen vorhanden sein, die Funktionen verschlechtern und Aktivitäten in der Zukunft unmöglich machen.

Die hier vorgestellten Wickel sollen die bestmögliche Voraussetzung für effektive Bewegung und Positionierung der palliativen Person schaffen, damit ihr zentrales Nervensystem über den Erfolg der Bewegung, der Erreichung eines Zieles wieder lernt, in passender Reihenfolge Muskeln kraftmäßig angepasst (oder dosiert) zu aktivieren.

15.4 Das Material

Für die Durchführung der verschiedenen Wickeltechniken bedarf es keinerlei speziell gefertigten medizinischen Verbrauchsmaterials.

Genutzt werden für die Wickel und Rollen normale Handtücher. Die Größe eines normalen kleinen Handtuches (wie hier auch in den Beispiel-Fotos benutzt) umfasst ungefähr 50 cm Breite und 100 cm Länge. Große Handtücher oder Badehandtücher haben eine Länge von über 150 cm und eine Breite von ungefähr 100 cm. Es können auch ähnliche Materialien, die von der Größe passend sind, genutzt werden, dazu geeignet können Kopfkissenbezüge, Unterlagen-Tücher oder in der bariatrischen Versorgung auch Deckenbezüge (z. B. für den Rumpfwickel siehe unten) sein.

15.4.1 Praktische Anwendung von Wickeln

Im Folgenden werden die verschiedenen Wickeltechniken in einzelnen Schritten erklärt.

Der Handwickel

Für den Handwickel wird das Handtuch längs zu einem schmalen Streifen gefaltet und auf der Handinnenfläche positioniert. Das kürzere Stück liegt dabei zwischen Daumen und Zeigefinger (▶ Abb. 15.2).

Tab. 15.1: Geeignete und ungeeignete Materialien

Baumwoll-Frottee	synthetische Materialien	Wolle, Seide	elastische, (synthetische) Materialien, z. B. Kompressen, Verbandwickel
• offene Struktur • ist stabil und fest • hat eine relativ hohe Wasseraufnahmefähigkeit • in Einrichtungen meistens vorhanden • atmende Funktion schützt das Hautmilieu	• fehlende Aufnahmefähigkeit von Transpiration • teilweise zu elastisch	• Nicht ausreichend hitzebeständig bei der Reinigung	• zu hohe Elastizität • fehlende Eindeutigkeit und • fehlende Eindrücklichkeit im Fühlen und Spüren • ungünstige (zu hohe oder wechselnde) Druckverteilung • gibt keine Stabilität • behindert oder schränkt Körperwahrnehmung ein

Dieses Stück wird nun über den Handrücken bis hin zur gegenüberliegenden Handgelenkinnenseite gezogen. Als nächstes wird das lange Stück des Handtuchs in entgegengesetzter Richtung ebenfalls über den Handrücken geführt, dann einmal um das Handgelenk gewickelt und schließlich auf dem Handrücken z. B. mit Pflasterstreifen fixiert. Zur weiteren Unterstützung zum Handwickel kann der Arm der Person auf einem Kissen gelagert werden.

Das Ziel dieser Wickeltechnik ist eine Stabilisierung des Handgelenks in Richtung Funktionshandstellung. Hypotone Hände sind gefährdet, in Richtung einer »Fallhand« abzuknicken mit der Gefahr der Ödembildung der Hand (schmerzende Hände bei palliativen Personen).

Die Person verspürt durch den leichten Druck des Wickels einen authentischen Halt und eine angenehme Sicherheit in der Hand. Abwechselnd mit regelmäßigen Bewegungsübungen der Gelenke kann der Handwickel die Beweglichkeit der palliativen Person erhalten und so einer Kontraktur vorbeugen.

Der Fußwickel

Genau wie beim Handwickel wird auch beim Fußwickel das Handtuch längs zu einem Streifen gefaltet. Dies geschieht am einfachsten durch zweimaliges Halbieren des Handtuchs.

Das Ende des Handtuchs wird am Fußgelenk knapp über der Ferse positioniert. Nun wird das lange Ende des Handtuchs leicht schräg über den Fußrücken gelegt, entlang der Fußsohle geführt, der Fuß wird dabei in einer neutralen Gelenkstellung positioniert (CAVE: keine übertriebene Adduktion, bzw. Dorsal-Extension des Fußes anstreben), erneut in entgegengesetzter Richtung mit leichtem Zug wieder über den Fußrücken gezogen und unterhalb der Ferse platziert (▶ Abb. 15.3). Durch den leichten Zug, der ausgeübt wird, stabilisiert sich der Fuß und wird in seine physiologische Stellung gebracht, dies schafft Erleichterung für die schwerkranke und/oder palliative Person. Diese Wickeltechnik begünstigt ein Wohlgefühl im Fuß durch Entlastung der Bänder und Sehnen.

15 Kleine Hilfsmittel, große Wirkung

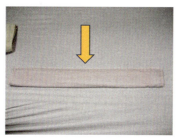

1.) Handtuch zu einem langen Streifen falten.

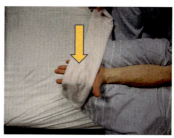

2.) Handtuch in der Handfläche positionieren.

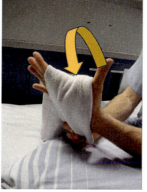

3.) Ende des Handtuchs über den Handrücken bis zum Handgelenk ziehen …

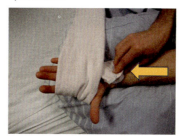

4.) und am inneren Handgelenk positionieren.

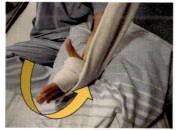

5.) Langes Ende des Handtuchs um den Handrücken binden und mit leichtem Zug fixieren.

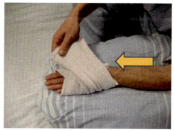

6.) Weiter um das Handgelenk wickeln.

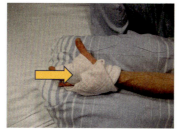

7.) Handtuch abschließend fixieren (ggf. mit Pflasterstreifen festkleben).

Abb. 15.2: Durchführung des Handwickels mit einem Frotteehandtuch

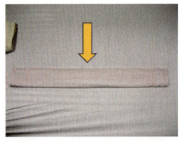

1.) Handtuch zu einem langen Streifen falten.

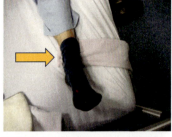

2.) Ende des Handtuchs knapp über der Ferse positionieren.

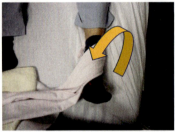

3.) Handtuch leicht schräg über den Fußrücken legen.

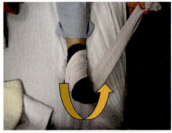

4.) Handtuch an der Fußsohle entlangführen und mit leichtem Zug den Fuß stabilisieren.

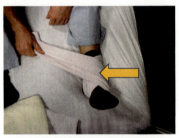

5.) Handtuch wieder über den Fußrücken positionieren und erneut mit leichtem Zug stabilisieren.

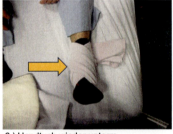

6.) Handtuch wieder unterm Unterschenkel durchführen und erneut mit leichtem Zug stabilisieren.

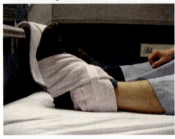

7.) Seitenansicht, es besteht die Möglichkeit den Wickel mit einem Pflasterstreifen zu fixieren.

Abb. 15.3: Durchführung des Fußwickels mit einem Frotteehandtuch

> **Definition: Spitzfuß (Pes Equinus)**
>
> Diese Fehlstellung des Fußgelenkes führt langfristig im Pflegealltag hin zu einer Spitzfußkontraktur. Eine genaue und einheitliche Definition für diese Form von Kontraktur, auch anhand von Bewegungsausmaß gibt es in der Literatur jedoch nicht. Der Fuß ist stark nach vorn geneigt (Plantarflexion) und lässt sich weder durch aktive noch durch passive Bewegungen erheblich beugen und strecken. Ein komplettes Auftreten der Fußsohle beim Gehen ist nicht mehr möglich, da sich der Fuß nicht in seine Neutralstellung führen lässt. Dies führt zu einer massiven Aktivitätseinschränkung.
> Eine anerkannte Spitzfußprophylaxe stellt allerdings nur der ausreichende Druck auf den Fuß dar (stehen, Beine aufstellen im Bett mit Druck durch Pflegekraft).

Besonders bei bettlägerigen, schwerkranken, palliativen oder sterbenden Personen mit eingeschränkter oder sogar fehlender Eigenbewegung kommt es häufig vor, dass sich die Füße aufgrund von Schwerkrafteffekten in eine überstreckte Position (Abduktion, Dorsal-Flexion) begeben und dort längere Zeit verbleiben. Bei schlaffen Lähmungen drückt das Gewicht der Bettdecke zusätzlich die Füße noch in eine Spitzfußstellung. Diese Fehlstellung des Fußgelenkes führt langfristig im Pflegealltag bis zu einer Spitzfußkontraktur. Der Fußwickel hilft in Abwechslung mit fazilitierenden Bewegungsübungen, die Schwerkrafteffekte zu reduzieren, sorgt für mehr Stabilität im Fußgelenk und unterstützt eine Spitzfußprophylaxe. Weitere Effekte stellen die geförderte Wahrnehmung der Extremität, der Propriozeption und die Stärkung des Körpergefühls dar. Es wird die nervale Abbildung und Repräsentation im Gehirn der Extremität positiv unterstützt. Die Wirkung ist besonders in *aufmerksamkeitseingeschränkten Bewusstseinszuständen* förderlich, um negative Folgen zu vermeiden und um positive Folgen wie Sicherheit und Wahrnehmung bei palliativen Personen zu fördern.

Der Rumpfwickel, ein explizites Hilfsmittel im palliativen Setting!

Der Rumpfwickel sorgt für eine bessere Stabilität im unteren Rumpfabschnitt und unterstützt dort die tiefe Muskulatur. Die palliative Person bekommt dadurch einen besseren Haltungshintergrund, der eine bessere Haltung ermöglicht und daraus folgend eine bessere Ausgangsposition für weitere Aktivitäten. Es erleichtert der Person das Aufrichten des Rumpfes, z. B. beim Aufstehen und Gehen, oder ermöglicht einen stabileren Sitz im Bett, leichteres Schlucken, leichteres Drehen des Kopfes und damit die bessere Wahrnehmung des Raumes. Durch bessere Entfaltungsmöglichkeiten der Lunge bei aufrechtem Oberkörper wird die Atmung erleichtert.

> *Merke:* Der Rumpfwickel ist in der Anwendung der Aktivierend-therapeutische Pflege in der Palliative Care oft ein unabdingbares Hilfsmittel.

Als Material für den Rumpfwickel eignet sich ein großes Handtuch, z. B. ein Badehandtuch. In der bariatrischen Pflege kann auch ein Bettdeckenbezug genutzt werden oder weitere vorhandene Materialien, um den gesamten Rumpf der Person stabilisieren zu können.

Bei der Anwendung ist zu beachten, dass von der Leiste bis einschließlich zu den unteren Rippen gewickelt wird. Dazu wird die Person in eine angepasste Rückenlage (A-Position) oder eine angepasste Seitenlage gebracht. Der Deckenbezug kann in einen breiteren Streifen gefaltet werden. Die Breite entspricht dem Abstand von der Leiste bis zum unteren Rippenbogen. Das Handtuch wird unter den Menschen gelegt. In der angepassten Rückenlage sind die körperlichen Strukturen in einer guten Ausgangsstellung zueinander positioniert.

Die untere Bauchmuskulatur wird Richtung Nabel bewegt und die Enden des Wickels werden mit Zug darüber geführt und mit Pflasterstreifen fixiert.

> *Merke:* Wichtig ist, dass der erste Klebestreifen unten am Rumpfwickel (am Becken) fixiert wird.

Mit dem Klebestreifen wird der nach kranial bewegte Bauch stabilisiert.

Die Handtuchenden am Brustkorb (untere Rippen) modellieren die Rippen in Richtung Nabel und Becken. Eine Hand sollte noch leicht von oben in den Wickel einschiebbar sein, damit die Atmung nicht beeinträchtigt wird.

Drei oder mehr Pflasterstreifen fixieren die Adaption des Rumpfwickels sicher, alle 5–7 cm ein Pflasterstreifen sind erfahrungsgemäß ausreichend, bei Bedarf mehr. Mit diagonalen Pflasterstreifen vom Becken beginnend kann man die schrägen Bauchmuskeln unterstützen. Der Rumpfwickel lässt sich durch seine recht einfache Handhabung gut in die allgemeinen Pflegemaßnahmen integrieren.

Es gibt Situationen, in denen von einem Rumpfwickel abzuraten ist, da mögliche Komplikationen auftreten können, z. B. unmittelbar nach einer Anlage eines suprapubischen Blasenkatheters (SPK) oder einer perkutanen endoskopischen Gastrostomie (PEG), bei einem künstlichen Darmausgang, Bauchbeschwerden, Beklemmungsgefühlen oder Herzerkrankungen. Eine Beobachtung nach Anlage ist in der Anfangszeit wichtig, um ggf. bei Beklemmung (z. B. Angina Pectoris), Blutdruckveränderungen (durch Veränderungen der venösen Vorlast bei Abklemmung der unteren Hohlvene) oder Angst den Wickel lösen zu können. Eine sehr gute Beschreibung der Indikation, Durchführung und der Hintergründe liefert die Leitlinie Rumpfwickel der Bobath-Initiative im Kranken- und Altenpflege e. V. (BIKA 2019).

15.4.2 Das Handtuch als Positionshilfe

Nicht nur zur Stabilisierung von Gelenken oder zur Vorbeugung von Kontrakturen, sondern auch bei Positionierung können Materialien wie z. B. ein Handtuch oder Deckenbezug sehr hilfreich sein.

Im Folgenden werden einige Beispiele zur Positionsunterstützung aufgeführt. Zur vereinfachten Darstellung wird hier die Positionierung mit einem Frotteehandtuch beschrieben. Weitere Materialien (Decken, Unterlagen), besonders in der häuslichen Versorgung, sind genauso denkbar und ähnlich nutzbar.

Der Handtuchkeil

Im Pflegealltag kommt es vor, dass palliative Personen aufgrund einer Erkrankung oder durch Bewegungseinschränkungen nicht mehr selbstständig in der Lage sind, ihre Körperposition im Bett zu verändern. Solche Patient*innen sind unter anderem der Gefahr ausgesetzt, einen Dekubitus zu entwickeln.

Hier kommt es darauf an, die Personen in regelmäßigen Zeitabständen in eine andere Liegeposition zu bringen, um einem solchen Dekubitus oder auch einer beginnenden Immobilität vorzubeugen. Schon kleinste Veränderungen der Körperposition bewirken, den Druck auf die betroffene Auflagefläche des Körpers zu reduzieren und die betroffene Körperstelle zu entlasten (Mikrolagerung).

Für eine Positionierung benötigt man kein spezielles, meist auch teures Spezialmaterial. Schon ein Frotteehandtuch kann dafür ausreichen.

Dazu wird das Handtuch möglichst faltenfrei zuerst längs zur Hälfte gefaltet und dann von links nach rechts zusammengelegt. Dabei wird am rechten Ende des Handtuchs ein kleines Stück frei gelassen (ca. 10–20 cm).

15 Kleine Hilfsmittel, große Wirkung

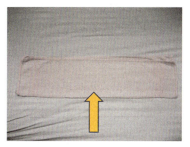

1.) Handtuch wird längs gefaltet.

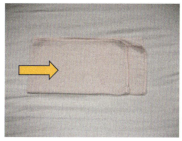

2.) Handtuch so falten, dass ein ca. 10–15 cm langes Stück frei bleibt.

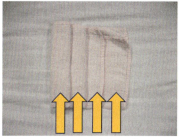

3.) Handtuch nun vierstufig auslegen.

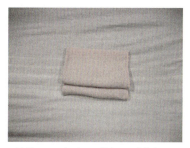

4.) Kann auch etwas dicker gefaltet werden, je nach Positionswunsch.

Abb. 15.4: Falten eines Handtuchs zum Positionierungskeil

Dieser Vorgang wird nach Belieben mehrmals wiederholt, bis man z. B. einen 4-stufigen Lagerungskeil erhält. Je nach Positions- und Liegewunsch kann der Keil auch etwas dicker gefaltet werden (▶ Abb. 15.4).

Die Handtuch-Doppel-Rolle

Eine konsequente regelmäßige physiologische Positionierung, z. B. zur Dekubitusprophylaxe, ist im pflegerischen Alltag von großer Bedeutung.

Oft werden aber die Extremitäten wie Arme, Beine und der Kopf nur ungenügend unterstützt und erfahren demnach nicht ausreichend Aufmerksamkeit, was zu Unsicherheiten und unruhigen Personen führt, weil sie nicht genügend Unterstützungsfläche haben.

Sie sind bei einer Positionierung stets zu beachten! Die Wahrnehmung, insbesondere über die Extremitäten, nimmt eine große Rolle in der Repräsentation des Körpers in dem Gehirn ein. Es werden eine größere Stabilität und Sicherheit wahrgenommen. Zudem bewirken diese Positionierungen der Extremitäten beim den Personen Bequemlichkeit, vermitteln Ruhe und können bei korrekter Durchführung sogar bewirken, dass die Person in der bestimmten Liegeposition ihren Körper im Ganzen wahrnehmen kann.

Mit der Handtuch-Doppel-Rolle lassen sich die Extremitäten bei jeglicher Positionierung in eine bequemere und stabilere Position bringen. Dazu wird wieder zur vereinfachten Darstellung ein großes Handtuch (1 m x 1,5 m) verwendet.

Das Handtuch wird der Länge nach zwei- bis dreimal längs gefaltet, von beiden Seiten gleichmäßig aufgerollt, anschließend im Ganzen gewendet (▶ Abb. 15.5) und mit einer Rolle links und rechts unter die Extremität gebracht, sodass diese im Handtuch gebettet liegt. Dadurch bekommt die Doppel-Rolle durch die aufliegende Extremität Stabilität,

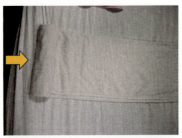

1.) Handtuch wird von den Seiten aus aufgerollt …

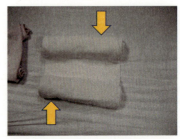

2.) und anschließend umgedreht.

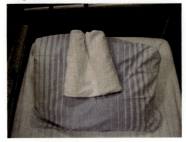

3.) Gut geeignet als Kopfstütze.

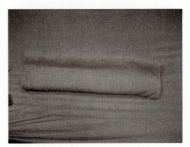

4.) Oder zur Stabilisierung der Extremitäten.

Abb. 15.5: Stabilisierung durch Handtuch-Doppel-Rolle

die gerollte Handtuchfläche kann nicht wegrollen und erzeugt so auf beiden Seiten eine Stabilisierung der Extremität.

Zur Positionierung einer Extremität eignet sich am besten ein großes Handtuch. Für den Kopf kann auch ein kleineres genügen.

Die Doppel-Rolle wird unter die gewählten Extremitäten platziert. Durch diese Stütze wird ein seitliches »Wegknicken« der Extremität verringert, die Muskeln können entspannen und die Patient*innen kommen zur Ruhe.

Den gleichen Effekt hat die Doppel-Rolle auch bei der Positionierung des Kopfes. Durch die Stütze der Rollen wird ein seitliches Wegneigen des Kopfes reduziert und der Hals stabilisiert.

Die Handtuchrolle als Sitzstütze

Bei einer Schwäche durch keine ausreichende Rumpfstabilität kann das Becken nicht dauerhaft in einer sitzenden Position an der Bettkante aufrecht gehalten werden. Ein Bettkanten-Sitz führt dann zu einem Zurücksinken in die Matratze und einer steigenden Instabilität für die betroffene Person. Deshalb fällt es vielen bettlägerigen, teil-mobilen Personen schwer, länger an der Bettkante sitzen zu bleiben. Hinzu kommt, dass sie sich bei einem allmählichen Einsinken in die Matratze und dem damit verbundenen Zurückkippen des Beckens, unsicher fühlen und möglicherweise die Angst verspüren, wieder in das Bett zu fallen.

Gerade bei Situationen wie z. B. der Nahrungsaufnahme ist es absolut notwendig, eine sitzende Position über einen gewissen Zeitraum aufrecht einnehmen zu können.

Hier bietet es sich an, in sitzender Position eine Handtuch-Rolle als Sitzstütze einzubringen.

Dazu rollt man z. B. ein großes Handtuch (Badehandtuch) längs auf und drückt dies leicht um das Gesäß des oder der sitzenden Patient*in herum (▶ Abb. 15.6). Dadurch

15 Kleine Hilfsmittel, große Wirkung

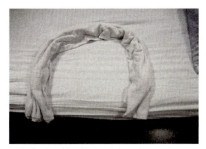

1.) Großes Handtuch wird zu einer „Wurst" aufgerollt …

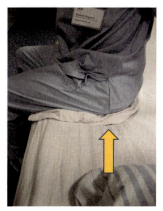

2.) und um das Gesäß des Patienten gelegt.

Abb. 15.6: Handtuchrolle als Sitzstütze

wird der Person die notwendige Stabilität und Sicherheit beim Sitzen gegeben. Das Kippen des Beckens nach hinten wird verhindert, die Unterstützungsfläche vergrößert und die Sitzposition kann länger gehalten werden. Bei Bedarf kann das Handtuch auch etwas unter die Oberschenkel gelegt werden, z. B. um eine Rutschgefahr zu minimieren oder seitlich die Oberschenkel zu stabilisieren.

15.5 Vorschlag zur Umsetzung

Die Wichtigkeit einer begleiteten und geleiteten Umsetzung durch Erlernen im Rahmen von Schulungen und Fortbildungen und der daraus folgenden sicheren Umsetzung kann nicht ausreichend betont werden. Für eine nachhaltige Umsetzung ist eine ausreichend hohe und begleitete Durchführungs-Anzahl der Techniken grundlegend. Hilfreich können Lernsettings im Rahmen eines Bobath-Grundkurses und die Anleitung in der klinischen Praxis durch erfahrene, geschulte und weitergebildete Mitarbeiter sein.

Literatur

BIKA® (Hrsg.) (2017) Das Bobath-Konzept, http://www.bika.de/bobathkonzept.html, Zugriff 26.10.2017

BIKA® (Hrsg.) (2019) http://www.bika.de/fileadmin/user_upload/Dateien_Instruktoren/user_upload/Leitlinie_-_Hilfsmittel_Rumpfwickel.pdf

Crevenna, R. (Hrsg.) (2017) Kompendium Physikalische Medizin und Rehabilitation. Diagnostische und therapeutische Konzepte. 4. Aufl. 2017. Berlin, Heidelberg, S. l.: Springer Berlin Heidelberg. http://dx.doi.org/10.1007/978-3-662-49035-8

Dammshäuser, B. (2012) Bobath-Konzept in der Pflege. Grundlagen, Problemerkennung und Praxis. Elsevier, Urban und Fischer, München

Friedhoff, M. und Schieberle, D. (2014) Praxis des Bobath Konzepts, Thieme Verlag, Stuttgart

GKV (Hrsg.) (2014) Expertenstandard zur Förderung und Beweglichkeit in der Pflege. https://www.gkv-spitzenverband.de/media/dokumente/pflegeversicherung/qualitaet_in_der_pflege/expertenstandard/Pflege_Expertenstandard_Mobilitaet_Abschlussbericht_14-07-14_finaleVersion.pdf, Zugriff 26.10.2017

Nusser-Müller-Busch, R. (Hrsg.) (2011) Die Therapie des Facio-Oralen Trakts. F.O.T.T. nach Kay Coombes. 3. Auflage. Springer, Berlin Heidelberg

Pickenbrock H, Ludwig VU, Zapf A, Dressler D. (2015) Conventional versus neutral positioning in central neurological disease – a multicenter randomized controlled trial. Dtsch Arztebl Int 2015; 112: S. 35–42

Simmel, S., Settner, M., Schmidt, J. et al. (2017) Trauma Berufskrankh 19: 170. https://doi.org/10.1007/s10039-017-0290-6

V Pflege- und Handlungsschwerpunkt: Selbstversorgung

16 Mund- und Zahnpflege

Daniela Lorenzen

16.1 Einleitung

Die Mund- und Zahnpflege (MuZ) ist besonders in der palliativen Pflege eine wichtige, intime und pflegerische Maßnahme, die durch qualifizierte Pflegende durchgeführt wird. Laut Elferich und Tittmann (2004) ist therapeutisch durchgeführte Mund- und Zahnpflege ein möglicher Teil der Therapie: »Während der sorgfältigen Vorbereitung und der anschließenden Reinigung der Mundhöhle werden therapeutische Hilfestellungen gegeben, Bewegungen fazilitiert und unerwünschte Reaktionen gehemmt. Die Reinigung der Zähne erfolgt strukturiert und bietet dem Patienten immer wieder die Möglichkeit, seine oralen Strukturen zu spüren und im Alltagskontext zu gebrauchen« (vgl. Elferich und Tittmann 2004, S. 95).

16.2 Ziele der Mund- und Zahnpflege

Mit der Mund- und Zahnpflege wollen wir im Rahmen des Pflegeprozesses folgende Ziele erreichen:

Prävention von Mund- und Zahnerkrankungen

Durch die Durchführung der Mund- und Zahnpflege verhindern wir im Rahmen der Prävention Mund- und Zahnerkrankungen sowie weitere Infektionen. So beinhaltet die Mund- und Zahnpflege nicht nur die Kariesprophylaxe, sondern auch die Soor- und Parotitisprophylaxe, Gingivitis- und Parodontitisprophylaxe und die Pneumonieprophylaxe.

Rehabilitation unter anderem von Mund- und Zahnerkrankungen

Im Rahmen der Rehabilitation behandeln wir schon bestehende Erkrankungen des Mund- und Zahnraums mit der Mund- und Zahnpflege, auch mit Therapeutika nach ärztlicher Verordnung (AVO). Des Weiteren helfen wir den zu Pflegenden im Rahmen unserer Pflegetherapie beim (Wieder-)Erlernen – einzelner Tätigkeiten – der Mund- und Zahnpflege.

Palliation im Rahmen von Mund- und Zahnpflege

Laut der Deutschen Gesellschaft für Palliativmedizin (DGP) (2003) ist Palliative Care ein »Ansatz zur Verbesserung der Lebensqualität von Patienten und ihren Familien, die mit

Problemen konfrontiert sind, die mit einer lebensbedrohlichen Erkrankung einhergehen, und zwar durch Vorbeugen und Lindern von Leiden, durch frühzeitiges Erkennen, untadelige Einschätzung und Behandlung von Schmerzen sowie anderen belastenden Beschwerden körperlicher, psychosozialer und spiritueller Art« (DGP 2003). Demnach hat Mund- und Zahnpflege in einer palliativen Situation die Aufgabe, Leiden zu reduzieren oder sogar zu vermeiden, indem Mund- und Zahnerkrankungen frühzeitig erkannt und andere Beschwerden (z. B. Mundgeruch) eingeschätzt und behandelt werden. Personen, die Opioide, Antidepressiva, Neuroleptika, Chemo- oder Strahlentherapie erhalten, wie es in palliativen Situationen oft der Fall ist, haben häufig eine *schlechte Mundflora* (DGP 2014). Diese kann zu pathologischen Veränderungen wie z. B. Soor oder anderen Infektionen führen.

> Ziel der Mund- und Zahnpflege laut der DGP ist es daher, dass die palliative Person ihren Mund als positiv erfahren kann.

»Hierzu ist eine aktivierende [therapeutische] und positiv stimulierende Mundpflege, welche die Ressourcen und Gewohnheiten [des zu Pflegenden] mit den pflegerisch-therapeutischen Maßnahmen der Pflegenden vereint, notwendig« (DGP 2014). Die palliative Person soll sich mit ihren Problemen bzgl. der Mundpflege wahr- und ernst genommen fühlen und mit dieser ein angenehmes Gefühl und die Linderung von Leiden verbinden. Außerdem hat die betreffende Person die größtmögliche autonome Entscheidungsfähigkeit über den intimen Bereich des Mundes zu behalten. Die palliative, schwerkranke und/oder sterbende Person soll sich sicher fühlen und die Mund- und Zahnpflege mit Unterstützung der eigenen Fähigkeiten entsprechend durchführen. Dabei hat er möglichst die vertrauten Mund- und Zahnpflegegewohnheiten beizubehalten (vgl. DGP 2014).

> *Beachte:* Wichtiger Grundsatz bei der Mund- und Zahnpflege ist, niemals gegen den Willen der palliativen Person zu handeln.

Durch die fachgerechte Durchführung bzw. Unterstützung bei der Mund- und Zahnpflege ist es möglich, Symptome, wie bspw. Mundtrockenheit, zu lindern. Schlussendlich können wir damit das Wohlbefinden steigern bzw. erhalten.

16.3 Planung und Durchführung nach Pflegeprozess und ATP

Laut Definition der Deutschen Fachgesellschaft für Aktivierend-therapeutische Pflege (DGATP) hat die Aktivierend-therapeutische Pflege zum Ziel, die Selbstständigkeit, die Selbstbestimmung und die Teilhabe einer Person zu erhalten bzw. zu steigern (vgl. Schumann 2018). Wenn man diese Ziele nun mit den Zielen der Mund- und Zahnpflege aus der Leitlinie der DGP 2014 vergleicht, erkennt man, dass die Aktivierend-therapeutische Pflege gut im Rahmen der Mund- und Zahnpflege zur Erreichung der genannten Ziele anzuwenden ist. Hier steht vor allem die Selbstbestimmung der betroffenen Personen durch das Einbeziehen in die Mund- und Zahnpflege im Vordergrund. Durch die Durchführung einer adäquaten Mundpflege wird das Wohlbefinden des zu Pflegenden erfahrungsgemäß gesteigert und es können auch Beschwerden wie bspw. Mundgeruch reduziert werden.

So kann die Mund- und Zahnpflege als Aktivierend-therapeutische Pflegemaßnahme dazu führen, dass die soziale Teilhabe der betroffenen Person gesteigert werden kann, da sie bspw. wieder ohne Scham an sozialen Kontakten teilnehmen und somit wiederum ein höheres Wohlbefinden erlangen kann.

In Anlehnung an den Pflegeprozess haben die fachlich korrekten Durchführungen der Interventionen in folgender Reihenfolge zu erfolgen:

1. Anamnese

Zur Erfassung der Anamnese sind folgende Fragen wichtig:

- Welche Ressourcen und Probleme hat die Person?
- Wie ist ihr Mund- und Zahnstatus?
- Wie sehen ihr Speichel, ihre Zunge, ihr Zahnfleisch, ihre Lippen, ihre Schleimhaut und ihre Zähne aus?
- Hat sie z. B. schon eine bestehende Mund- oder Zahnerkrankung?
- Hat sie eine Dysphagie?
- Wie steht es um ihre Kognition und ihre Mobilität?
- Wie steht es um ihre Vigilanz?
- Und schlussendlich: In welcher Lebensphase befindet sich die Person?
- Und wie hat sie die Mund- und Zahnpflege bis zum aktuellen Zeitpunkt durchgeführt?

Die Anamnese mündet in eine pflegerische Befundung (Leßmann 2021, Schumann 2021). Daraus resultiert der nächste Schritt.

2. Zielfestlegung

Nach der Anamnese und der pflegerischen Befundung wird gemeinsam mit der palliativen Person oder bei Bedarf mit seinen Angehörigen das therapeutische Pflegeziel (Gerdelmann 2021) festgelegt. Dabei ist die Leitfrage, welchen Stellenwert die Mund- und Zahnpflege im Leben der Person bisher eingenommen hat.

3. Planung der Maßnahme

Nachdem das therapeutische Pflegeziel gemeinsam abgestimmt ist, wird die Maßnahme zusammen mit der palliativen Person und ggf. mit Angehörigen geplant. Darunter fallen die Frequenz, die Zeitpunkte und die Art der Durchführung der Mund- und Zahnpflege.

Ebenso ist die Vorgehensweise an den Vorgaben der ATP (▶ Kap. 3) anzupassen:

- **Motivation:** Hier geht es darum, Mut zu machen, etwas für das eigene Wohlbefinden zu tun. Ziel und Notwendigkeit der Pflegemaßnahme wird von der betroffenen Person gewollt und akzeptiert.
- **Bedarfsanalyse und Absprache des Ablaufs:** Auf der Grundlage der vorhandenen Ressourcen und Absprache des Ablaufes unter Berücksichtigung der individuellen Bedürfnisse soll eine individuelle Maßnahmenplanung (Wer? Was? Wann? Wie oft? Wo? Wie?) gestaltet werden. Wo und wie kann ich den palliativen Menschen in seiner Selbstbestimmung »abholen«?
- **Vorbereitung:** Auswahl und Herrichten der benötigten Hilfsmittel, Umweltgestaltung für die Person (bewusste Auswahl der Ausgangsstellung, z. B. stabiler Sitz im Bett)
- **Durchführung planen unter dem Aspekt der Ganzheitlichkeit** (siehe Punkt 4: Durchführung)
  - unter situativer Anwendung von Wahrnehmungs-, Bewegungs- und/oder Kommunikationskonzepten (z. B. Bobath-Konzept, Basale Stimulation®, Integrative Validation, F.O.T.T.®) vorgehen
  - unter Beachtung und Anwendung nationaler Expertenstandards (vgl. Deutsches Netzwerk für Qualitätsentwicklung in der Pflege DNQP)
  - ggf. Einsatz der Hilfsmittel planen

- **Nachbereitung planen:** Evaluation der durchgeführten Maßnahmen

4. Durchführung der Maßnahme

Gemeinsam mit der Person wird die Maßnahme durchgeführt.
Wichtig ist hierbei, immer wieder auf ihre Bedürfnisse einzugehen.
Essenziell bei all den folgenden Schritten, sowohl bei der allgemeinen als auch bei der speziellen Mund- und Zahn- sowie Zahnprothesenpflege, ist die Orientierung an den Ressourcen und gemeinsam festgelegten therapeutischen Pflegezielen der Person. Auf Grundlage verschiedener Konzepte (z. B. Basale Stimulation®, Bobath-Konzept, Facio-Orale Trakt Therapie (F.O.T.T.®)) wird die palliative Person in unterschiedlicher Ausprägung – je nach Ressourcen und Defiziten – bei der Mund- und Zahnpflege unterstützt. Einige schwerstkranke, palliative oder sterbende Personen vergessen diese aufgrund der palliativen Situation. Bei diesen Personen obliegt es uns, sie bei Bedarf zu motivieren, die Mund- und Zahnpflege selbst durchzuführen. Andere betroffene Personen benötigen mehr Unterstützung und Hilfestellung. Viele kognitiv eingeschränkte Personen brauchen schon grundsätzlich eine strukturierte verbale und taktile Anleitung, da sie kaum oder keinen Handlungsplan haben. Befinden sich Menschen mit Demenz in einer palliativen Situation, so benötigen sie umso mehr Struktur und Hilfestellung. Wieder andere Personen sind in ihrer Mobilität eingeschränkt und benötigen individuelle Unterstützung. Dies kann durch Fazilitation, die Anbahnung von Bewegung und die Unterstützung sensomotorischer Hilfe bspw. beim Führen des Arms zum Zähneputzen und Ausspülen des Mundes geschehen. Es gilt: Die palliative Person erhält so viel Hilfe wie nötig und so wenig wie möglich, um die Mund- und Zahnpflege möglichst selbstständig und selbstbestimmt durchzuführen.

Nach Empfehlung der DGZ und DGZMK (2016) soll auch bei palliativen Personen möglichst zweimal am Tag eine Mund- und Zahnpflege durchgeführt werden (DGZ und DGZMK 2016, S. 5 f.).
Zunächst muss vor der erstmaligen Durchführung eine Mundinspektion mit Mundspatel und ggf. Taschenlampe durchgeführt werden, um zu erkennen, wie der Mund- und Zahnstatus aussieht und wie zu putzen ist. Es gibt keine allgemeingültige Putztechnik und keine genaue Zeitangabe laut der DGZMK. Es soll so lange geputzt werden, bis der gesamte Mund gereinigt ist (vgl. DGZMK 2007). Bei palliativen Personen richten wir uns nach deren Wünschen, ebenso bei der Wassertemperatur, den weiteren Zahnputzutensilien und dem Zeitpunkt der Durchführung.

Merke: Bei kognitiv eingeschränkten Personen ist darauf zu achten, eine »Basisputzmethode« zu verwenden, um den zu Pflegenden Struktur zu geben (vgl. Elferich und Tittmann 2004, S. 101).

Die DGZMK empfiehlt jedoch, keine Zahnpflege nach der Einnahme stark erosiv wirkender Nahrung (z. B. stark zucker- oder säurehaltige Lebensmittel) durchzuführen, um eine Schädigung der Zähne zu vermeiden (vgl. DGZMK 2007). Man hat zwischen 20 Minuten und einer Stunde zu warten, bis eine Zahnpflege nach erosiv wirkender Nahrung wieder durchgeführt werden kann (ebd.). Schließlich kann ggf. die Lippenpflege mit Hilfe eines kleinen Stieltupfers aufgetragen und eine erneute Mundinspektion zur Evaluation der Maßnahme durchgeführt werden. Zum Schluss ist die Person über das Ende der Maßnahme zu informieren.

5. Nachbereitung

Bei Veränderungen des Mundraums (z. B. Soor) ist der zuständige Arzt zu informieren und mögliche Maßnahmen mit den beteiligten Personen, vor allem mit der palliativen Person, zu besprechen, planen und umzusetzen. Die Maßnahme wird über die Pflegeplanung personalisiert abgezeichnet und im Pflegebericht evtl. Auffälligkeiten des Mundraums und das Ergebnis des Trainierens der Selbstständigkeit und der Selbstbestimmung des zu Pflegenden, sowie evtl. Auswirkungen auf die soziale Teilhabe, dokumentiert.

6. Evaluation

Immer wieder wird gemeinsam mit der palliativen Person – solang sie dazu noch in der Lage ist – evaluiert, ob die Maßnahme noch adäquat angepasst ist und/oder angepasst werden muss.

16.4 Allgemeine Mund- und Zahnpflege als Aktivierend-therapeutische Pflegemaßnahme

Die allgemeine Mund- und Zahnpflege ist bei Personen mit einem Selbstversorgungsdefizit durchzuführen, die *keine* Dysphagie haben. Diese Maßnahmen haben alle Pflegenden in der Grundausbildung gelernt und werden als »gekonnt« vorausgesetzt. Hier sind nur einige wichtige Aspekte aufgeführt:

- Je nach angewandtem Konzept zur Erhaltung bzw. Steigerung der Selbstständigkeit, der Selbstbestimmung und der Teilhabe der palliativen Person bedarf es einer gesonderten Fort- und/oder Weiterbildung, um bedarfs- und bedürfnisgerecht unterstützen zu können.
- Hilfsmittel im palliativen Setting.

Hier einige wichtige im palliativen Setting *notwendige* Hilfsmittel:

Mundspatel und ggf. Taschenlampe

Zur Mundinspektion bei palliativen Personen sind ein Mundspatel und ggf. eine Taschenlampe dringend bereit zu legen, weil die Person den Mund evtl. nur noch leicht öffnen kann und eine Lichtquelle zum Ausleuchten benötigt wird.

Zahnbürsten

Laut der Deutschen Gesellschaft für Zahn-, Mund- und Kieferheilkunde sollen Zahnbürsten nicht aus Natur- und sehr harten Borsten bestehen (vgl. DGZMK 2007). In den Naturborsten können sich leichter Speisereste verfangen, die dort perfekter Nährboden für Keime sind. Zu harte Borsten hingegen können das Zahnfleisch und den Zahnschmelz schädigen. Des Weiteren wurde in einer systematischen Übersichtsarbeit herausgefunden, dass elektrische Zahnbürsten mit oszillierend-rotierender Bewegung mehr Plaque entfernen und eher vor einer Gingivitis schützen als Handzahnbürsten (ebd.; Yaacob et al. 2014). Allerdings ist der Einsatz bei palliativen Personen mit diesem Gerät sehr eingeschränkt.

Bei Personen mit geringer Kieferöffnung bieten sich besonders Kinderzahnbürsten durch ihren kleinen und weichen Bürstenkopf zur Zahnpflege an (Elferich und Tittmann 2004, S. 105).

Fluorid-Zahnpasta

Nach Empfehlung der DGZMK und der Deutschen Gesellschaft für Zahnerhaltung (DGZ) soll Fluorid-haltige Zahnpasta zur

Mund- und Zahnpflege genutzt werden (DGZ und DGZMK 2016, S. 5), da diese die Wiederaufnahme von Mineralien in den Zahnschmelz fördert, die Zähne widerstandsfähiger gegen Säuren aus der Nahrung macht und das Wachstum und die Bildung von Kariesbakterien stört (MyLife Media GmbH 2020). Die Entscheidung, ob dies in einem palliativen Setting zu beachten ist, hängt von dem fortgeschrittenen Zustand der Person ab. Bei der allgemeinen und speziellen Mund- und Zahnpflege ist darauf zu achten, dass Zahnpasta nur bei ausreichender Fähigkeit der Person zum Ausspucken genutzt werden darf und nicht bei oraler Karenz, sonst besteht die Gefahr der Aspirationspneumonie.

Zahnputzbecher

Bei den Zahnputzbechern ist darauf zu achten, dass diese gut sichtbar, gut zu greifen und stabil sind, damit die Person im palliativen Setting diese möglichst selbst benutzen kann.

Zahnseiden und Interdentalraumbürsten

Zahnseiden und Interdentalraumbürsten sollen zur Reinigung der Zahnzwischenräume genutzt werden, wenn sich Speisereste und Biofilm durch das Zähneputzen nicht vollständig entfernen lassen (DGZ und DGZMK, 2016, S. 6). In der palliativen Pflege ist auch hier ein Augenmerk auf den fortgeschrittenen Zustand der Person zu richten und entsprechend zu entscheiden. Bei schwerstkranken und sterbenden Personen wird dies nur auf ausdrücklichen Wunsch der Person durchgeführt.

Zungenreiniger

Die Nutzung von einem Zungenreiniger – evtl. mit dem Lieblingsgeschmack der Person – hilft dabei, Mundgeruch zu reduzieren (DGZMK 2007; Oliveira-Neto et al. 2013), und kann damit bei den Personen dazu führen, dass ihr Wohlbefinden erhalten bzw. gesteigert, Mundgeruch reduziert wird und sie entsprechend des Zustands mehr am sozialen Leben teilnehmen.

Ggf. Griffverdickung

Da die palliativen Personen oft nur wenig Kraft in den Händen haben, ist eine Griffverdickung eine gute Möglichkeit, möglichst selbstständig die Mund- und Zahnpflege durchzuführen. Auch bei Problemen mit der Finger- bzw. Handmotorik kann eine Griffverdickung für den Stiel der Zahnbürste und des Zungenreinigers genutzt werden. So können »erste selbständige Putzbewegungen [erleichtert] oder beim geführten Putzen der Faustschluss fazilitiert werden« (Elferich und Tittmann 2004, S. 107).

Wasser mit evtl. Zusätzen

Beim Wasser und den evtl. Zusätzen kann man besonders auf die Selbstbestimmung des palliativen Menschen eingehen, indem man ihn nach der gewünschten Wassertemperatur und den Zusätzen zur Mund- und Zahnpflege fragt. Alle seine Lieblingsgetränke können hier zum Einsatz kommen. Gerade palliativen oder schwerstkranken Personen, die nicht mehr essen können und manchmal eine schlechte Mundflora haben, sind diese Wünsche zu erfüllen. Wichtig bei immunsuppressiven Patient*innen ist, dass das Wasser oder der Tee immer frisch für die Mund- und Zahnpflege zubereitet werden muss, um Infektionen zu vermeiden (RKI 2010).

Waschlappen und Handtücher

Zum Abwischen und Abtrocknen des Gesichts sind weiche Frottee-Waschlappen und -Handtücher zu benutzen, um eine gute Berührungsqualität zu erreichen. Einmalartikel sind zu vermeiden, weil sie zu hart sind und zu Irritationen führen.

Ggf. Pflegemittel oder Medikament nach AVO

Auf Wunsch der Person bzw. nach AVO können bzw. müssen weitere Pflegeprodukte oder Medikamente bei der Mund- und Zahnpflege genutzt werden.

16.5 Spezielle Mund- und Zahnpflege als Aktivierend-therapeutische Pflegemaßnahme

Die spezielle Mund- und Zahnpflege ist häufig ein wichtiges Element der Körperpflege bei schwerstkranken und sterbenden Personen, denn die allgemeine Mundpflege ist für viele nicht mehr selbstständig oder nur unter Anleitung durchzuführen. Darüber hinaus leiden gerade im palliativen Setting viele Personen unter Mundtrockenheit oder deren Folgen. Des Weiteren zeigen viele palliative Personen einen veränderten Schluckakt bis hin zur Dysphagie. Durch diese Gegebenheiten sind weitere Aspekte innerhalb der speziellen Mundpflege zu beachten.

16.5.1 Anwendung

Die spezielle Mund- und (Zahnpflege) ist bei palliativen und sterbenden Personen durchzuführen, bei denen die allgemeine Mundpflege nicht ausreichend ist oder Kontraindikationen bestehen (bspw. eine starke Dysphagie).

16.5.2 Zuständigkeit

Die spezielle Mund- und Zahnpflege ist sehr anspruchsvoll und setzt ein fachliches Knowhow voraus. Deshalb dürfen ausschließlich folgende Berufsgruppen die spezielle Mund- und Zahnpflege durchführen:

- Fachlich qualifizierte examinierte (Fach-) Gesundheits- und Krankenpfleger*innen sowie Altenpfleger*innen o. äq.
- Auszubildende der Gesundheits- und Krankenpflege nach Ausbildungsstand und unter Anleitung o. äq.
- Logopäden

Je nach angewandtem Konzept zur Erhaltung bzw. Steigerung der Selbstständigkeit, der Selbstbestimmung und der Teilhabe des zu Pflegenden bedarf es einer gesonderten Fort- und/oder Weiterbildung, um den zu Pflegenden bedürfnisgerecht zu unterstützen.

16.5.3 Zusätzliche Hilfsmittel

Die Hilfsmittel sind für die palliative Personen situations- und bedarfsbezogen zu wählen. Mögliche Hilfsmittel sind:

Gazekompressen und/oder Mundpflegestäbchen mit Schaumstoffkopf

Wenn die Reinigung mit der Zahnbürste aufgrund von leicht blutendem Zahnfleisch und/oder erheblicher Hypersensibilität der betroffenen Person nicht möglich ist, können um die Finger gewickelte Gazekompressen genutzt werden (Elferich und Tittmann 2004, S. 105 f.). Wichtig hierbei ist, dass die Kompresse passgenau um den Finger gewickelt wird, um eine *eindeutige taktile Information* zu geben (Elferich und Tittmann

2004, S. 106). Aus praktischer Erfahrung mit Selbsttests ist es aufgrund der Berührungsqualität besser, Kompressen aus Gaze statt aus Vlies zu nehmen. Als Alternative gibt es Mundpflegestäbchen mit Schaumstoffkopf, die aus eigener praktischer Erfahrung gut zur Mund- und Zahnpflege genutzt werden können. Hier ist jedoch auf die unterschiedlichen Qualitäten hinzuweisen. Wichtig ist, dass der Schaumstoffkopf eine gute Oberflächenstruktur hat, um eine eindeutige taktile Information zu geben, und der Stiel nicht zu lang oder zu kurz sein darf, um das Mundpflegestäbchen gut führen zu können. Außerdem hat der Schaumstoffkopf fest mit dem Stiel verbunden zu sein, um ein Ablösen und evtl. Aspirieren des Schaumstoffkopfs zu vermeiden.

Zwei Zahnputzbecher

Bei der speziellen Mund- und Zahnpflege mit Zahnbürste ist wichtig, dass zwei Zahnputzbecher bereitstehen. In einem wird die Zahnbürste immer wieder gesäubert, der andere dient zum Eintauchen der Zahnbürste und ggf. zum Ausspülen des Mundes (Elferich und Tittmann 2004, S. 105).

Ggf. Inhalationsmaske und NaCl 0,9 %

Um Borken im Mund zu lösen und den Mundraum regelmäßig zu befeuchten, ist es sinnvoll, die Person vor der Mund- und Zahnpflege mit Kochsalzlösung inhalieren zu lassen, solange dies möglich ist. Wenn der zu Pflegende es nicht möchte, ist es zu unterlassen.

Tab. 16.1: Mögliche Maßnahmen gegen die Mundtrockenheit

Anregung des Speichelflusses	Regelmäßige Mundbefeuchtung
• Gefrorene Früchte/Weingummis • Trockenes Obst kauen • Sanfte Massage • Eiswürfel • Duftelemente/Duftlampe	• Spülen oder auswischen; Pipettieren • Sprühen von Flüssigkeiten • Raumluft befeuchten • Mundpflege (möglichst alle 30–60 Min.)

Ggf. Pflegemittel oder Medikament nach AVO

Wichtig ist in diesem Falle, auf die Aspirationsgefahr zu achten.

16.6 Durchführung

Die Durchführung der speziellen Mund- und Zahnpflege von Personen mit Dysphagie ohne Nahrungskarenz (oralisiert) und mit Nahrungskarenz (*nicht*-oralisiert) ist unterschiedlich. Daher wird im Folgenden nun gesondert auf diese beiden Fälle eingegangen.

16.6.1 Zusätzliche Aspekte bei der speziellen Mund- und Zahnpflege bei Personen mit oralisierter Dysphagie

Bei starker oraler Verborkung kann vorher eine Inhalation mit NaCl 0,9 % durchgeführt werden. Bei Personen, die gut ausspucken können, ist der gesamte Mundraum mit Zahnbürste und Zahnpasta zu reinigen. Bei palliativen und sterbenden Personen ist dies ausschließlich auf Wunsch durchzuführen. Die Putztechnik, die Wasser-/Teetemperatur, die Teesorte und weitere Zahnputzutensilien sind je nach Wunsch und Bedarf der palliativen Person anzuwenden. Gerade bei kognitiv eingeschränkten Personen ist auch hier darauf zu achten, eine »Basisputzmethode« zu verwenden, um den Menschen mit Demenz Struktur zu geben (Elferich und Tittmann 2004, S. 101). Bei Personen, die nicht ausspucken können, sind *tropffreie* Gazekompressen oder *tropffreie* Mundpflegestäbchen mit Schaumstoffkopf – mit Wasser oder Tee benetzt – zu benutzen, um damit den Mundraum vollständig zu reinigen. Dabei ist von hinten nach vorne zu wischen, um evtl. Borken nicht weiter nach hinten zu schieben. Die Kompresse bzw. das Mundpflegestäbchen werden nach jedem Wischen verworfen.

> *Merke:* Bei Personen, die angedickte Getränke zu sich nehmen dürfen, ist auch ein Ausspülen des Mundes mit angedicktem Wasser oder Tee möglich.

16.6.2 Zusätzliche Aspekte bei der speziellen Mund- und Zahnpflege bei Personen mit nicht-oralisierter Dysphagie

Die Mund- und Zahnpflege gleicht der Intervention bei oralisierten Dysphagikern. Anders als bei diesen muss hier jedoch mindestens *dreimal täglich und öfter* (▶ Tab. 16.1) die Mund- und Zahnpflege durchgeführt werden, weil diese Personen mit einer oralen Karenz nicht die Befeuchtung des Mundraums durch Nahrung erhalten. Es können so leichter Borken entstehen und die Mundtrockenheit, Verletzungen der Schleimhaut und Soor begünstigen. Vor jeder Mund- und Zahnpflege kann auf Wunsch der palliativen Person auch eine Inhalation mit NaCl 0,9 % durchgeführt werden, um den Mundraum zusätzlich zu befeuchten. Die Gazekompressen und Mundpflegestäbchen zur Mundreinigung haben immer *tropffrei* zu sein, um eine Aspiration zu vermeiden.

> *Merke:* Bei palliativen Personen, die unter starker Mundtrockenheit durch z. B. Mundatmung leiden, ist eine häufigere (halbstündliche bis stündliche) Mundpflege notwendig (Student und Napiwotzky 2011, S. 72).

Nachbereitung

Bei der speziellen Mund- und Zahnpflege ist es besonders wichtig, auf einen evtl. Aspirationsverdacht einzugehen.

16.6.3 Besonderheit: Zahnprothesen

Bei Personen mit Zahnprothesen sind folgende Maßnahmen zusätzlich durchzuführen: Die Zahnprothesen sind möglichst nach jeder Mahlzeit unter fließendem Wasser abzuspülen (DGPro 2011). Einmal täglich sind die Prothesen mit einer speziellen Prothesenreinigungsbürste und Neutralseife/Zahnpasta sorgfältig zu reinigen. Sie sind über einer mit Wasser gefüllten Waschschüssel oder über Tüchern zu reinigen, um eventuelle Schäden durch einen Fall der Prothese zu verhindern bzw. zu minimieren (DGPro 2011). Bei Vollprothesen ist außerdem einmal täglich die Mundhöhle der Person mit einer weichen Zahnbürste zu reinigen und zu massieren (DGPro 2011). Zweimal wöchentlich sind die Zahnprothesen für ca. 15 Minuten in ein Tablettenreinigungsbad einzulegen (DGPro 2011).

> *Merke:* Der Sitz der Zahnprothesen ist zu kontrollieren. Schlechtsitzende Zahnprothesen sind aufgrund der Aspirationsgefahr sofort zu entfernen und dürfen nicht wieder eingesetzt werden.

Kasten 16.1: Lippenpflege

Lippenpflege

Lippenpflege gehört zur Mundpflege und ist ein wichtiges Element der pflegerischen Tätigkeiten, denn die Lippen werden bei einer Vielzahl von Symptomen in Mitleidenschaft gezogen, mit denen ein Schwerkranker, Palliativer oder Sterbender zu kämpfen hat. Diese Symptome können bspw. Luftnot, Mundtrockenheit und Erbrechen sein.

Die Lippenpflege kann bspw. mit

- Lippensalben,
- Lippenstift,
- Sonnenblumen-, Olivenöl,
- Sheabutter

durchgeführt werden.

16.7 Nicht geeignete Hilfsmittel

Auf eines muss in diesem Kapitel unbedingt noch eingegangen werden: Auf die *nicht geeigneten Hilfsmittel* bei der Mund- und Zahnpflege. Im Folgenden wird erklärt, warum diese Hilfsmittel nicht mehr in der Praxis anzuwenden sind.

Einweg-Zahnbürsten

Einweg-Zahnbürsten enthalten Zahnpasta und sind daher für Dysphagiker, die nicht ausspucken können, ungeeignet. Außerdem sind die Borsten meist sehr hart und können das Zahnfleisch leicht verletzen (Elferich und Tittmann 2004, S. 108).

Watteträger

Watteträger haben eine sehr glatte Oberflächenstruktur und *geben daher eine diffuse taktile Information*, die besonders bei neurologisch-bedingten Dysphagikern zu einer nicht gewollten Tonuserhöhung führen kann (Elferich und Tittmann 2004, S. 108).

Glycerin-Stäbchen

Da Glycerin die Mundschleimhaut austrocknet, sind Glycerin-Stäbchen für die Mund- und Zahnpflege ungeeignet (Elferich und Tittmann, 2004, S. 108). Sie können jedoch in Einzelfällen durch die Zitronensäure sinnvoll sein, z. B. bei der Parotitisprophylaxe.

Fette und Öle

Fette und Öle führen dazu, dass sich ein Fettfilm auf der Mundschleimhaut bildet, wodurch sich Dysphagiker leichter verschlucken können (Aspirationsgefahr) (Elferich und Tittmann 2004, S. 108 f.). Ähnlich verhält es sich bei »künstlichem Speichel«. In palliativen Situationen können diese Hilfsmittel ggf. sinnvoll sein, wenn es dem Wohlbefinden des zu Pflegenden zuträglich ist.

Klemme und Tupfer

Zum einen führt die Verwendung der Klemme mit Tupfer zu diffusen taktilen Informationen bei den Personen und zum anderen besteht *Verletzungsgefahr*, da hier der Beißreflex sehr hoch ist und dadurch evtl. Zähne abbrechen können (Elferich und Tittmann 2004, S. 109).

16.8 Schlussfolgerung

Den unsystematischen teilnehmenden Beobachtungen folgend, die ich in der pflegerischen Praxis auf den geriatrischen Stationen im AGAPLESION Diakonieklinikum Hamburg als Pflegeexpertin APN gemacht habe, führt die Mund- und Zahnpflege als Aktivierend-therapeutische Pflegemaßnahme zu mehr Zufriedenheit bzw. Wohlbefinden bei den Personen im palliativen Setting. Die Personen fühlen sich bei der Einbindung (Steigerung der Selbstbestimmung) in ihre eigene Pflege ernst genommener und sind zufriedener, wenn auf ihre individuellen Ziele eingegangen wird.

> *Merke:* Die meisten Personen freuen sich darüber, wenn sie wieder mehr Unabhängigkeit erreicht haben (Erhöhung der Selbstständigkeit) und die *intime Tätigkeit* der Mund- und Zahnpflege teilweise oder sogar ganz selbst übernehmen können.

Wenn das therapeutische Team gemeinsam an diesem Ziel arbeitet, kann dieses auch schneller erreicht und sogar auf andere Aktivitäten des täglichen Lebens, wie z. B. das Essen und Trinken, übertragen werden. Denn palliative Personen, mit denen zuvor die Mund- und Zahnpflege trainiert wurde, können erfahrungsgemäß auch dadurch selbstständiger ihre Nahrung aufnehmen, wenn z. B. die Führung des Arms zuvor geübt wurde. Am wichtigsten ist immer die Orientierung an den Ressourcen, Defiziten, Zielen und Bedürfnissen der betreffenden Personen. Wenn die Person ein Ziel verfolgt, haben wir gemeinsam mit ihr daran zu arbeiten. Sollte sie jedoch kein Interesse daran haben, dürfen wir ihr dieses auch nicht aufzwingen.

Literatur

BIKA®: Bobathinitiative für Kranken- und Altenpflege (2016) Leitlinie Technik Fazilitation https://www.bika.de/start.html; Zugriff 28.8. 2020

Deutschen Gesellschaft Palliativmedizin (2003) Definitionen der Deutschen Gesellschaft für Palliativmedizin: Palliativ Care http://www.

dgpalliativmedizin.de/images/stories/pdf/sn/SN%2031031%20DGP-Definitionen.pdf

Deutschen Gesellschaft Palliativmedizin (2014) Leitlinien der DGP Sektion Pflege: Mundpflege in der letzten Lebensphase https://www.dgpalliativmedizin.de/images/stories/Leitlinie_Mundpflege_in_der_letzten_Lebensphase_end.pdf, Zugriff 13.3.2021

DGZ und DGZMK (Hrsg.) (2016) S2k-Leitlinie (Langversion): Kariesprophylaxe bei bleibenden Zähnen – grundlegende Empfehlungen. AWMF-Registernummer: 083-021

Dörfer, C. E., Schiffner, U. und Staehle, H. J. (2007) Häusliche mechanische Zahn- und Mundpflege. Stellungnahme der Deutschen Gesellschaft für Zahn-, Mund- und Kieferheilkunde/DGZMK. DZZ 62 (09)

Elferich, B. und Tittmann, D. (2004) Mundhygiene in der F.O.T.T.: therapeutisch – strukturiert – regelmäßig, in: Nusser-Müller-Busch, R. (Hrsg.). Die Therapie des Facio-Oralen Trakts. F.O.T.T. nach Kay Coombes, S. 78–117, Springer, Berlin Heidelberg

Gerdelmann, N. (erscheint voraus. 2021) Pflegerische Befundung als Ausgangslage für Aktivierend-therapeutische Pflege, in: Bartels, F. (Hrsg.): Aktivierend-therapeutische Pflege in der Geriatrie. Band IV: Versorgungsstrukturen und Entwicklung der ATP-G, Kohlhammer Verlag, Stuttgart

Kommission für Krankenhaushygiene und Infektionsprävention beim Robert Koch-Institut (Hrsg.) (2010) Anforderungen an die Hygiene bei der medizinischen Versorgung von immunsupprimierten Patienten. Empfehlung der Kommission für Krankenhaushygiene und Infektionsprävention beim Robert Koch-Institut (RKI). Bundesgesundheitsbl. 2010 · 53:357–388 DOI 10.1007/s00103-010-1028-9 Online publiziert: 20. März 2010, Springer-Verlag

Leßmann, M. (erscheint voraus. 2021) Herkömmliche Grundpflege (allgemeine Pflege) und Aktivierend-therapeutische Pflege, in: Bartels, F. (Hrsg.): Aktivierend-therapeutische Pflege in der Geriatrie. Band IV: Versorgungsstrukturen und Entwicklung der ATP-G, Kohlhammer Verlag, Stuttgart

MyLife Media GmbH (Hrsg.) (2020) Fluoride in Zahnpasta: Effekte. https://www.denta-expert.at/zahnpasta-mit-fluorid.html?gclid=EAIaIQobChMI09zYq9zE5wIV0qiaCh25NQgjEAAYASAAEgLEzvD_BwE Zugriff 10.2.2020

Oliveira-Neto, J. M., Sato, S. und Pedrazzi, V. (2013) How to deal with morning bad breath: A randomized, crossover clinical trial. *Journal of Indian Society of Periodontology*. 2013;17(6): S. 757–761. doi:10.4103/0972-124X.124497.

Robert Koch-Institut (RKI) (Hrsg) (2015) Gesundheit in Deutschland. Gesundheitsberichterstattung des Bundes. Gemeinsam getragen von RKI und Destatis. RKI, Berlin

Schumann, S. (2018) Was ist Aktivierend-therapeutische Pflege?, Deutsche Fachgesellschaft Aktivierend-therapeutische Pflege e. V. (Hrsg.) https://www.dgatp.info/definition-atp, Zugriff 3.7.2019

Schumann, S. (erscheint voraus. 2021) Das Denk- und Handlungskonzept der Aktivierend-therapeutischen Pflege, in: Bartels, F. (Hrsg.): Aktivierend-therapeutische Pflege in der Geriatrie. Band IV: Versorgungsstrukturen und Entwicklung der ATP-G, Kohlhammer Verlag, Stuttgart

Stark, H., Wolowski, A. und Ehmke, B. (2011) Wissenschaftliche Mitteilung der Deutschen Gesellschaft für Prothetische Zahnmedizin und Biomaterialien (DGPro): Nachsorgestrategien für Zahnersatz

Statistisches Bundesamt (2017) Wie die Zeit vergeht. Analysen zur Zeitverwendung in Deutschland Beiträge zur Ergebniskonferenz der Zeitverwendungserhebung 2012/2013 am 5./6. Oktober 2016 in Wiesbaden

Student, J. C. und Napiwotzky, A. (Hrsg.) (2011) Palliative Care. Wahrnehmen – Verstehen – Schützen. 2. Aufl., S. 72, Thieme Verlag, Stuttgart

Yaacob M., Worthington H. V., Deacon S. A. et al. (2014). Powered versus manual toothbrushing for oral health. *Cochrane Database of Systematic Reviews*, Issue 6. Art. No.: CD002281. DOI: 10.1002/14651858.CD002281.pub3

VI Beinflussende Faktoren bei der Anwendung von ATP

17 Begleitung von Sterbenden aus anderen Kulturen

Johanna Grünhagen

Wenn es um Pflege und Begleitung von Menschen aus anderen Kulturen geht, stellt sich vielen sofort die bange Frage:
»Was muss ich beachten, damit ich nichts falsch mache?«
Die Antwort: »Fragen Sie den Menschen.«
Ich möchte Sie zunächst aber dazu ermuntern, eine andere Frage zu stellen, nämlich:
»*Wie bereichern andere Kulturen mich und meine Arbeit?*«
Denn eines fällt bei der Beschäftigung mit dem Tod in vielen anderen Kulturen sofort auf:
Der Tod ist mitten im Leben und wird nicht – wie es leider so oft in unserer deutschen Gesellschaft der Fall ist – totgeschwiegen (▶ Abb. 17.1).

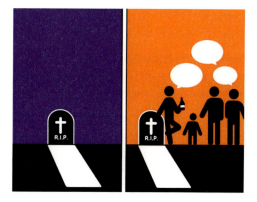

Abb. 17.1: Auf dem Friedhof (© Annika Plate)

17.1 Der Tod in anderen Kulturen – ein kurzer Einblick in die Vielfalt

- Sterbende Menschen dürfen nicht allein gelassen werden (z. B. Islam und Judentum).
- Buddhist*innen müssen rechtzeitig über ihren Tod informiert werden, da sie sich sonst nicht auf einen harmonischen Übergang in ein neues Leben vorbereiten können.
- Zur Sicherung ihres Ansehens und das ihrer Familie planen Sterbende in China, wenn möglich, Ihre Abschiedsfeier selbst und laden bereits vor ihrem Tod die Gäste hierzu ein.
- Muslimische Sterbende sollen das Glaubensbekenntnis sprechen, da es ihnen den Einzug ins Paradies garantiert und sich der Kreis des Lebens zwischen Geburt und Tod schließen kann.
- Jüdische und christliche Menschen kennen die Beichte oder das Sündenbekenntnis, um gereinigt in den Himmel bzw. das kommende Leben einzuziehen.

Auch der Vielfalt von Bestattungsritualen sind keine Grenzen gesetzt. Erd-, Feuer-, See- und Luftbestattungen sind nur die ersten Kategorien verschiedener Formen der Bestattung.

Eine Luftbestattung kann bedeuten, dass die Asche des oder der Verstorbenen zu Teilen von einem Heißluftballon aus verstreut wird

(z. B. Frankreich, Niederlande und Schweiz) oder der Leichnam von Geiern gefressen wird (z. B. Tibet). Letzteres ist den klimatischen Bedingungen geschuldet, da im Himalaya weder Erdbestattungen – zu felsig – noch Feuerbestattungen – zu wenig Brennholz – möglich sind.

Im Norden der Philippinen gibt es Haushalte, in denen die Gebeine der Verstorbenen in Reissäcken aufbewahrt werden. Vorher lagen sie mehrere Jahre unter der Erde am Rande des Reisfelds.

In Sulawesi/Indonesien werden die Toten der Toraja einbalsamiert und oft jahrelang in Särgen unter den Lebenden aufbewahrt.

Besonders in Kulturen, die die körperliche Nähe von Lebenden und Toten praktizieren, wird der Tod als Bestandteil des Lebens natürlich sehr eindrücklich sichtbar.

Dies alles können und wollen wir selbstverständlich nicht uneingeschränkt für unseren Umgang mit dem Tod anwenden, aber es empfiehlt sich doch, in anderen Kulturen nach Ritualen zu suchen, die den eigenen Umgang mit Tod und Trauer inspirieren können.

> *Merke:* Andere Kulturen sind wie Schatzkammern, an denen man sich bereichern kann, ohne zu stehlen – wenn man sich respektvoll nähert!

Besonders in unserer sachlich-dominierten Kultur in Deutschland haben wir viel von den sinn- und orientierungsstiftenden Ritualen im Umgang mit Tod und Trauer eingebüßt, die noch vor zwei Generationen praktiziert wurden. So war für unsere Großeltern die Aufbahrung über drei Tage im eigenen Haus noch eine Selbstverständlichkeit und auch Waschung und Ankleiden der Verstorbenen wurde von Familienmitgliedern übernommen.

Es lohnt sich also, zur Inspiration nicht nur in die gegenwärtige Vielfalt der Kulturen zu blicken, sondern auch nach vergessenen Gemeinsamkeiten in der eigenen Vergangenheit zu suchen.

17.2 Sterbende aus anderen Kulturen – von wem sprechen wir überhaupt?

Wenn wir über Menschen aus anderen Kulturen sprechen, tritt immer die Schwierigkeit auf, einen passenden Begriff zu finden, der allen gerecht wird und niemanden diskriminiert.

> *Merke:* Für einen unkomplizierten Umgang zitiere ich an dieser Stelle eine Kollegin, die die Begriffe *Einheimische* und *Mehrheimische* verwendet.

Der Begriff »mehrheimisch« beschreibt hier sehr anschaulich das Gefühl *der zwei Herzen bzw. Seelen in einer Brust* vieler Menschen, die sich mehr als nur der deutschen Kultur verbunden fühlen, aber von Einheimischen auch immer wieder aufgefordert werden, sich für eine Kultur zu entscheiden.

Dadurch entsteht für viele mehrheimische Menschen das Gefühl, sich im Laufe ihres Lebens fortwährend für das eigene Dasein rechtfertigen zu müssen.

Die simple Frage »Woher kommen Sie?« kann so ganz unabsichtlich zu einem In-frage-Stellen des Gegenübers mit entsprechender Negativ-Reaktion führen, obwohl die Frage nach der Herkunft für eine professionelle Biographiearbeit selbstverständlich unerlässlich ist.

Hinzu kommt, dass zum Ende des Lebens bei den meisten Menschen die Kultur am wichtigsten wird, mit der sie aufgewachsen sind.

Verhalten im Umgang mit mehrheimischen palliativen Personen:

- Ihre erste Frage bei der Aufnahme einer mehrheimischen palliativen Person muss lauten: »Was sind Ihre Wünsche?«

- Behandeln Sie eine mehrheimische Herkunft in erster Linie als Normalität und für Sie selbst als Lernerfahrung und Inspiration.
- Statt »Woher kommen Sie?« können Sie fragen:
»Welche Sprachen sprechen Sie?« Seien Sie sich bewusst über den Umstand der zwei Herzen und deren mögliche psychologische Folgen. Lassen Sie Ihrem Gegenüber individuell Zeit und Raum, sich selbst dazu zu äußern.

17.3   Egal welche Kultur – ein Glaube hilft beim Sterben.

Rituale und Gebete entlasten Sterbende und Angehörige in ihrem Abschieds- und Trauerprozess, da viel Erfahrungswissen zum Trost vorhanden ist und nichts neu ausprobiert und entwickelt werden muss.
Diese Trostfunktion erfüllt jede Form der Religion oder des Glaubens. Daher sehen gläubige Sterbende, egal aus welcher Kultur, ihrem Ende meist gelassener entgegen als Atheisten.

Verhalten im Umgang mit Glaube:

- Fragen Sie Sterbende nach ihrem Glauben.
- Wenn die oder der Sterbende nicht mehr Auskunft geben kann, suchen Sie sich andere »Experten« unter den Angehörigen oder in religiösen Gemeinden und Kulturvereinen. Hier finden Sie auch verlässliche Informationen über Rituale sowie Bestattungsformen und -zeiten. Die Organisation der Bestattung übernehmen in den meisten Fällen sowieso Angehörige oder Mitarbeitende aus Gemeinden und Vereinen.

17.4   Was Ihnen sonst noch begegnen kann…

17.4.1 Verständnis von Krankheit und Pflege

Wissenschaftlich unterscheidet man u. a. zwischen tendenziell

- *individualistischen* Kulturen, z. B. in Deutschland

- und *kollektivistischen* Kulturen, z. B. in Afrika, Asien, Südamerika und der arabischen Welt.

> Ein sterbender Mensch aus einer Kollektiv-Kultur darf nie allein gelassen und muss von möglichst vielen Menschen umsorgt werden.

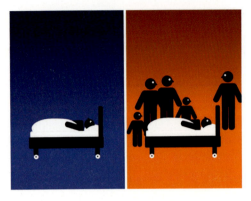

Abb. 17.2: Im Krankenhaus (© Annika Plate)

Das erklärt das im Verhältnis zu deutscher Normalität hohe Besucheraufkommen bei mehrheimischen Personen aus Kollektiv-Kulturen.

- Verurteilen Sie hohe Besucherzahlen nicht sofort als respektlos gegenüber einheimischen Personen und Pflegenden. Vergegenwärtigen Sie sich die Vorteile dieser Sitte für das Wohlbefinden der palliativen Person. (▶ Abb. 17.2)
- Versuchen Sie, Personen mit unterschiedlicher Besucheranzahl räumlich voneinander zu trennen.
- Suchen Sie sich eine*n bestimmte*n Ansprechpartner*in (z. B. das Oberhaupt der Familie), damit Sie nicht mit der ganzen Gruppe verhandeln und Dinge mehrfach erklären müssen.
- Verhandeln Sie die unterschiedlichen kulturellen Bedürfnisse der Personen. Sie können z. B. darauf aufmerksam machen, dass die mehrheimische Person ebenso ein gewisses Maß an Ruhe benötigt wie die einheimische.
- Achten Sie darauf, dass der Wille der Person gehört und respektiert wird, da dieser in einer Kollektiv-Kultur häufig nicht im Vordergrund steht.

- Nutzen Sie Angehörige als Unterstützung, indem Sie einfache Pflegeaufgaben wie Essen anreichen, Begleitung zur Toilette oder Medikamentengabe verteilen. So geben Sie ihnen das Gefühl, ihren kulturellen Werten entsprechend handeln zu können, und Sie als Pflegekraft werden ebenfalls entlastet.

17.4.2 Von der oder dem Pflegenden zum Familienmitglied

Merke: Für viele Mehrheimische aus einer Kollektiv-Kultur ist es eine Schande, wenn Sterbende nicht in der Familie gepflegt werden.

Persönliche Beziehungen sind in Kollektiv-Kulturen sehr wichtig. Daher kann es passieren, dass Sie als Tochter/Schwester/Mutter oder Sohn/Bruder/Vater der palliativen Person angesprochen werden. Durch diese Maßnahme wird die Beziehung zu Ihnen gestärkt und alle Beteiligten können ihr Gesicht wahren, da die Versorgung quasi in der Familie bleibt.

- Wenn Sie können, lassen Sie sich auf die Rolle als Tochter/Schwester/Mutter oder Sohn/Bruder/Vater ein. Auf diese Weise kann sehr gut Nähe und Vertrauen aufgebaut werden.
- Erwarten Sie von Menschen, für die Beziehungen das Wichtigste sind, ein flexibleres Verständnis von Zeit und Planungen als das in Deutschland übliche. Übersetzt heißt das: Regeln werden oft erst eingehalten, wenn die Beziehung zu der Person stimmt, die sie aufstellt, und nicht, weil sie z. B. in der Hausordnung stehen.

17.4.3 Die Bedeutung der Rolle von Mann und Frau

Sobald es kulturell bedingt eine strenge Trennung der Geschlechter mit entsprechendem Rollenverständnis gibt, kommt es immer wieder auch zu Problemen bei gegengeschlechtlicher Pflege. Aber auch hier kann man mit dem Modell der *Pflegende als Familienmitglied* gut arbeiten.

- Bieten Sie die Rolle des Familienmitglieds auch aktiv an:
»Ich bin Ihre Tochter, Sie müssen sich nicht schämen.« Das erleichtert nicht nur die Beziehungsarbeit, sondern verringert auch das Schamgefühl, denn wenn man von einem Familienmitglied gepflegt wird, ist das Geschlecht nebensächlich.

Durch das unterschiedliche Rollenverständnis von Mann und Frau darf aber nie die Autorität, Kompetenz oder gar Sicherheit von – natürlich nicht nur – weiblichen Pflegenden oder auch der palliativen Person in Frage gestellt werden! Hier gilt das Grundgesetz, dass Männer und Frauen gleichberechtigt sind und Gewalt selbstverständlich in keinem Fall akzeptabel ist.

> Die Anerkennung der Professionalität von Pflegenden darf nicht vom Geschlecht abhängig gemacht werden!
> Die Sicherheit der Pflegenden und palliativen Personen muss gewährleistet sein!

- Praktizieren und verbalisieren Sie in Ihrer Einrichtung ganz deutlich, dass Männer und Frauen gleichberechtigt sind und nicht aufgrund ihres Geschlechts an ihrer Kompetenz gezweifelt werden darf! Dieser Konsens muss von allen Mitarbeitenden getragen werden: Unterstützen Sie als Mann aktiv Ihre Kolleginnen (und umgekehrt!), falls sich diskriminierende Situationen ergeben sollten.

- Legen Sie Abläufe und Standards fest, die im Falle einer Eskalation der Kommunikation zwischen Pflegenden und palliativen Personen bzw. Angehörigen greifen.
- Diese Gefahr kann Ihnen in jeder Kultur begegnen, da es immer einen – wenn auch geringen – Anteil an gewaltbereiten Menschen auf allen Seiten (!) gibt.

Auch wenn wir es uns anders wünschen, der Arbeitsalltag von Pflegenden, egal ob mit ein- oder mehrheimischen Personen, macht Handlungstipps wie diese leider notwendig.

17.4.4 Krankheit als Prüfung oder Strafe

Große Unterschiede können sich auch im Verständnis von Krankheit zeigen. Krankheit entsteht in der Vorstellung von manchen Kulturen nicht durch eine körperliche Dysfunktion, sondern wenn sich die Betroffenen oder ein Mitglied der Familie nicht an kulturelle oder religiöse Regeln gehalten haben und nun von »Gott« mit Krankheit bestraft oder geprüft wird. Beispiel aus der Seminarpraxis: Eine kroatische Frau erkrankt an MS und ihre Familie sieht die Ursache für die Erkrankung in der Heirat mit ihrem deutschen Mann.

Heilung versprechen dann nicht in erster Linie Medikamente, sondern ein Revidieren der strafbaren Handlung – im Praxisbeispiel die Scheidung. Hier stehen sich mythologisch-religiöser Aberglaube und schulmedizinisch-humanitäre Denkweisen diametral gegenüber.

- Auch wenn es schwerfällt: Versuchen Sie, soweit es möglich ist, Menschen mit mythologischem Krankheitsverständnis nicht allzu sehr zu kritisieren. Sie werden sie nicht in kürzester Zeit biomedizinisch aufklären können. Erst nach dem Aufbau der Beziehung und dem einhergehenden Vertrauen ist eine Änderung möglich.

- Versuchen Sie, einen kreativen Kompromiss zwischen beiden Denkweisen herzustellen, z. B. Gott liebt Sie – gehen Sie gut mit sich um.
- Achten Sie auf die Einhaltung der Anweisungen zum Wohl der palliativen Person.

17.4.5 Verständnis von Hygiene

Auch das Hygieneverständnis variiert zwischen den Kulturen und ist wegen seiner Bedeutung im Sterbeprozess ein besonders sensibler Bereich.

> *Merke:* Waschungen dürfen in muslimischen und vielen asiatischen Kulturen nur in fließendem Wasser stattfinden!

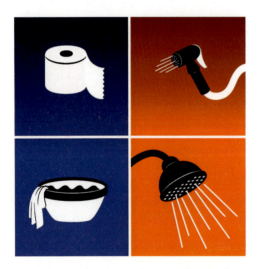

Abb. 17.3: Reinigungspraxis (© Annika Plate)

Dies gilt nicht nur für den Toilettengang, sondern auch für Körperwaschungen, deren korrekte Durchführung besonders im Sterbeprozess wichtig ist. (▶ Abb. 17.3) Dementsprechend kann es zu Konflikten führen, wenn im deutschen Pflegealltag übliche Waschungen/Reinigungen ausgeführt werden, diese aber für palliative Personen und Angehörige kulturbedingt unhygienisch sind.

- Versuchen Sie, Waschungen und Reinigung nach Toilettengängen in fließendem Wasser zu ermöglichen.
- Als Kompromiss bei der Waschung von bettlägerigen Personen, die sich fließendes Wasser zur Reinigung wünschen, können sie mit zwei Wasch-Schüsseln arbeiten. So vermeiden Sie, das bereits in der einen Schüssel verschmutzte Wasser zum Säubern erneut zu benutzen.
- Als Alternative zur Intimdusche können Sie eine Gießkanne oder Urinflasche benutzen. Für alles kann ein Kompromiss gefunden werden – suchen Sie zusammen mit der Person und deren Angehörigen danach.
- *Rituelle Waschungen nach dem Tod dürfen in der Regel nur von Fachleuten der eigenen Glaubensgemeinschaft durchgeführt werden!*

17.4.6 Umgang mit Schmerz und Trauer

Laute Schmerzbekundungen sorgen in bestimmten Kulturen (bspw. in afrikanischen) dafür, dass die Betroffenen ihr Leid und ihre Trauer externalisieren können und hierin überhaupt ernst genommen werden. In Deutschland hingegen ist es angesehen, wenn Schmerz und Trauer möglichst unterdrückt und ausgehalten werden. (▶ Abb. 17.4)
Aber nicht nur der Ausdruck der Trauer, sondern auch die Länge der Trauerphasen nach dem Tod eines geliebten Menschen sind kulturell unterschiedlich.

Besteht in Deutschland mehr oder weniger die Erwartung, dass es nach der Beerdigung »auch mal gut« sein sollte, ist die Trauerzeit z. B. im Judentum in drei spezielle Abschnitte über ein Jahr verteilt, die alle auf die Bedürfnisse der Trauernden ausgerichtet sind.

- So ist es in der ersten Woche nach dem Tod von engen Angehörigen, dem sog. Schiwa-Sitzen, den Trauernden erlaubt, sich ganz auf ihre Trauer zu konzentrieren. Während dieser Zeit wird keine Körperpflege betrieben, man arbeitet nicht und wird zu Hause von der Familie, Freunden und Nachbarn mit Essen versorgt.
- Während des Scheloschim (30 Tage vom Todestag angerechnet) werden keine Feste gefeiert und keine Musik gehört. Erst nach Ablauf dieser Zeit können sich die Angehörigen wieder rasieren und die Haare schneiden.
- Während des Awelut (12 jüdische Kalendermonate ab Todestag) nehmen die Trauernden ebenfalls nicht an Festen teil und die Söhne der Verstorbenen sagen täglich Kaddish, das Gebet der Trauernden, das den Verstorbenen jedes Mal ein wenig höher in den Himmel hebt.
- Ist ein Jahr seit der Beerdigung vergangen, findet als letzter Abschied die Grabsteinsetzung statt.

Auch hier ist es natürlich nicht möglich, den gesamten Ablauf der jüdischen Trauerkultur in die eigene Kultur zu übertragen. Als Inspiration sollte man aber auf jeden Fall mitnehmen, dass Trauernden das notwendige Jahr für die Verarbeitung ihres Verlusts, wie man es durchaus aus der Palliativarbeit in Deutschland weiß, auch tatsächlich zukommt.

Wenn wir nicht um den Umstand des kulturspezifischen Schmerz- und Trauerverständnisses wissen, kann es passieren, dass Personen aus einer Kultur mit lauter Schmerz- und Trauerbekundung als Zumutung für Pflegende und andere Personen wahrgenommen werden und ihr Verhalten als hysterisch diffamiert wird.

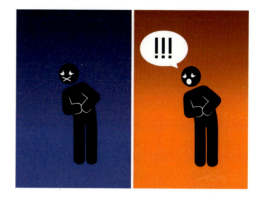

Abb. 17.4: Umgang mit Schmerz und Trauer (© Annika Plate)

Andererseits kann ein verminderter Ausdruck von Trauer und Schmerz ebenso Unverständnis hervorrufen, wenn z. B. Personen buddhistischen Glaubens kaum Anzeichen von Angst vor dem Tod oder Trauer zeigen oder Medikamente zur Schmerzlinderung verweigern. Die Gründe hierfür sind, dass Buddhisten an die Wiederkehr eines Verstorbenen in einem anderen Leben glauben und ein klarer Geist äußerst wichtig ist. Dieser kann durch Medikamente getrübt werden, weswegen diese verweigert werden.

- Vergegenwärtigen Sie sich die Vorteile einer externalisierten Schmerz- und Trauerbekundung: Sie wirkt lindernd und Leid wird nicht unterdrückt.
- Versuchen Sie, Personen mit unterschiedlichen Arten der Schmerzbekundung räumlich voneinander zu trennen.
- Statt die Ruhestörung zu maßregeln, trösten Sie!
- In den meisten Fällen ist ein kurzer Trost ausreichend, um die Person zu beruhigen.
- Seien Sie darauf vorbereitet, dass nicht jede palliative Person mit Schmerzmitteln versorgt werden möchte.

17.5 Die größte Herausforderung: Sprachprobleme!

Was tun, wenn man zwar um die Bedingungen kultursensibler Pflege und Begleitung im Sterbeprozess weiß, diese aber nur bedingt anwenden kann, da keine oder nur eine eingeschränkte sprachliche Verständigung möglich ist?

Meist fungieren Angehörige als Dolmetscher*innen und es gibt in vielen Einrichtungen interne Mitarbeiter-Dolmetscherlisten. Allerdings können die Ergebnisse unzureichend sein, besonders, wenn Kinder oder Menschen ohne jegliche medizinischen Kenntnisse übersetzen. Zudem ist eine direkte Kommunikation zwischen Pflegenden und palliativer Person in dieser hochsensiblen Phase des Lebens von größter Bedeutung.

- Nutzen Sie für das Erstgespräch vorhandene externe Ressourcen, wie z. B. Angehörige und interne Dolmetscher*innen. Halten Sie im Pflege-bzw. Sterbeprozess immer wieder Rücksprache und lassen Sie die Ergebnisse für die Person übersetzen.
- Werden Sie kreativ – Verstehen funktioniert auch ohne Worte! Für den Aufbau der Beziehung nutzen Sie die Möglichkeiten der nonverbalen Kommunikation in Mimik und Gestik oder zeichnen Sie. Achten Sie auf einfache Botschaften.
- *Ihr Lächeln ist das wichtigste Werkzeug!*
- Ebenfalls sehr hilfreich sind Zeigetafeln, um den Umgang mit nicht-deutschsprachigen oder sprachunfähigen Menschen zu erleichtern (vgl. https://kulturkonsens.de/zeigetafeln). Auf beidseitig bebilderten Din-A4-Tafeln sind pflegerische Maßnahmen, Gegenstände sowie Schmerz- und Gefühlsskalen zusammengefasst. Auf der anderen Tafel finden sich Abbildungen von Lebensmitteln, mit deren Hilfe die Frage nach Speise- und Getränkewünschen nonverbal beantwortet werden kann. Zudem sind alle Tafeln auf die speziellen Anforderungen in medizinischen Einrichtungen ausgerichtet und daher desinfizierbar, stabil und extrem haltbar.

17.6 Was können wir voneinander lernen?

So strittig ich den Umgang mit Tod und Trauer in Deutschland sehe, gibt es doch eine wichtige kulturelle Dimension hierzulande, die für eine menschliche Palliativarbeit einen unentbehrlichen Beitrag leistet:
Die Betonung der Individualität.
Der Wille der/s Sterbenden ist unantastbar, genauso wie ihre/seine Würde. Nur auf dieser Basis lässt sich eine gute Sterbebegleitung gestalten.
Wie beschrieben, leistet kulturell andersartige Sterbebegleitung ebenso einen enormen Beitrag zur Erfüllung unserer Bedürfnisse in der letzten Phase unseres Lebens.

> Suchen Sie nach sinnstiftenden Praktiken in anderen Kulturen und geben Sie eigene weiter!

So können palliative Personen – egal ob mehr- oder einheimisch – besser versorgt werden – *mit einer gegenseitigen Bereicherung!*

Literatur

Doughty, C. (2019) Wo die Toten tanzen, Piper Verlag, München

Grünhagen, J. (2012) KulturKonsens https://kulturkonsens.de/zeigetafeln, Zugriff 9.7.2020

Hax-Schoppenhorst, T. und Jünger, S. (2010) Seelische Gesundheit von Menschen mit Migrationshintergrund, Kohlhammer Verlag, Stuttgart

Hofstede, G. (2018) Lokales Denken, globales Handeln: Interkulturelle Zusammenarbeit und globales Management, Beck im dtv, München

Losche, H. (2005) Interkulturelle Kommunikation, ZIEL GmbH, Augsburg

Urban, E. (2011) Transkulturelle Pflege am Lebensende, Kohlhammer Verlag, Stuttgart

VII Anwendungsbeispiele von ATP-P bei symptomauftretenden Belastungen

18 Fatigue – ein häufiger Begleiter und oft nicht erkannt

Sarah Eschmann, Ina Klindworth

18.1 Erfahrungen auf der Palliativeinheit einer Station

Auf der Palliativeinheit werden tumorerkrankte Personen oft mit einem geminderten Allgemeinzustand oder anderen krebsbedingten Symptomen eingewiesen. Bei ca. 80–90 % liegt auch eine leichte bis mittelschwere Fatigue vor. Die palliativen Personen und auch ihre Angehörigen sind oft über das Phänomen der Fatigue nicht ausreichend aufgeklärt. Bei den Betroffenen nehmen sie eine chronische Erschöpfung und lähmende Müdigkeit wahr, die auch durch ausreichenden Schlaf nicht zu beseitigen sind.

Oft kommen von den palliativen Personen dann Aussagen wie:

- »Ich könnte nur noch schlafen.«
- »Ich schaffe es nicht mehr, mich selbstständig zu waschen oder zu kochen.«
- »Ich verstehe es nicht, letzte Woche bin ich doch noch Auto gefahren und jetzt geht nichts mehr!«.

Patient*in und Familie sind erschrocken über den oft sehr raschen Abbau der körperlichen und seelischen Kräfte. Unsere Aufgabe ist es, diese Personen über die Auswirkungen der Fatigue aufzuklären und mit dem bestehenden multiprofessionellen Team einen Behandlungsplan aufzustellen.
Um Missverständnisse und falsche Zuordnungen zu vermeiden, z. B. eine Verwechselung mit einer Depression, ist eine möglichst exakte Definition der Fatigue-Erkrankung notwendig. Dazu soll dieser Artikel beitragen.

18.2 Was ist Fatigue?

> **Definition**
>
> Der Begriff *Fatigue* stammt ursprünglich aus dem Lateinischen: Fatigatio, was am ehesten mit dem deutschen Wort Ermüdung übersetzt werden kann. Der heutige deutsche Sprachgebrauch ist stärker von der französischen oder englischen Sprache beeinflusst. Von dort übersetzt bedeutet Fatigue wörtlich *»Müdigkeit und Erschöpfung.«* Innerhalb der Medizin tritt der Begriff Fatigue häufig im Zusammenhang von Krebserkrankung oder unterschiedlichen, meist chronischen Krankheitsbildern auf, z. B. Multiple Sklerose, Rheuma, Parkinson oder bei einer Herzinsuffizienz.

Im Laufe des Lebens fühlt sich jeder einmal ausgelaugt oder kraftlos, besonders wenn man seelisch oder körperlich erkrankt ist. Bei Fatigue handelt es sich allerdings um eine Art der Müdigkeit und Erschöpfung, die sich vom normalen Maß deutlich unterscheidet. Aber wo hört dann die normale Müdigkeit auf, und wo fängt Fatigue an?

> **Eine Definition, die Fatigue gut beschreibt, lautet:**
>
> »Unter Tumorerschöpfung – auch Fatigue genannt – wird ein krankheitswertiges, unüberwindliches, anhaltendes und ganzkörperliches Gefühl einer emotionalen, mentalen und physischen Erschöpfung verstanden, das gekennzeichnet ist durch verminderte Kapazität für körperliche und geistige Betätigung. Es besteht ein Missverhältnis zwischen der (unmittelbaren) vorausgegangenen Belastung und dem Erschöpfungsgefühl, das sich durch Schlaf nicht aufheben lässt.« (Deutsche Fatigue Gesellschaft, 18 Fragen und Antworten zu tumorbedingter Fatigue)

Das heißt, Fatigue stellt eine krankhafte Ermüdung dar, die die Person extrem belastet und auch Auswirkungen auf alle weiteren Lebensbereiche hat. Meist bedeutet sie die größte Belastung neben den Erkrankungssymptomen, bspw. bei Krebserkrankungen. Neben den Krebserkrankungen ist sie bei vielen chronischen Erkrankungen anzutreffen. So erschwert die Fatigue die Bewältigung des Alltags und mindert die Lebensqualität deutlich.

> *Merke:* Typisch für Fatigue ist, dass sich das Gefühl der Ermüdung durch Ruhephasen nicht wesentlich verbessert.

Obwohl viele palliative Personen eine Fatigue unterschiedlichster Ausprägung als Begleitsymptom haben, wird das Erschöpfungssyndrom nur in wenigen Fachbüchern erwähnt. Die Literatur scheint das widerzuspiegeln, was uns Pflegenden im Alltag ebenfalls als eine Herausforderung begegnet – eine Fatigue zu erkennen und der palliativen Person mit ihren Symptomen adäquat zu begegnen. In einem spezialisierten Palliativbereich mit qualifizierten Pflegenden ist dies bereits eine Herausforderung. In allen anderen allgemeinen Bereichen, in denen auch palliative Personen betreut werden und in denen gar keine oder sehr viel weniger in »Palliativ Care« weitergebildete Fachpflegende anwesend sind, gibt es meist gar keine Kenntnisse darüber.

18.2.1 Symptome, über die Betroffene klagen

Fatigue wirkt sich in körperlichen, seelischen und geistigen Bereichen aus und mindert in großem Maße die Lebensqualität. Die Symptome treten oft sehr rasch und unerwartet auf, sodass bisherige Gewohnheiten plötzlich nicht mehr machbar sind und sich häufig bei den Betroffenen das Gefühl eines Kontrollverlustes einstellt (▶ Tab. 18.1).

Fatigue ist meist mehr als die Summe der genannten Beschwerden. Viele der genannten Symptome beeinflussen sich gegenseitig.

- So kann der Verlust der körperlichen Belastbarkeit eine tiefe Trauer auslösen und somit den Wunsch verstärken, sich zurückzuziehen.
- Oder es tritt ein Desinteresse an früher gerne ausgeübten Hobbies auf.
- Die sonst so geschätzte Gemeinschaft mit Freunden wird als Belastung empfunden, was die Entfremdung von Freunden mit sich bringt. Ein Gefühl von Einsamkeit kann dadurch entstehen und die Antriebslosigkeit steigern.

Nicht alle Menschen mit Fatigue leiden an den gleichen Symptomen und der Umgang damit ist ganz individuell zu sehen. Meist treten körperliche Beeinträchtigungen auf, gefolgt von den seelischen Symptomen.

Auch die Angehörigen fühlen sich durch die *Traurigkeit und Niedergeschlagenheit* eines nahestehenden Menschen oft hilflos. Teilweise ist das veränderte Verhalten für sie schwer nachzuvollziehen. Wenn Fatigue nicht erkannt wird und Angehörige unwissend sind, kann es sein, dass ihr Verhalten bspw. die Entfremdung in der Familie oder die Reizbarkeit der palliativen Person fördert.

Tab. 18.1: Übersicht Symptome der Fatigue

Körperliche Symptome	Seelische Symptome	Geistige Symptome
Reduzierte körperliche Leistungsfähigkeit	Traurigkeit, Niedergeschlagenheit, Antriebslosigkeit	Konzentrationsstörung
Schwäche, Kraftlosigkeit, Erschöpfung	Desinteresse an Dingen, die früher Spaß machten	Wortfindungsstörungen
Gliederschwere	Ängste	Ablenkbarkeit
Plötzliche, starke und dauerhafte Müdigkeit	Anspannung, Frust, Reizbarkeit	Verringerte Merkfähigkeit
Anhaltendes Unwohlsein nach körperlicher Belastung	Entfremdung von Familie und Freunden	
Schlafstörung	Seelische Erschöpfung	

18.3 Wer ist betroffen?

Bei tumorerkrankten Personen besteht eine sehr hohe Wahrscheinlichkeit, dass unter der Therapie eine Fatigue auftritt. Nach aktuellen Zahlen betrifft dies 60–90 % der palliativen Personen (vgl. Deutsche Fatigue Gesellschaft).

- Meist bedingt durch medizinische Ursachen wie eine Anämie oder Chemotherapie. Dann wird von einer *akuten* Fatigue gesprochen.
- Bei rheumatoider Arthritis und Multipler Sklerose sind über 60 % der palliativen Personen von der Fatigue betroffen
- und bei Kardiomyopathien immerhin noch 10–15 %.
- Auch Jahre nach beendeter Therapie leiden noch etwa 20–50 % der Patient*innen unter dem Erschöpfungssyndrom, der *chronischen* Fatigue. Hierbei liegt eher ein multifaktorielles Geschehen zu Grunde z. B. zu häufige Überforderungssituationen.

»Bisher gibt es keine Möglichkeiten, einer Tumorerschöpfung vorzubeugen. […] Auch ist heute noch nicht klar, ob ein frühzeitiges Eingreifen bei einem akuten Fatigue-Syndrom die Wahrscheinlichkeit für das Auftreten einer chronischen Fatigue senkt.«
(Deutsche Fatigue Gesellschaft e. V.: 18 Fragen)

18.4 Mögliche Ursachen und Verstärker der Fatigue

Die möglichen Ursachen einer Fatigue sind weit gefächert. Es gibt nicht nur *die* eine Ursache. Die Fatigue hat viele Auslöser, die oft gleichzeitig nebeneinander wirksam sind. In der Fachsprache spricht man dann von einem multifaktoriellen oder auch multikausalen Geschehen.

Die Deutsche Fatigue Gesellschaft nennt folgende Ursachen oder Verstärker der Fatigue:

Kasten 18.1: Mögliche Ursachen und Verstärker einer Fatigue

> **Mögliche Ursachen und Verstärker einer Fatigue**
>
> - Tumorerkrankung
> - Tumortherapie (Chemotherapie, Strahlentherapie, Immuntherapie, Operation)
> - Anämie und Sepsis
> - Mangelernährung und Gewichtsverlust
> - Mangelnde Bewegung und Muskelabbau
> - Schlafstörung
> - Begleiterkrankungen, Hormonmangelerscheinungen
> - Chronische Infekte
> - Nebenwirkungen von Medikamenten
>
> Psychische und soziale Belastung

18.4.1 Verschiedene Ursachen der Fatigue

1. Wie bereits beschrieben ist eine der möglichen Ursachen für die akute Fatigue eine *Tumorerkrankung* und deren Therapien.
   - Tumorzellen wachsen schneller als gesunde Zellen und verbrauchen daher viel mehr Energie.
   - Gleichzeitig reagiert das Immunsystem gegen den eigenen Körper. Es produziert dabei Substanzen, die die normalen Stoffwechselprozesse des Körpers stören.
   - Dies führt zu Erschöpfung und Abgeschlagenheit, welche häufig nicht sofort, sondern erst nach der Diagnose und während der Therapie wahrgenommen werden.
   - Auch die *Tumortherapie* ist eine häufige Ursache – gerade für die akute Fatigue. Die *Chemotherapie*, die Wachstum und Vermehrung der Tumorzellen hemmen soll, greift auch gesunde Zellen an und schwächt dadurch den Körper.
   - Eine *Strahlentherapie* kann je nach Körperstelle und Größe des bestrahlten Gebiets Müdigkeit und Abgeschlagenheit herbeiführen und eine *Immuntherapie* soll das Wachstum der Krebszellen hemmen und die Immunabwehr aktivieren.
   - Allerdings führt die Aktivierung der Immunzellen oft dazu, dass grippeähnliche Symptome wie Muskel- und Knochenbeschwerden, Fieber und Erschöpfung auftreten.
2. Auch nach einer *Operation* können Betroffene
   - durch Blutverlust,
   - die Veränderung des Wasser- und Mineralhaushalts
   - sowie die Narkose für einige Tage bis Wochen vermehrt erschöpft sein.
3. Eine weitere mögliche Ursache für Fatigue ist *Anämie*.
   - Dabei kommt es zu einer Verringerung der Erythrozyten. Diese transportieren den Sauerstoff aus der Lunge über den Blutkreislauf in den gesamten Körper.
   - Sind nicht genügend Erythrozyten vorhanden, wird der Körper nicht mehr optimal mit Sauerstoff versorgt: Es kommt zu Kraftlosigkeit und Erschöpfung.

4. Eine *Sepsis* ist eine extreme Immunreaktion des Körpers auf eine bakterielle Infektion.
   - Eine schwere Sepsis oder ein septischer Schock sind lebensbedrohlich.
   - Die Verläufe sind sehr individuell, entsprechend unterschiedlich sind die nach einer Sepsis auftretende Beschwerden und Beeinträchtigungen. *Eine der Langzeitfolgen kann Fatigue sein.*
5. *Mangelernährung* und *Gewichtsverlust* können eine Unterversorgung mit Vitaminen und Mineralstoffen zur Folge haben.
   - Doch diese benötigt der Körper für wichtige Stoffwechselprozesse. Sind diese beeinträchtigt, wird nicht genügend Energie umgesetzt.
   - Auch mangelnde Kalorienzufuhr kann eine Unterversorgung mit wichtigen Nährstoffen bedeuten.
   - Oft sind die Personen zu müde, um zu essen, oder schlafen während der Mahlzeit immer wieder ein. So beginnt ein Teufelskreis aus Nährstoffmangel, Unterernährung und dadurch die mangelnde Energie zur Nahrungsaufnahme.
   - Hier gilt es, ein besonderes Augenmerk darauf zu haben und der Person möglichst kleine, aber dafür hochkalorische Mahlzeiten oder Getränke anzubieten.
   - Manche Angehörige sind gern bereit, die »Leibspeise« zuzubereiten und mitzubringen, oder man fragt im Rahmen der Wunschkost nach persönlichen Vorlieben der Person.
   - Es ist von Vorteil, die Mahlzeiten am Tisch und nicht liegend im Bett einzunehmen. Schön ist es auch, in netter Gesellschaft zu Essen, dann steht einer ausreichenden Nahrungsaufnahme kaum noch etwas im Wege. Mit dem Handling der ATP, besonders mit dem Schwerpunkt der Fazilitation zu agieren (▶ Kap. 11), bietet dem Menschen die nötigen Impulse und Unterstützung, wenn die körperlichen Kräfte nachlassen.
6. Schlafstörungen können ebenfalls zu Konzentrations- und Aufmerksamkeitsstörungen führen.
   - Denn im Schlaf finden für Körper und Gehirn unverzichtbare Regenerations- und Speicherprozesse statt.
   - Wer nicht ausreichend geschlafen hat, fühlt sich morgens gereizt, angespannt und nicht leistungsfähig.
   - Wird der Körper nun zusätzlich durch *mangelnde Bewegung* geschont, baut er Muskeln ab, da diese nicht regelmäßig benutzt und belastet werden. Um Anstrengungen zu vermeiden, wird die Aktivität noch weiter reduziert: Dadurch kommt es zu weiterem Muskelabbau. Es entsteht ein Teufelskreis.
7. Auch Begleiterkrankungen, Organschäden, ein Mangel an Schilddrüsen-, Nebennieren- oder Geschlechtshormonen oder chronische Infekte führen zu Erschöpfung und Kraftlosigkeit.
8. Vermehrte Müdigkeit ist auch eine Nebenwirkung verschiedener Medikamente, wie z. B. Schmerzmittel oder Medikamente gegen Übelkeit.
   - Diese Ursache ist nicht zu unterschätzen und kommt in der Praxis häufig vor.
   - Gerade wenn Personen mit starken Schmerzen aus der Häuslichkeit aufgenommen werden und sie vorher unkontrolliert große Mengen an akut wirksamen Opioiden eingenommen haben.
9. Akute und chronische Krankheiten und sind eine große psychische Belastung für Betroffene.
10. Die Angst vor einer veränderten Lebenssituation oder dem Tod kann traurig und hoffnungslos machen und Depressionen und Stress verursachen. Der Verlust der Kontrolle über das eigene Leben kann das Selbstwertgefühl vermindern und depressive Verstimmung verstärken.

> Fatigue ist häufig von einer Depression begleitet, jedoch nicht mit ihr zu verwechseln.

11. Auch soziale Belastungen können bei der Entstehung der Fatigue eine große Rolle spielen.
    – Veränderte familiäre Strukturen können dazu führen, dass Betroffene sich nicht mehr »gebraucht« fühlen.
    – Dazu tragen auch die fehlende Belastbarkeit und dadurch eingeschränkte Arbeitsfähigkeit bei.
    – Finanzielle Sorgen, fehlende Unterstützung in der Familie oder fehlendes Verständnis durch den Freundeskreis können zusätzlich belasten.
    – Diese Gefühle kosten Energie und verstärken Antriebslosigkeit und Erschöpfung.

18.5 Fatigue, Depression und Delir

Fatigue und Depression weisen einige Gemeinsamkeiten auf. Es ist nicht immer leicht, zwischen Depression und Fatigue zu differenzieren, zumal bei etwa 20 % aller Tumorpatient*innen eine Symptomüberschneidung besteht (vgl. Deutsche Fatigue Gesellschaft). Gerade eine Krebserkrankung mit einem lebensbedrohlichen Charakter löst bei vielen Betroffenen Ängste und Depressionen aus. Eine ausgeprägte Angststörung oder eine behandlungsbedürftige Depression findet sich bei jedem oder jeder fünften Tumorpatient*in. Ebenso leidet jede*r fünfte Patient*in mit einer Fatigue an Depressionen.

> Hierbei ist vielfach zu beobachten, dass eine Fatigue bei Personen mit depressiver Stimmungslage häufig und intensiv auftritt, dass aber andererseits Fatigue eine Depression auslösen oder verstärken kann.

Beide Krankheitsbilder haben ähnliche Symptome, wie Antriebsmangel, Müdigkeit, Erschöpfung und fehlenden Schwung im Alltag. Hinweise lassen sich möglicher Weise aus der Vorgeschichte der palliativen Person ableiten, wenn es beispielsweise schon früher depressive Episoden gab. Werden die Erschöpfung, Schwäche und Müdigkeit aber mehr körperlich, geistig und gefühlsmäßig empfunden, deutet es eher auf eine Fatigue hin. Um dies besser einschätzen und beurteilen zu können, haben wir ein Fatigue-Assessment entwickelt, damit wir die Symptome besser einordnen können und eine Fatigue nicht übersehen. Dennoch bleibt zu sagen, dass die Diagnose Fatigue natürlich von Ärzt*innen gestellt wird und diese ebenfalls die medikamentöse Therapie bestimmen. Häufig fällt den Pflegenden das Verhalten der palliativen Personen allerdings eher auf, weil sie rund um die Uhr mit den Menschen arbeiten und sie pflegen. Des Weiteren ist eine Fatigue ebenfalls von einem hypoaktiven Delir abzugrenzen – dieses gilt es ärztlicherseits ebenfalls auszuschließen.

18.6 Fatigue-Assessment

Fatigue ist durch die verschiedenen Ausprägungen der Symptome für eine Fremdbeurteilung nur schwer zugänglich. Um eine bessere pflegerische Einschätzung/Befundung der Fatigue vornehmen zu können, haben wir einen Assessmentbogen entwickelt. Mit Hilfe der Fragen an die aufgenommene Person selbst und durch die professionelle Fremdeinschätzung durch qualifizierte Pflegende für Palliative Care ist es somit möglich, eine pflegerische Einschätzung einer Fatigue durchzuführen. Ziel ist es, eine Fatigue zu erkennen und nach Möglichkeit ihren Schweregrad zu definieren.

Diese erhobenen Daten nutzen die Ärzt*innen anschließend in ihrer Diagnosefindung, um gemeinsam eine therapeutische Strategie im interdisziplinären Team zu entwickeln und patientenbezogen festzulegen.

Das AFA (Albertinen-Fatigue-Asessment) wurde in einer Arbeitsgruppe von Mitarbeitenden erstellt. Die Autor*innen des Assessments haben mit dem Thema Fatigue in unterschiedlichen Aspekten zu tun.

Das Ziel der Arbeitsgruppe war es, ein Formular zu entwickeln,

- mit dem schon frühzeitig die Fatigue-Symptome deutlich werden.
- Zudem sollte das Assessment für palliative Personen, Patient*innen und Angehörige ein »Augenöffner« für das chronische Erschöpfungssymptom sein.
- Auch die Dokumentation und somit die Abrechnungsmöglichkeit in Kliniken sind besser darzustellen.
- Denn eine Fatigue bindet pflegerische Ressourcen im Alltag und fordert das gesamte Team zu einem reflektierten Umgang mit dem Erschöpfungssyndrom und den betroffenen Menschen auf.
- Darüber hinaus wollten wir ein Instrument haben, in dem neben der Selbsteinschätzung der Betroffenen auch eine Fremdeinschätzung möglich ist, weil sich im Klinikalltag gezeigt hat, dass eine Selbsteinschätzung nicht immer zielführend oder durchführbar ist.
- Bei den Recherchen fanden wir kein Assessment, welches alle die von uns geforderten Punkte erfüllte. Somit erstellten wir auf der Basis von Recherchen, Erfahrungswerten und mehrfacher Evaluation das *AFA*.

Das Assessment wird auf der Palliativstation eingesetzt, um pflegerelevante Informationen zu erhalten, die in eine pflegerische Befundung und in die medizinische Diagnose einer Fatigue münden. Darüber hinaus wird dieses Assessment bei stark unterernährten Personen in der Klinik durchgeführt. Seit der Einführung der AFA ist eine Sensibilisierung für das Thema in den Teams vorangeschritten.

In der Praxis werden die Fragen aus Teil A im Gespräch direkt mit dem oder der Betroffenen angesprochen. Hier hat die Person die Möglichkeit, sich durch die Fragen zu reflektieren und ihre Situation selbst einzuschätzen.

Der zweite Teil besteht aus der Fremdeinschätzung. Teil B wird dann nach einer gewissen Zeit der Krankenbeobachtung (ein bis zwei Tage) von Pflegenden ausgefüllt. Wenn der Mensch aufgrund starker Vigilanzminderung oder durch evtl. zu hohe Opiatgaben nicht in der Lage ist, zu antworten, ist dieses zu vermerken.

VII Anwendungsbeispiele von ATP-P bei symptomauftretenden Belastungen

AFA (Albertinen-Fatigue-Assessment – Formular) © S. Reineke/I. Klindworth/K. Röwekamp/S. Eschmann, 2019

Befragung des Patienten (Teil A)	Nie	Manchmal	Häufig	immer
Sind Sie bei längerem Konzentrationszeitraum schneller erschöpft als üblich/oder als Gleichaltrige?	0	1	2	3
Sind Ihre Bewegungen aktuell ungeschickter?	0	1	2	3
Verringert sich Ihre Konzentration im Alltag?	0	1	2	3
Bemerken Sie aufgrund Ihrer Erschöpfungszustände eine höhere Vergesslichkeit?	0	1	2	3
Gesamt Punktzahl von Teil A				

Fremdeinschätzung durch Pflegende (Teil B)	Nie	Manchmal	Häufig	immer
Ist der Patient auffällig im Verhalten?	0	2	4	6
Schläft der Patient mehr als 12 Stunden pro Tag?	0	2	4	6
Schläft der Patient bei Aktivitäten oder Gesprächen immer wieder ein?	0	2	4	6
Benötigt der Patient häufigere Pausen, um sich von körperlichen Aktivitäten zu erholen?	0	2	4	6
Ist der Patient in seinen sozialen Kontakten zurückgezogen? Führt der Patient bspw. keine eigenständigen Gespräche mit Personal/Mitpatienten?	0	2	4	6
Hat der Patient keine Ausdauer für alltägliche körperliche Anforderungen? Bspw. bei der Körperpflege/Nahrungsaufnahme/Bewegung etc.?	0	2	4	6
Ist aufgrund des Erschöpfungszustandes des Patienten eine erkennbare Verlangsamung der Bewegung zu beobachten?	0	2	4	6
Ist der Patient antriebsarm?	0	2	4	6
Gesamte Punktzahl von Teil A + Teil B				

☐ Evaluation der Fatigue-Symptomatik aufgrund starker Vigilanzminderung nicht möglich
☐ Fatigue-Symptomatik indiziert durch Medikamente
Werden in den ersten drei Fragen der Fremdeinschätzung (Teil B) 6 Punkte oder mehr erzielt, ist ein Delir-Screening durchzuführen. ☐ durchgeführt   ☐ nicht durchgeführt
☐ HZ_____

Ergebnis:
☐ keine Fatigue: 0–9 Punkte   ☐ mittlere Fatigue: 19–27 Punkte
☐ leichte Fatigue: 10–18 Punkte   ☐ schwere Fatigue: ab 28 Punkten

Datum   Name der Pflegenden (in Druckbuchstaben)   Unterschrift der Pflegenden

HZ = Handzeichen

Weil sich ein hypoaktives Delir und eine Fatigue in einigen Symptomen sehr ähneln, wird im späteren Teil auf das Delir eingegangen. Wird in den ersten drei Fragen der Fremdeinschätzung eine hohe Punktzahl erzielt (siehe AFA), ist es zwingend notwendig, ein Delir auszuschließen. Dafür gibt es verschiedene Assessments und Screenings im deutschsprachigen Raum.

Durch das Zusammenzählen der ermittelten Punkte kann die Stärke einer Fatigue ermittelt werden, dies dient somit als ein Richtwert für die ärztliche Diagnosestellung, die Aufklärung der Person und die pflegerischen Handlungen.

18.7 Fatigue – was nun?

Für viele palliative Personen und ihre Angehörigen ist allein das Wissen um die Fatigue schon eine Erleichterung. Die schwierig zu ertragenden Symptome haben nun einen Namen. Manche Personen sind froh darüber, *dass sie sich die Symptome nicht einbilden* oder *dass sie nicht verrückt sind*. Ähnlich geht es Angehörigen. Ihnen wird bewusst, dass sich der Ehepartner nicht »hängen lässt«, sondern dass er es nicht »besser« aufgrund seiner Erkrankung und aufgrund der Fatigue kann. Obwohl das Wissen darüber Erleichterung bringt, ist der *Umgang mit der Fatigue im Alltag oft schwierig*.

Der Fatigue kann auf unterschiedlichen Ebenen begegnet werden. Zur Therapie gehören sowohl medikamentöse als auch nichtmedikamentöse Maßnahmen.

18.7.1 Medikamentöse Behandlung

Hierbei geht es in erster Linie darum, bestehende Grunderkrankungen auszuschließen (z. B. Hormonstörungen, Diabetes mellitus) oder diese angemessen zu behandeln. Aktuell gibt es *kein* Medikament, welches die Symptome der Fatigue aufhebt. Es werden immer wieder neue Medikamente erprobt und entwickelt, aktuell noch ohne signifikante Erfolge. Demnach können nur manche Symptome mit vereinzelten Medikamenten reduziert werden, aber die Erschöpfung kann nicht geheilt werden. Nicht außer Acht zu lassen sind medikamentöse Symptomverstärker, z. B. Schmerzmittel, die Müdigkeit und Abgeschlagenheit hervorrufen. Auch die Dosierung von bereits angeordneten Medikamenten (z. B. Schlafmitteln) ist von Mediziner*innen genau zu überprüfen.

18.7.2 Psychotherapeutische Hilfe/ Psychoonkolog*innen

Die Aufklärung der Bertoffenen und ihrer Angehörigen in vertrauensvoller Atmosphäre und offenen Gesprächen ist eine wichtige Aufgabe. Es ist sehr hilfreich, Psychoonkolog*innen oder die psychotherapeutischen Hilfen hinzuzuziehen. Mit Hilfe von Therapeut*innen können von Fatigue betroffene Personen und ihre Angehörigen die Ursachen der seelischen Belastungen erkennen, darüber hinaus die durch die Fatigue hervorgerufenen Konflikte und Probleme besprechen und gemeinsam Strategien entwickeln. Betroffene Personen lernen, Stress zu verringern und ihren Alltag an die Erschöpfung anzupassen.

18.7.3 Aktivierend-therapeutische Pflege

Die Auswirkungen von Fatigue auf die alltäglichen Situationen sind, wie bereits mehrmals beschrieben, nicht zu vernachlässigen. Die eigene Körperhygiene bspw. kann für die betroffenen Personen eine fast unüberwindbare Hürde im Alltag werden. Einzelne Tätigkeiten oder Routinen können innerhalb weniger Tage nicht mehr umgesetzt werden. Es ist somit und demnach wichtig, dass die Symptome der Fatigue immer wieder durch Gespräche mit den Patient*innen und durch gute pflegerische Beobachtungen reflektiert und identifiziert werden. Darauf aufbauend können die einzelnen pflegerischen Schritte neu, verändert oder gleichbleibend geplant und umgesetzt werden. Das therapeutische Pflegeziel ist auch bei dieser Personenklientel, sie aktivierend-therapeutisch zu pflegen (▶ Kap. 3 und Kap. 4). Eine Überforderung in jeglicher Hinsicht ist zu vermeiden. Für die Person ergibt es keinen Sinn, wenn zwar eine Ganzkörperpflege durchgeführt wurde, aber die erkrankte Person anschließend für Stunden zu erschöpft ist, um am Leben teilhaben zu können. Dies bedeutet *nicht*, dass die Aktivierend-therapeutische Pflege dann eingestellt werden soll. Vielmehr wird damit ausgedrückt, dass die Ressourcen Kraft und Ausdauer der schwerstkranken, palliativen Person ihrem täglichen Leistungsniveau anzupassen sind. Dies beinhaltet zum einem die Geschwindigkeit, mit der die Aktivierend-therapeutische Pflege gestaltet wird, und zum anderen ihre Schwerpunkte (▶ Kap. 3).

> *Merke:* Das Ziel der Aktivierend-therapeutischen Pflege ist es, bei Personen mit einer Fatigue die Ziele und Maßnahmen den Ressourcen und dem Erschöpfungszustand entsprechend anzupassen und individuelle Prioritäten zu setzen.

Hier stehen die richtige und für die Person passende Akzentuierung der Maßnahmen und der Aktivierung als Ziel im Fokus. Somit ist es unerlässlich, die therapeutischen Pflegeziele, die die Person für sich definiert und wünscht, mit ihr zu besprechen und sie dann zu fokussieren. Dies kann bspw. bedeuten, dass die Pflegekraft die Erkrankten bei der Priorisierung der Nahrungsaufnahme unterstützt, wenn sie ihren Fokus auf die eigenständige Nahrungsaufnahme am Morgen legen. Diese Alltagskompetenz wird mit der Aktivierend-therapeutischen Pflege schrittweise gefördert. Das kann auch beinhalten, dass die Körperpflege anschließend durchgeführt wird oder die aktivierend-therapeutischen Elemente der Körperpflege so angepasst werden, dass die Person nach dieser Zeit noch genügen Kraft und Energie hat, die Nahrung selbstständig zu sich zu nehmen. Eine Möglichkeit kann es sein, dass eine Teilwäsche bei dem oder der Erkrankten Sinn ergibt, damit noch Ressourcen für die anschließende Einnahme des Frühstücks bestehen bleiben.

Es kommt aber auch immer wieder vor, dass gerade erst durch die therapeutische Aktivierung der Person bei der Körperpflege die Ressourcen geweckt werden, damit sie dann eigenständig Essen kann.

Die Aktivierend-therapeutische Pflege hat die Person im Gesamten im Blick. Das Ziel ist es, dem Menschen Selbstwirksamkeit und Selbstbestimmung zu ermöglichen, darüber hinaus die Selbstversorgung zu erhalten oder zu erweitern. Dies beinhaltet, dass manchmal Schwerpunkte in einzelne Tätigkeiten und Handlungen gelegt werden, dennoch stehen diese immer im Kontext des gesamten Alltags der erkrankten Person. Dadurch, dass die Aktivierend-therapeutische Pflege ein 24 Stunden-Konzept ist, hört der Blick für den Kontext der Patient*innen nicht mit einem Schichtwechsel auf. Das bedeutet, dass bei der Planung und Umsetzung unterschiedlicher Aktivitäten/Interventionen die vorher erfolgten und die später noch anstehenden mitberücksichtigt werden. Dies hilft besonders

Menschen, die an einer Fatigue erkrankt sind und mit ihren Kräften planvoll und reflektiert umgehen müssen.

Durch das »AFA« erhalten die Pflegenden eine Orientierung der Ausprägung der bestehenden Fatigue und der bestehenden Symptome. Dazu ist es hilfreich, wenn die Person selbst definieren kann, welche Tätigkeiten ihr im Klinikalltag besonders Kraft und Energie rauben. Des Weiteren ist eine gute pflegerische Dokumentation von Nöten, damit die gesammelten und gewonnenen Erkenntnisse für alle im Team zur Verfügung stehen und damit bei der Anwendung der Aktivierend-therapeutische Pflege diese Aspekte in den einzelnen Schritten und Aspekten berücksichtigen werden.

18.8 Wie lebt man mit Fatigue im Alltag?

- Wichtig sind ein offener Umgang und Austausch mit dem oder der Betroffenen und den Angehörigen. Oft fällt es ihnen schwer, sich in den Zustand der Person hineinzuversetzen. Pflegende sind hier »Übersetzer*innen« oder »Dolmetscher*innen«.
- Die betroffene Person selbst muss ihren Tagesablauf bewusster gestalten, indem sie kräftezehrende Tätigkeiten wie z. B. Einkaufen zu Zeiten plant, zu denen noch ausreichend Energie vorhanden ist, z. B. am Vormittag.
- Manchmal ist es auch notwendig, Termine abzusagen, wenn die Erschöpfung zu groß ist.
- Aber auch schöne Dinge, z. B. ein kurzer Besuch von Freund*innen, Aktivitäten und Ruhephasen sind mit einzuplanen.
- Suche nach »Energie-Gebern«: von kleinen Genüssen (bspw. Aperitif) bis zur Spiritualität.
- Coping-Strategien mit wenig körperlicher Beanspruchung (bspw. Fotoalben) bevorzugen.
- Auf gesunde Ernährung, ausreichend Schlaf und angepasste Bewegung ist zu achten.
- Ggf. müssen aber auch Prioritäten gesetzt werden und Aufgaben an andere delegiert werden. Dies fällt oft am schwersten, da den Betroffenen schmerzlich die eigenen Grenzen bewusst werden.

18.8.1 »Fatigue« im interdisziplinären Team

- Durch eine ärztliche Intervention kann der Fatigue medikamentös begegnet werden.
- Psychoonkolog*innen bieten Gespräche an und überlegen zusammen mit der Person und evtl. ihren Angehörigen, wie das seelische Befinden positiv beeinflusst werden kann.
- Mit Musiktherapeut*innen können sich Betroffene z. B. auf eine Traumreise begeben und dabei entspannen.
- Für das körperliche Training mobilisieren Physiotherapeut*innen oder Pflegende die palliativen Personen im Bett oder je nach Möglichkeit in einen Sessel oder zum Gehen auf den Flur.
- Auch kann schon vom Krankenhaus aus Unterstützung für die Häuslichkeit beantragt werden, z. B. eine Haushaltshilfe oder ambulante Pflegedienste.
- Die Ernährungsmediziner*innen oder Pflegeexpert*innen für Ernährung und Diätassistent*innen stehen beratend zu Seite, wenn es um eine ausgewogene und gesunde Ernährung geht.

Die Pflegenden fördern die noch vorhandenen Ressourcen der Person und geben Hilfestellung im Umgang mit Einschränkungen des täglichen Lebens.

> Dabei ist es wichtig, mit der Zeit der palliativen Person sorgsam umzugehen, den Tag mit ihr zusammen und unter Berücksichtigung ihrer Kräfte zu planen. Das beinhaltet z. B. auch, sie nicht mit doppelten Gesprächen oder zu vielen Assessments zu belasten und pflegerische Tätigkeiten in die Tagesabschnitte zu legen, in denen noch Kraftreserven vorhanden sind.

Das Mittagessen bspw. kann evtl. am Nachmittag erwärmt werden, wenn die Person vorher noch Ruhe braucht. Besuchszeiten sind individuell anzupassen und die Pflegekraft sollte mit den Angehörigen in gutem Kontakt stehen.

Wie man an diesem Beispiel sehen kann, gibt es gegen die Fatigue eine Reihe (aktivierend-)therapeutischer Möglichkeiten, die im Interesse der Betroffenen auszuschöpfen sind.

Literatur

Deutsche Fatigue Gesellschaft (Hrsg.) 18 Fragen und Antworten zu tumorbedingter Fatigue https://deutsche-fatigue-gesellschaft.de/wp-content/uploads/2018/06/fatigue_18-fragen.pdf Zugriff 7.9.2020

Deutsche Fatigue Gesellschaft (Hrsg.) Was ist Fatigue? https://deutsche-fatigue-gesellschaft.de/fatigue/was-ist-fatigue?, Zugriff 8.2.2020

Eichmüller, S. (2015) Palliativmedizin Essentials, Das 1x1 der Palliativ Care, Hans Huber Verlag, Bern

Stiftung Deutsche Krebshilfe (Hrsg.) (2017) Der blaue Ratgeber: Fatigue- chronische Müdigkeit bei Krebs. Antworten. Hilfe. Perspektiven

19 Ideen zur Linderung der Symptomlast

Sarah Eschmann

Schwerstkranke, palliative und sterbende Personen leiden beispielsweise an Symptomen wie Schmerzen, Appetitlosigkeit oder Luftnot.

Im Umgang mit schwerstkranken, palliativen und sterbenden Personen begegnen uns in der Pflege immer wieder Symptome, die für die Erkrankten stark belastend sind und somit die Lebensqualität reduzieren. Viele belastende Symptome werden häufig unterbehandelt. »Das Lebensende eines Sterbenden kann still und friedlich verlaufen. Dies setzt aber adäquate Behandlung und Fürsorge in der letzten Zeit voraus.« (Husebø 2002) Die Weltgesundheitsorganisation (WHO) veröffentlichte 1990 eine Statistik, in der aufgezeigt wird, dass bis zu 80 % der Tumorpatient*innen keine adäquate Schmerztherapie erhalten. Zu einem ähnlichen Ergebnis kommen die Ärztin und der Arzt Dr. B. Sandgathe Husebø und Dr. S. Husebø, die für die norwegische Regierung ein Forschungsprojekt durchführten. Sie veröffentlichen im Jahr 2002: »Wer diese Patienten behandeln soll, steht vor großen Herausforderungen, da anzunehmen ist, dass 70–80 % von ihnen an Schmerzen und anderen Beschwerden in ihrer letzten Lebensphase leiden.« (Husebø 2002) Durch diese Aussagen wird deutlich, dass gerade bei palliativen Patient*innen die Lebensqualität durch unterschiedliche Aspekte eingeschränkt wird. Somit steht die Aktivierend-therapeutische Pflege (ATP) in diesem Kontext vor weiteren Herausforderungen, denn das Ziel ist es, die Symptome zu lindern und die Lebensqualität zu steigern. Aufgrund der Vielfältigkeit der Symptome werde ich mich exemplarisch auf das Symptom Schmerz beschränken. Zudem wird es in diesem Kapitel um »alternative« Schmerzlinderung gehen. Dies bedeutet, dass hier nicht das WHO-Schmerz-Stufenschema und unterschiedliche Schmerzmedikamente vorgestellt werden.

Dieses Wissen und das Nutzen des Stufenschemas setzte ich voraus. Ich möchte weitere und ergänzende Möglichkeiten aufzeigen, die eine individuell angepasste Schmerztherapie unterstützen und sich nicht ausschließlich mit dem körperlichen Schmerz befassen.

19.1 Schmerzlinderung durch alternative Anwendungen

Der akute Schmerz ist ein Warnsignal des Körpers. Er ist ein Symptom, das sicherlich jeder Mensch schon erlebt hat. Das spielende Kind, das sich sein Knie am Tisch stößt, der junge Mann, der mit Zahnschmerzen aufwacht. Der akute Schmerz erinnert uns daran, diesem Warnsignal Beachtung zu schenken und ihm nachzugehen. So können die Zahnschmerzen, die rechtzeitig behandelt werden, vor einer größeren Zahnentzündung schützen, die aufgetretenen Spannungskopfschmerzen zu mehr Bewegung oder Sport motivieren.

Doch auch chronische Schmerzen sind für viele besonders im Alter nicht unbekannt.

Sowohl in Krankenhäusern, Pflegeheimen und Zuhause sowie vor allem in palliativen Stationen und Hospizen ist der Schmerz eines der häufigsten Symptome. Schmerzen sind vielschichtig und können durch diverse Faktoren beeinflusst werden, so kann beispielsweise Stress den Schmerz verstärken, Wärme ihn lindern.

In der Fachliteratur wird häufig über *Schmerzarten* gesprochen. Auf diese wollen wir hier genauer eingehen und dazu Möglichkeiten aufzeigen, wie diesen verschiedenen Schmerzarten kreativ und manchmal auch mit Phantasie begegnet werden kann.

19.1.1 Der körperliche Schmerz

Körperlicher Schmerz wird meistens durch die Grunderkrankung hervorgerufen oder ist eine unerwünschte Wirkung von medizinisch-therapeutischen Behandlungsverfahren. Hier einige Ideen zur Schmerzlinderung:

Kälte und Wärme

Nach beispielsweise Operationen oder Prellungen der Extremitäten ist das Kühlen mit einem Cool Pack oder anderen gefrorenen Gegenständen wie Erbsen eine erfolgreiche Anwendungsform. Dabei darf das Kühlelement nie direkt mit der Haut in Kontakt kommen, weil es zu Verletzungen dieser führen kann. Es ist in ein dünnes Handtuch einzuwickeln. Bei Entzündungen können auch gekühlte Materialien helfen, z. B. frischer Quark aus dem Kühlschrank oder weichgeklopfter Weißkohl.

Bei einer Mukositis ist bekannt, dass vor allem die Mundkühlung die Schmerzen lindert. Gefrorene unterschiedliche (Lieblings-)Lebensmittel können gelutscht werden. Es können auch Weingummis eingefroren oder gekühlte oder eingefrorene Früchte oder Fruchtstücke gelutscht werden. Tee oder Säfte bieten sich ebenfalls an. Dabei ist zu beachten, dass Säfte oder die Früchte mit einem hohen Säuregehalt die Schmerzen wieder hervorrufen können, deshalb ist es ratsam, auf solche zu verzichten.

Wärme wird häufig für die Schmerzlinderung von Rückenschmerzen oder Menstruationsbeschwerden verwendet. Körner- oder Kirschkernkissen, Wärmflaschen oder heiße Handtuchrollen finden hier ihre Anwendungen. Auch hier ist zu beachten, dass die Haut vor Verletzungen und Verbrennungen zu schützen ist.

Grundsätzlich gilt, dass verschiedene Anwendungen ausprobiert werden können, sofern medizinisch nichts dagegenspricht, denn Schmerzen und Geschmäcker sind bei jedem Menschen verschieden. Es kann sein, dass Verletzungen oder Schmerzen, die in europäischem Kontext mit Wärme behandelt werden, in einem anderen kulturellen Kontext üblicherweise mit Kälte entgegengewirkt wird. Daher ist es wichtig, offen für interessante Aspekte der Schmerzlinderung zu sein und dabei in sich selbst hinein zu fühlen, ob diese helfen oder nicht.

Bewegung

Menschen mit Schmerzen versuchen Bewegungen, die die Ursache für die hervorgerufenen Schmerzen sind oder diese verstärken, zu vermeiden. Dies führt dazu, dass Betroffene sich zunehmend in ihrer Beweglichkeit einschränken und eine Schonhaltung einnehmen. Die dauerhafte Vermeidung von schmerzhafter Bewegung kann aufgrund von einseitiger Überbelastung an anderen Stellen des Körpers zu Schmerzen führen. Ebenfalls führt das Nicht-Bewegen zu einem hohen Muskeltonus, der ab einem gewissen »Grad« wiederum als schmerzhaft empfunden wird.

Die Schmerzintensität nimmt dadurch weiter zu und die Menschen werden in ihrer Lebensqualität zunehmend eingeschränkter. Deshalb ist es wichtig, dass Personen mit Schmerzen nicht die Bewegung einstellen.

Die Bewegungsfähigkeit des schwerstkranken und palliativen Menschen sollte erhalten und bei Bedarf die Muskulatur gestärkt werden. Hier ist es oft sinnvoll, dies mit therapeutischer Unterstützung umzusetzen.

Darüber hinaus ist es gut, im Alltag auf ausreichende schmerzadaptierte und wohltuende Ruhepausen zu achten. Schmerzadaptiert bedeutet, dass eine Position mit dem Erkrankten zu suchen bzw. auszuprobieren, in der eine Muskelentspannung durch mindestens eine schmerzarme Position möglich ist.

> *Beachte:* Pflegende können hier die schwerstkranken und palliativen Menschen unterstützen, indem sie bei den Positionierungen darauf achten, dass die Unterstützungsfläche für den oder die Erkrankte*n passend ist. Dies bedeutet, dass die Fläche, auf der die Person liegt, eine unterstützende Fläche ist, die sie großflächig annehmen kann. *Die unterstützende Fläche muss vom Körper tatsächlich berührt werden und somit zur Auflagefläche werden. Der Körper legt sich so auf einer Matratze und dem Positionierungsmaterial ab. Sein eigenes Gewicht muss der Körper nicht mehr »halten«.* Und der bzw. die Betroffene hat die Möglichkeit, den eigenen Muskeltonus zu regulieren.

Darüber hinaus ist es das Ziel, dem bzw. der Erkrankten die Möglichkeit zu geben (soweit noch vorhanden), durch (Mikro-)Bewegungen die Position bei Bedarf zu verändern.

Massage

Eine oberflächliche Massage mit Ölen oder Lotionen kann die Schmerzintensität lindern.

> Diese Massagen im Schulter-, Rückenbereich oder der Hände und Füße bieten auch für Angehörige eine Möglichkeit, sich aktiv zu beteiligen. Denn auch *von Laien durchgeführte Berührungen/Massagen zeigen einen hohen Wert* für die von Schmerz betroffenen Menschen.

Hier geht es nicht darum, direkt an dem schmerzhaften Ort zu massieren oder zu berühren. In der Praxis zeigt es sich immer wieder, dass eine wohltuende Handmassage von einem Angehörigen die Schmerzen in einem ganz anderen Körperbereich reduzieren kann. *Durch diese Massage wird die körperliche Wahrnehmung z. B. auf die Hand gelenkt und die Schmerzen werden reduziert. Zudem hat dies einen positiven emotionalen Effekt auf die Angehörigen. Sie fühlen sich nicht hilflos, sondern können – wenn vielleicht auch nur begrenzt – in der Situation etwas »tun«!*

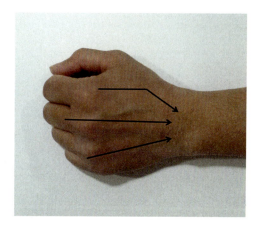

Abb. 19.1: Handmassage unter den Aspekten der Basalen Stimulation®

19.1.2 Der psychische Schmerz

Viele Menschen setzen sich gerade in den letzten Tagen des Lebens mit ihrem gelebten Leben auseinander. Der Wunsch nach Aussöhnung bei Streit, nach Klärung von Missverständnissen innerhalb der Familie oder mit Freund*innen wächst. Vielfach können Konflikte nicht mehr geklärt werden, dies kann zu seelischen Belastungen führen.

Gespräche

Zur Reduzierung von psychischem Schmerz sind Gespräche sinnvoll. Dabei ist zu beachten, dass diese von dem/der Schmerzgeplagten selbst gewünscht werden. Als Mediziner, Pflegende, Therapeuten oder Angehörige können wir regelmäßig Angebote machen. Wichtig ist, dass es Angebote bleiben und damit kein indirekter Druck oder Zwang ausgeübt wird. In den Palliativen Stationen der Kliniken oder Hospize gibt es im interdisziplinären Team die Psychoonkologen und die Seelsorger, die sich besonders diesem Bereich annehmen. Das Mittragen der seelischen Belastung und das Zuhören sind Kostbarkeiten, die wir als Team und als Menschen anbieten können.

Bei (christlich) gläubigen Erkrankten können Gebete ein wichtiges Element sein. Oft helfen auch Symbole wie Kerzen, Kreuze, Engel oder Postkarten mit diesen Motiven, um ins Gespräch zu kommen. Sind die zwischenmenschlichen Konflikte nicht mehr mit einem betroffenen Menschen zu klären, so können die belastenden Probleme und die unausgesprochenen Entschuldigungen bei Gott abgegeben werden. Diese Handlungen empfinden viele als erleichternd und befreiend.

Ablenkung

Die Ablenkung ist eine Maßnahme, die zu einer veränderten Aufmerksamkeit führt. Gerade dann, wenn es still um einen wird, ist der Schmerz, egal in welchem Bereich, häufig am größten. Dann, wenn es endlich zur gewünschten Ruhe kommt oder die Nacht hereinbricht und der schwerstkranke, palliative oder sterbende Mensch sich »erholen« möchte. Die gesamte Aufmerksamkeit ist in solchen Momenten nur auf den Schmerz gerichtet. Ablenkungen jeglicher Art, von Fernsehen bis hin zu Gesprächen, gemeinsames oder alleiniges Singen bekannter Lieder, ein gutes Hörbuch oder ähnliches, können zu einer Aufmerksamkeitsveränderung führen. Die Ablenkung kann auch durch das Klopfen eines Rhythmus oder durch taktile Reize von unbekannten Oberflächen stattfinden. Eine unbekannte Berührung fesselt die Aufmerksamkeit und lenkt zumindest vorübergehend vom Schmerz ab.

Stressreduzierung

Stress ist ein Schmerzverstärker und wird durch ganz unterschiedliche Situationen/Konstellationen hervorgerufen. Es kann sein, dass Ängste und Gefühle der Verzweiflung einen Menschen umtreiben. Vielleicht entsteht die Sorge vor der nächsten Visite, da dort neue und nicht erfreuliche Befunde besprochen werden könnten, oder der Gedanke, wie es zu Hause weitergehen soll. Manchmal können die Gedanken einen Menschen besonders fesseln, wenn dieser allein ist. Aber es kann auch sein, dass es für den einen Menschen eine hohe Belastung ist, viele Menschen um sich herum zu haben, für den anderen sind Stille und wenig Menschenkontakt ein hoher Stressfaktor. Es ist wichtig, die individuellen Stressauslöser und/oder -verstärker herauszufinden. Hilfreich kann es sein, sich plötzlich verstärkt auftretende Schmerzen in der jeweiligen Situation zu notieren. Ist die Ursache bekannt, können Maßnahmen ergriffen werden, wie z. B. die Reduzierung der Stressauslöser.

19.1.3 Der soziale Schmerz

Dauerhafte, chronische Schmerzen nehmen Lebensqualität. Hinzu kommt die Veränderung eines Menschen als Reaktion auf diese Schmerzen. Diese Reaktionen auf den Schmerz wiederum können die Gefühle beeinflussen und als Resultat kann es im Umgang mit den Mitmenschen zu Beziehungsveränderungen kommen. Menschen mit Schmerzen können sich aggressiver oder gereizter als gewohnt zeigen oder sie ziehen sich eher zurück und verkriechen sich wie eine Schnecke in ihr Häuschen. Es kann aber auch sein, dass sich die Umwelt distanziert. Freund*innen möchten nicht immer wieder in das grimmige und von Schmerzen gezeichnete Gesicht schauen. Ehepartner*innen sind angespannt, weil es jeden Tag nur noch das Thema Schmerzen zu besprechen gibt, und durch diese ist die Alltagsgestaltung als Paar stark eingeschränkt. Vielleicht sind die früher so geliebten gemeinsamen Wanderungen nicht mehr möglich und auch der kleine Spaziergang durch die Schmerzen nur noch selten.

Dieser andauernde Schmerz schränkt nicht nur den Erkrankten ein. Manchmal kommen die Freund*innen mit der Veränderung der Erkrankten nicht zurecht, sie meinen, nicht willkommen zu sein, und bleiben fern. Dadurch geht wiederum weitere Lebensqualität verloren, und der Schmerz bleibt oder verstärkt sich deswegen. Es ist wichtig, dass Angehörige und Freund*innen dies verstehen und sich nicht persönlich angegriffen fühlen durch die neuen Wesenszüge der Erkrankten. Jeder Mensch braucht seinen Freiraum. Das bedeutet jedoch nicht, dass sie einen Rückzug oder ein aggressives Verhalten ihrer von Schmerzen betroffenen Angehörigen hinnehmen sollen. Ein offenes Gespräch und immer neue Angebote der Zuneigung machen ihnen deutlich, dass sie gemeinsam an der Seite des Schwerstkranken, Palliativen oder Sterbenden diesen Weg gehen wollen.

19.1.4 Der spirituelle/ existenzielle Schmerz

Bei schwerstkranken, sterbenden und palliativen Menschen erinnert der immer wieder auftauchende Schmerz an die unheilbare Erkrankung, den schwindenden Lebensweg und die begrenzte Zeit auf dieser Erde. Häufig kommen tiefe Glaubensfragen zu Tage, Fragen, ob Gott einen für etwas bestrafe, welche Fehler man begangen habe. Die Fragen, die häufig geäußert werden, sind Fragen nach dem »Warum ich?«, »Warum jetzt?« oder »Was habe ich getan?«.

Viele Menschen suchen nach einem Grund der jetzigen Situation, hinterfragen das christliche »Bild« eines liebenden Gottes, der Gutes für sie will. Ist denn Gott noch der gleiche Gott, den sie seit Jahren gekannt haben? Wie kann Gott das zulassen? Die Sehnsucht nach Frieden mit Gott und das Wahrnehmen einer vermeintlichen »neuen« Seite Gottes werden oft zu einem inneren Kampf, einem Schmerz.

Auf Menschen anderen Glaubens oder aus anderen Kulturen wird im Artikel Kultursensible Pflege (▶ Kap. 17) eingegangen.

Auch Menschen, die sich vorher nicht mit ihrer Spiritualität auseinandergesetzt haben, beginnen häufig, Sinn- und Lebensfragen zu stellen. Gerade in dem Umgang mit schwerstkranken, sterbenden oder palliativen Personen ist es wichtig, diesen Themen mit Respekt und Sensibilität zu begegnen (▶ Kap. 10) und diesen Menschen nicht das eigene Weltbild aufzudrängen.

19.2 Fazit

Die unterschiedlichen Ausprägungen und Arten von Schmerz erfordern einen sensiblen und professionellen Umgang von uns Pflegenden mit den Erkrankten, aber auch mit ihren An-/Zugehörigen. Ziel muss es sein, die Schmerzen der Erkrankten so weit wie möglich zu reduzieren und somit ihre Lebensqualität zu steigern. Die oben angeführten Elemente können für die einzelnen Bereiche hilfreich sein und Impulse geben, Ausschlag geben. Ganz gleich, was davon verwendet wird, stehen die Erkrankten und ihre Wünsche im Mittelpunkt. Ich beziehe sie mit ein und respektiere ihre Wünsche – auch wenn dies bedeutet, dass sie keines meiner Angebote annehmen.

Literatur

Eschmann, S. und Schuster, A. (2015) Schmerz lass nach, in: ChrisCare Mit Schmerzen leben, Heft 4/2015, Verlag Fornacon, Ahnatal

Giles, L. (2015) Handmassage unter den Aspekten der Basalen Stimulation, unveröffentlichtes Unterrichtsmaterial

Kulbe, A. (2008) Sterbebegleitung, Hilfe zur Pflege Sterbender, Urban und Fischer, München

Sandgathe Husebø, B., Husebø S. (2002) Die letzten Tage und Stunden, Palliative Care für Schwerkranke und Sterbende https://www.hospiz-wesel.de/fileadmin/user_upload/Downloads/Sterben_eines_Menschen.pdf, Zugriff 4.9.2020

Student, J. C. und Napiwotzkly, A. (2011) Palliativ Care 2. Auflage, Thieme Verlag, Stuttgart

VIII Mitarbeiterorientierung in der Anwendung von ATP-P wird großgeschrieben

Einleitung

Das Konzept der Aktivierend-therapeutischen Pflege ist ein Konzept für Patient*innen (kranke, palliative und sterbende Personen) und hat gleichzeitig auch die pflegenden Mitarbeitenden im Blick. In Zeiten des Pflegemangels sind wir alle gehalten, Pflegende in ihrer Pflegearbeit zu unterstützen und gleichzeitig kranke Personen so zu fördern und zu fordern, dass sie ihre Alltagkompetenz so lange wie möglich erhalten oder wiedererlangen können. Dies können sie nicht, wenn Lifter oder passive Pflegetätigkeiten wie z. B. Körperbewegung oder die Übernahme von Selbstversorgung grundsätzlich stattfinden. Deshalb ist es unabdingbar, Pflegende so zu qualifizieren, dass sie ihre eigene Körperhaltung positiv (*körpergerecht*) für sich einsetzen.

Ebenso ist es wichtig, ihnen in ihrem doch sehr belastenden Alltag mit Sterben und Tod und existenziellen Erfahrungen ein »Ventil«, eine Möglichkeit zu bieten, über das Erlebte zu reden, um es zu verarbeiten. Aber auch um Vorgesetzte auf ihre Not auf der Station aufmerksam zu machen, zu informieren, damit bei organisatorischen und strukturellen Unstimmigkeiten oder sonstigen Herausforderungen gemeinsam Abhilfe getroffen werden kann.

Die beiden folgenden Beispiele stellen mitarbeiterbezogene Konzepte als Führungsinstrument sowie die Pflegenden in den Mittelpunkt des Geschehens.

20 Aktivierend-therapeutische Pflege in der Palliative Care, eine körpergerechte Arbeitsweise

Gabi Jacobs

20.1 Einleitung

In Kranken- und Altenpflegeberufen besteht ein großer Krankheitsausfall infolge orthopädischer Beschwerden. An der Spitze stehen Rückenschmerzen.

Gerade bei schwerstkranken, palliativen und sterbenden Personen finden wir vielschichtige Krankheitsbilder. Viele Personen weisen neben geriatrischen und neurologischen gleichzeitig orthopädische, kardiologische Symptome auf und erfordern von Pflegenden einen großen Wissens- und Erfahrungsschatz im Umgang.

Die Ärzte Zeitung schreibt: »Pflege geht auf die Knochen. Jede fünfte Pflegekraft klagt über Rückenschmerzen« (af 2013). Der Gesundheitsreport 2019 der Techniker Krankenkasse berichtet, beruflich Pflegende haben deutlich höhere krankheitsbedingte Fehlzeiten als Beschäftigte anderer Branchen. In einem in »Die Schwester | Der Pfleger« abgebildeten Diagramm (2019, S. 22) betrifft dies hauptsächlich Erkrankungen des Muskel-Skelett-Systems.

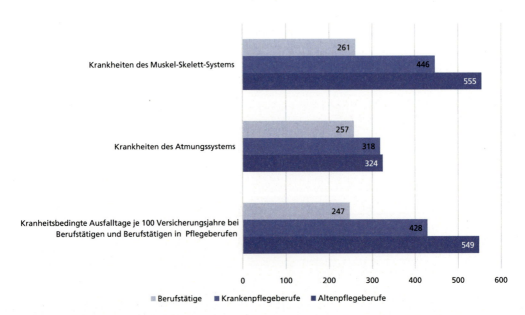

Abb. 20.1: Pflegende sind häufiger und länger krank, mod. nach TK Gesundheitsreport 2019, S. 29, 32 ff.

Aktivierend-therapeutische Pflege, basierend auf dem Bobath-Konzept, wirkt sich präventiv auf diese Problematik aus. »Was kann [die Person]?« (Grete 2000) war Bertha Bobaths stete Frage, bevor sie eine kranke Person behandelte. Der ressourcenorientierte Ansatz des Bobath-Konzepts ermöglicht dem betroffenen Menschen, Erfolg zu erleben. Besonders dann, wenn er konkrete Rückmeldung in seiner palliativen Situation über seine Leistung und Hilfestellung für weitere Verbesserungen und Erleichterungen erhält. Auf die palliative Person hat dies verschiedenste Auswirkungen.

Auch palliative Personen sind stolz, wenn sie bei der pflegerischen Handlung mithelfen können. Vielfach benötigen sie nur etwas bis viel mehr Zeit, um das Ziel zu verstehen und reagieren zu können. Konkrete situationsbezogene Rückmeldung ist für das (Wieder-)Erlernen einer Handlung wichtig.

»Nur da wo [die Person] selbst aktiv ist, lernt [sie,] [ihre] Bewegungsmöglichkeiten wieder zu nutzen und im sinnvollen Kontext abzurufen.« (Vereinigung der Bobath-Therapeuten Deutschland 1991)

Erfahrungsgemäß wird die Person, die in einem Bereich auch im palliativen Setting noch positive Lernerfahrungen macht, auch in anderen Bereichen automatisch besser. Vergleichbar ist dies mit einem Puzzle. Wird in ein Puzzle ein weiteres Stück eingefügt, bildet sich ein neues Bild und weitere passende Puzzlestücke sind leichter zuzuordnen.

Bewegung ist in kleinen Sets abgespeichert. Gleiche Sets werden für verschiedene Aktivitäten anteilig oder ganz benutzt. Beim Waschen eines Armes ist die Bewegung ähnlich wie beim Hineinschlüpfen in einen Ärmel. Beim Toilettengang wird die Hose wie beim Kleiden hinauf- oder heruntergezogen. Das Hinsetzen auf einen Stuhl oder ein Bett ist trotz unterschiedlicher Höhen, Materialien ähnlich.

Bewegungen bzw. Aktivitäten, die wiederholt abgerufen werden, bringen schnellere Abrufbarkeit der Bewegung (Stärkung der Synapsenverbindung und schnellere Reizübertragung), Kräftigung der Muskulatur, höhere Geschmeidigkeit des Bindegewebes sowie Förderung der Kreislaufleistung (Jacobs 2018, S. 263–266). Nichtgebrauch führt zu Inaktivität und Atrophie der Muskulatur. Die Folgen sind Muskelschwäche und Kontrakturen.

Muskulatur, die länger nicht bewegt wird, wird fester. Eine morgendliche Rumpfbeuge mit gestreckten Knien hat eine deutlich kleinere Reichweite als später am Tag nach körperlicher Aktivität. Bewegung erhöht die Viskosität von Muskulatur, Bindegewebe und Synovialflüssigkeit mit dem Effekt leichterer und geschmeidigerer Bewegung.

Im Rahmen von Reizübertragung für Muskelaktivität kommt es als Rückkopplung zur Ernährung der feuernden Nervenzelle (axoplasmatischer Fluss). Mit der erfolgreichen Reizübertragung am Muskel findet gleichzeitig die Ausschüttung neurotropher Faktoren statt. Ohne diese stirbt die Nervenzelle ab (Friedhoff und Schieberle 2014, S. 47).

Merke: Wiederholte Aktivierung führt zu *Mobilitätsgewinn und Kräftigung der Muskulatur*. Dies ist bei palliativen Personen, die gerne für die letzte Lebensspanne noch ihre Lebensqualität erhalten oder verbessern möchten, besonders wichtig.

Zusammenfassend kann gesagt werden: Wird der palliative Mensch im Rahmen seiner Möglichkeiten zum Mitbewegen oder Eigenhandeln eingeladen, wird er im Bewegen immer besser werden und für die Pflegende in Folge mit immer weniger eigenem Körpereinsatz bewegbar. Leider vergessen Pflegende vielfach die Mithilfe der betroffenen Person einzufordern und eine Abwärtsspirale bezogen auf Leistung, Motivation und Stimmung bei der palliativen Person beginnt.

Wesentliches Prinzip des Bobath-Konzepts ist die dialogische Herangehensweise, die sich verbal, mimisch, gestisch, stimmlich, in der Art des Anfassens (Fazilitation) und in der Haltung der Pflegenden gegenüber dem zu Pflegenden äußert.

> *Merke:* Der Grundgedanke ist, über verschiedenste Ansätze die palliative Person zum Handeln einzuladen – auf eine Art, auf die die Person diese Einladung verstehen kann. Das Abwarten auf die Reaktion der Person ist wichtig, denn nur dadurch ist erfahrbar, ob der von der Pflegenden vorgeschlagene Weg für sie passend ist. Ein Leitsatz von Karel Bobath war: »*Die einzige Antwort auf die Frage, ob das, was Sie tun, das Richtige für [die Person] ist, ist die Reaktion [der Person] auf das, was Sie tun.*« (Vereinigung der Bobath-Therapeuten Deutschland 1991, S. 6).

Am Beispiel des Bewegungsübergangs *drehen von Rückenlage in Seitenlage* werden verschiedene Problematiken, die im pflegerischen Alltag zu Schäden führen, beleuchtet.

Pflegehandlungen – leider auch im palliativen Setting – finden vielfach so schnell statt, dass die Person trotz verbaler Aufforderung gar nicht die Möglichkeit zur Mithilfe hat. Wird die Person passiv gedreht, ohne dass sie sich vorab passend darauf einstellen kann, empfindet sie dies als Gefühl des Fallens. Der Mensch fühlt sich überfahren, angegriffen, aus der Balance und Eigenkontrolle gebracht. Das Gefühl der Autonomie und der Selbstbestimmung schwindet. Die »magische Kraft der Umwelt« bringt ihn wie ein Karussell in eine andere Position. Als schnell abrufbare Schutzreaktion verspannt er sich (macht sich fest) und arbeitet scheinbar dagegen. Reaktiv baut die Pflegende mehr Kraft für den Drehvorgang auf. Sie verankert sich mit den Knien am Bett, um selbst mehr Gegenhalt zu finden. Ein negativer Kreislauf beginnt. Auch die schwerstkrankte, palliative oder sterbende Person verspannt sich mehr. Wird dieser Bewegungsübergang wiederholt so ausgeführt, lernt die palliative Person, sich schon zu verspannen, wenn die Pflegende ans Bett tritt. Die Muskulatur für dieses »sich Fest machen« springt zunehmend schneller an und wird durch die Übung auch noch kräftiger. Die palliative Person vergeudet hier die Energie, die sie so dringend für positive Settings benötigt. Bei dem oben genannten Beispiel steht das Ergebnis einer Aktion (drehen der Person) mit einem festgelegtem Ablaufplan im Vordergrund. Die Pflegende hört nicht auf die Signale *aus ihrem Körper*, sie *reflektiert nicht die Reaktionen der Person*. Es findet eine Konditionierung als Lernprozess statt, der nicht Variabilität und Anpassungsfähigkeit, sondern Stereotypie fördert. In der palliativen Situation kann dies zu mehr Schmerzen und Unwohlsein führen.

Physiologie:

- Muskulatur, die oft genutzt wird, springt auf einen Reiz schneller an als weniger genutzte Muskeln. Gleiches gilt auch für die oben genannten Bewegungssets.
- Ein angenäherter Muskel (Ursprung und Ansatz mehr als Mittelstellung beieinander) reagiert schneller und kräftiger als sein verlängerter Gegenspieler.

20.2 Mitarbeiterschonendes Handling in der palliativen Pflege

Verankert sich die Pflegende mit den Knien am Bett, um mehr Kraft aufzubauen, blockiert sie dadurch ihre Beckenbeweglichkeit. Die Mehrleistung kommt aus dem LWS Bereich. In der Regel haben Pflegende dort eine ausgeprägte Muskulatur. Die Bewegung geht mehr in Richtung »Hohlkreuz«, die Bauchmuskulatur ist dadurch passiv verlängert und somit insuffizient. Ihre Innervierung ist gehemmt. Statt die Arbeit auf mehrere große Muskelgruppen zu verteilen, arbeitet überwiegend die Rückenmuskulatur.

Durch das Stehen der Pflegenden vor dem Bett wirkt ein großer Gewichtshebel auf ihren Rücken ein.

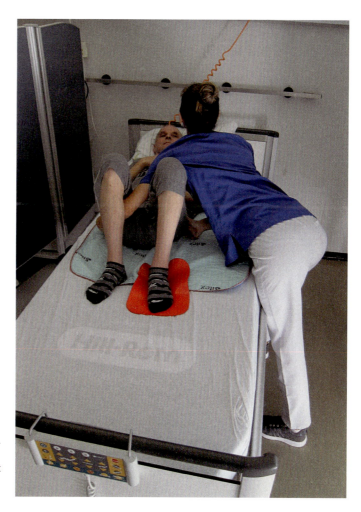

Abb. 20.2:
Die Pflegende steht seitlich neben dem Bett, auf ihren Rücken wirkt eine große Hebelkraft ein. Zusätzlich stabilisiert sie sich mit den Oberschenkeln am Bett und nimmt den Kopf hoch, um den Patienten besser zusehen.

VIII Mitarbeiterorientierung in der Anwendung von ATP-P wird großgeschrieben

Nimmt die Pflegende jetzt noch ihren Kopf in Extension (Verkürzung des Nackens), kommt es im unteren wie auch im oberen Kreuz (Schulter- und Nackenbereich) zu noch mehr Anspannung und Scherkräften und sie kommt noch mehr ins Hohlkreuz. Dies wirkt auf Bandscheiben und die seitlich der Wirbelsäule entspringenden Nerven wirkt.

20.2.1 Eigenversuch: Vorderseitige und rückenseitige Rückenmuskulatur arbeiten zusammen

1. Stehen Sie mit etwas gebeugten Knien und aufgerichtetem Becken (Symphyse etwas nach vorne bewegen) und strecken Sie beide Arme senkrecht nach oben. Achten Sie darauf, dass dabei die Bauchmuskulatur aktiv wird.

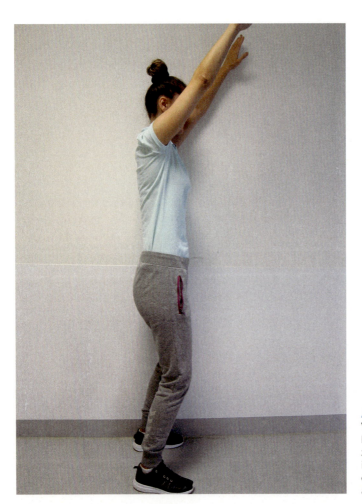

Abb. 20.3:
Vorderseitige und Rückseitige Rumpfmuskulatur arbeiten zusammen, wenn Knie dezent in Beugung sind und das Becken beim Arme Hochheben aufgerichtet ist

2. Stehen Sie nun mit maximal durchgedrückten (rekurvierten) Knien so, dass sich das Becken Richtung Hohlkreuz bewegt, und nehmen nun beide Arme wieder hoch. Ihre dorsale Muskulatur (Rückenmuskulatur) wird deutlich aktiv werden, die Bauchmuskulatur nicht oder kaum.

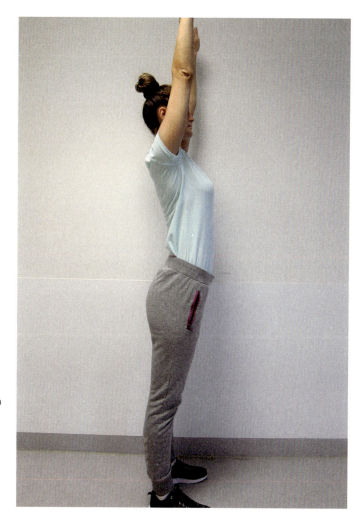

Abb. 20.4:
Bei maximal durchgedrückten Knien verändert sich die Stellung des Beckens, sodass ein Hohlkreuz entsteht. Beim Heben der Arme springen fast ausschließlich die rückwärtigen Rumpfmuskeln an (die Bauchmuskulatur hilft *nicht* mit).

Im ersten Versuch haben Sie durch die Stellung des Beckens die Bauchmuskulatur so angenähert, dass diese schnell aktiv werden und so die ventrale mit der dorsalen Muskelkette zusammenarbeiten konnte, um die Arme mit Leichtigkeit hochzuheben.

Bei der Hilfestellung zum Drehen im Rahmen der ATP kniet die Pflegende mit einem Bein neben den aufgestellten Beinen der Person.

VIII Mitarbeiterorientierung in der Anwendung von ATP-P wird großgeschrieben

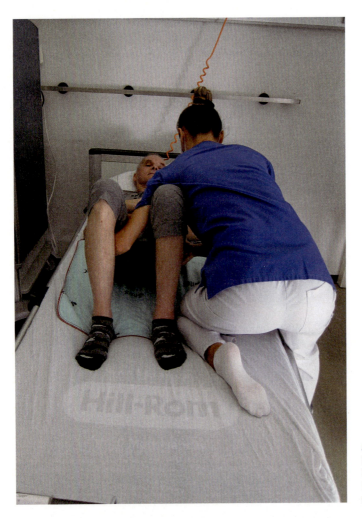

Abb. 20.5:
Pflegende kniet mit einem Bein neben der Person, der Rücken ist stabilisiert und gerade

- Damit kann sie senkrecht ihr eigenes Körpergewicht direkt über den Boden und das Bett ableiten.
- Die Person kann ihre aufgestellten Beine bei der Pflegenden anlehnen und verliert so während des Drehvorgangs nie die Unterstützungsfläche.
- Die Pflegende hat beide Hände frei und kann so abschnittsweise nacheinander Becken und Oberkörper in die Drehung führen.

Ist es nicht möglich, mit einem Bein im Bett zu knien, steht die Pflegende mit leicht gebeugten Knien seitlich am Bett. Sie achtet darauf, dass die Betthöhe unterhalb ihrer Hüftgelenke eingestellt ist. Dadurch ist sie deutlich dynamischer und kann durch Spannungsaufbau in ihren Beinen leichter bewegen.

Gelingt es der Pflegenden, über ihre Hände oder verbal der palliativen Person zu vermitteln, ihren Kopf anzuheben (Fazilitation), werden automatisch ihre Bauchmuskeln aktiv und sie gewinnt eigene Haltungskontrolle. Bewegt sich jetzt die Pflegende mit der Person mit, wird letztere den Weg von Rückenlage in die Seitenlage mit Leichtigkeit und vor allem in Balance meistern. Bleibt die Pflegende stattdessen starr vor dem Bett stehen, weil sie sich beispielsweise mit den Knien am Bett verankert hat, blockiert sie dadurch den Bewegungsfluss der schwerkranken oder palliativen Person und der Bewegungsübergang wird deutlich schwerer.

Dieses Mitbewegen erfordert eine gute Körperschulung der Pflegenden. Es fordert, die innere Haltung auf »Empfang« zu schalten, zum Aufnehmen nonverbaler Signale der Person und deren Reflektion. Es fordert, mit allen Sinnen, einer Wachheit und Bereitschaft auf die Reaktion der palliativen Person zu warten, um sich dann im richtigen Zeitfenster mitzubewegen. Dies ist vergleichbar mit dem Paartanz. Hoher Haltungshintergrund im Rumpf zeichnet einen guten Tänzer aus. Ein guter Tänzer überträgt nonverbal durch seine stabile Bewegung die Information auf seine Partnerin, damit diese sich passend mitbewegt. Die Führung überträgt sich über die passende Spannung im Körper.

Nicht nur für die Person ist die stabile Unterstützungsfläche wichtig, sondern auch für die Pflegende. Kniet die Pflegende mit einem Bein im Bett der Person, um ihren eigenen Rücken zu entlasten, stellt sie die Betthöhe so ein, dass der andere Fuß dynamisch, aber vollflächig auf dem Boden steht. Verliert sie beim Bewegen den vollflächigen Bodenkontakt mit dem Bein, weil das Bett zu hoch eingestellt war, so wird sie sich automatisch an der Person versuchen zu stabilisieren. Reaktiv wird sich die Person, um der Pflegenden Halt zu geben, festmachen, was darin resultiert, dass die Bewegung erschwert wird.

In Bobath Pflegekursen lernen Pflegende unter Anleitung und Supervision die für sie passende Arbeitshöhe am Bett für die unterschiedlichen Aktivitäten herauszufinden. Sie lernen eine Vielzahl von Bewegungsvariationen kennen mit dem Ziel, die von der Person gestartete Bewegungsidee weiterführend zu begleiten bzw. zu unterstützen. Gelingt es Pflegenden, auf die von der Person initiierte Bewegung (sofern sie passend ist) einzugehen und diese im Bewegungsfluss weiter zu unterstützen, braucht sie deutlich weniger Kraft, als wenn sie von der Person ein anderes, für sie neues Bewegungsprogramm möchte.

Nur wenn die Körperabschnitte für die gemeinsam geplante Bewegung (Ziel) in einem präzisen Verhältnis zueinanderstehen (*Schlüsselpunktregionen*), entsteht bei beiden die automatische Haltungskontrolle im Vorfeld für das Weiterbewegen. Damit wird das Bewegen leichter und wie selbstverständlich vorhersehbar.

20.2.2 Eigenversuch: Eine Voreinstellung über aufgestellte Beine und Verrücken des Beckens erleichtert eine weitere Drehung des Körpers

Legen Sie sich mit aufgestellten Beinen auf den Rücken. Versetzen Sie nun das Becken zur rechten Seite. Sie spüren, dass Ihr Becken nun leicht rotiert, rechts etwas höher liegt und Ihre Knie sich etwas zur linken Seite neigen. Diese Voreinstellung lässt nun eine weitere Drehung des Körpers erwarten.

Über die vorbereitende Zuordnung von Körperabschnitten können auch aphasischen, dyspraktischen, palliativen oder dementen Personen Bewegungsideen vermittelt werden. Durch das im Körper gespürte Erkennen der erwarteten Bewegung wird die Initiierung deutlich leichter. Findet im Rahmen dieser Interaktion ein gleichzeitiger Spannungsaufbau bei der Person und bei dem Pflegenden statt, so spüren beide deutlich, wann die Bereitschaft innerhalb der Muskulatur hoch und ausreichend für die Bewegung ist.

Das Anzählen, um den Start der Bewegung festzulegen, birgt das Risiko, dass Personen lernen, auf Kommando festzuhalten und zu fixieren, weil sie die Erfahrung gemacht haben, dass dies hilfreich ist. Ihre Achtsamkeit liegt beim Zählen und nicht beim Spüren. So erspüren sie nicht, ob der Körper auch passend für die startende Bewegung eingestellt ist. Das kompensatorische Ziehen und Festmachen der Person erfordern einen viel zu hohen Kraftaufwand.

Kann der schwerstkranke, palliative oder sterbende Patient momentan nichts aktiv zum Bewegungsübergang beitragen, wird dieser so gestaltet, dass die Person kein Fallgefühl entwickelt. Unterstützungsfläche wird mit »Wegekissen« oder spürbarem stabilisierendem Kontakt bei der Pflegenden gegeben.

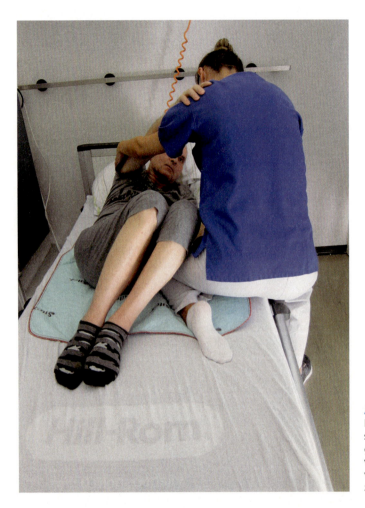

Abb. 20.6:
Die Person lehnt ihre aufgestellten Beine bei der Pflegenden an und verliert so während des gesamten Drehvorgangs nie die Unterstützungsfläche

Ein Körperabschnitt nach dem anderen wird bewegt. Durch die spürbare vermittelte Stabilität kann der Patient Vertrauen entwickeln und diesen Bewegungsweg nachvollziehen. Bei neurologisch erkrankten Personen steht die Pflegende auf der schwächeren Seite des Patienten, um diese körpernah zu unterstützen.
Bei völlig inaktiven Personen positioniert sich die Pflegende immer so, dass sie die Person zu sich her bewegt. Durch geschickte Gewichtsverlagerungen und Einsatz der Körperhebel

kann sie das Tragen unnötiger Gewichte vermeiden. Dabei bewegt sie die Person nicht en block, sondern bewegt einen Körperabschnitt nach dem anderen, so dass sie immer nur Teilgewichte der Person bewegt und ihre mögliche Mithilfe optimal einsetzt. Dabei entsteht ein ergonomisches Miteinander.

Wird die Begleitung und Unterstützung bei den Aktivitäten wie z. B. Körperpflege als ein Mittel gesehen, um die Person besser kennen und erfassen zu lernen (ähnlich wie ein Taxi ein Mittel ist, das uns von einem Ort zu einem anderen bringt), sind diese wiederkehrenden Arbeiten abwechslungsreich. Sie werden nicht monoton erlebt, da sie dialogorientiert und nicht ergebnisorientiert ausgeführt werden. Die palliative Person erlebt Wertschätzung und Respekt in Bezug auf ihre individuellen Bedürfnisse und im Umgang mit diesen. Die Neugierde auf die Reaktion und Interaktion mit der betroffenen Person bleibt erhalten. Die kleinen guten Erlebnisse mit der Person werden dadurch auch bewusst erlebt und ihr rückgemeldet. Gemeinsame Freude entsteht und verbindet. Das Erkennen von Erfolgen und Feedback Geben führen nicht nur bei den palliativen Personen zu positiven Transmitterausschüttungen, sondern auch bei der Pflegenden und trägt zu einem wesentlichen Teil zu der psychischen Gesunderhaltung bei. Beate Stiller zog in ihrer Studie zum Leistungs- und Erfolgsverständnis von Krankenpflegenden den Schluss, dass Zufriedenheit von Pflegenden mit einer gelungenen Interaktion verbunden ist (vgl. Stiller 2012, S. 187).

20.3 Fazit

Ziel der Aktivierend-therapeutischen Pflege in der Palliativpflege ist es, dem Patienten Leichtigkeit bei der Bewegung zu vermitteln. Die Bewegung muss für sie erfahrbar sein. Dafür benötigt die Pflegende ein Gefühl für ihre eigene Bewegung wie auch für die Bewegung des Gegenübers. Nur durch praktische Übung kann dies kontinuierlich verbessert werden. Wesentlich sind die Aufmerksamkeit bezüglich des eigenen Bewegungsverhaltens und die Wachheit für die gespürte Interaktion mit der Person. Dabei steht die Qualität des Handlings durch die Pflegende im Vordergrund. Wiederkehrende Praxisbegleitungen im Stationsalltag haben sich bewährt bei der Implementierung der ATP. »Die Hände der Betreuenden müssen ein Gefühl von Bewegung und Haltung vermitteln« (Vereinigung der Bobath-Therapeuten Deutschland 1991, S. 14).

Literatur

af (2013) Arbeitgeber sind gefordert, in: Ärzte Zeitung 1/2013 https://www.aerztezeitung.de/Politik/Arbeitgeber-sind-gefordert-283707.html, Zugriff 22.06.2021

Die Schwester | Der Pfleger 8/2019, Bibliomed, Melsungen

Friedhoff, M. und Schieberle, D. (2014) Praxis des Bobath-Konzepts, S. 47, Thieme Verlag, Stuttgart

Grete, J. (2000) International Bobath Instructors Training Association, Video, Eigenverlag Jürgen Grete, Konstanz

Jacobs, G., Begrenzung der individuellen Plastizität erkennen, in: GGP – Fachzeitschrift für Geriatrische und Gerontologische Pflege 2018/6, S. 263–266, Thieme Verlag, Stuttgart

Stiller, B. (2012) Zum Leistungs- und Erfolgsverständnis von Krankenpflegenden in Gesundheitsberufe im Wandel, Mabuse-Verlag Wissenschaft 95. Auflage)

Techniker Krankenkasse (Hrsg.) (2019) Gesundheitsreport. Pflegefall Pflegebranche? So geht's Deutschlands Pflegekräften, Hamburg

Vereinigung der Bobath Therapeuten Deutschland (Hrsg.) (1991) Zum Gedenken an Dr. h.c. Berta Bobath und Dr. med. Karel Bobath

21 Eine Kultur der Erlaubnis

Karin Schroeder-Hartwig

21.1 Allgemeines

Zeit ist in der westlichen Leistungsgesellschaft zu einem kostbaren Gut und Wert in unserem Alltag sowie in unserer Arbeitswelt geworden. Seitdem Krankenhäuser und Gesundheitseinrichtungen wie Wirtschaftsbetriebe geführt werden, hat Zeit einen monetären Wert (»Zeit ist Geld«) erhalten. Nicht Beziehung, Vertrauen und Kompetenz haben den höchsten Wert auch in der palliativen Pflege, sondern Schnelligkeit in den Prozessen. Das bedeutet jetzt, mehr kranke Personen/Fälle mit zunehmend weniger Pflegenden zu versorgen.

Technologien werden immer gezielter eingesetzt, um Zeit einzusparen – das evidente Krankenhaus oder Pflegeheim. Doch Kommunikation und Beziehung lassen sich nicht durch Technik (Robotering) einsparen.

> Berührung und Sterbebegleitung erfordern immer noch den Menschen, den Anderen, das Gegenüber oder die Bezugsperson. Pflegende begleiten und pflegen Menschen in ihrer Krankheit, Gebrechlichkeit, in der letzten Zeit ihres Lebens.

Das beinhaltet sowohl die Körperlich- als auch die Leiblichkeit. »Wir sind unser Leib und haben einen Körper« (Plessner 2020, S. 27). Bei schwerkranken, kognitiv eingeschränkten und sterbenden Menschen sorgen wir uns besonders um das Wohlsein, die Leiblichkeit. Dass kranke Personen sich schneller bewegen, kommunizieren und sich in die Zeittaktung einzwängen lassen, wie die Ökonomie es wünscht, zeigt sich vielerorts als unrealistisch. Patient*innen z. B. mit Schluckstörungen können einfach nicht schneller schlucken und ein Mensch mit Demenz, der davon überzeugt ist, keine Medikamente zu benötigen, wird diese auch nicht per Anordnung einnehmen.

> *Sterbende hören auf zu leben, wenn ihre Lebensuhr abgelaufen ist, ob es uns in die Zeit passt oder nicht.*

21.2 Zeit ist relativ. Wie nutzen wir unsere Zeit?

Zeit ist eine physikalische Messgröße, die sich nicht einfach auf jeden Menschen gleich übertragen lässt. Individualität und Autonomie, die zwei entscheidenden ethischen Werte in unserer deutschen Gesellschaft, bestimmen ebenfalls die Zeittaktung in den Organisationen. Individualität und Beschleunigung stehen einander diametral gegenüber. In diesem

Interessenkonflikt zwischen Ökonomie und Selbstbestimmung stehen nicht nur die Pflegenden, sondern alle Mitarbeitenden jeden Tag.

In den östlichen Kulturen wird Zeit als Kreislauf gesehen, aus dem man heraustreten kann, und nicht als Zeitachse wie in den westlichen Industrienationen.

> In der westlichen Welt sind wir in einen straffen Zeittakt eingebunden, aus dem wir meinen, nicht heraustreten zu können und zu dürfen. Doch dies unterscheidet uns von Maschinen: Der Mensch hat die Freiheit und die Möglichkeit, es zu tun (vgl. Reber 2013).
> »Wir haben alle die gleiche Zeit«
>
> *Beachte:* Wenn der Mensch keine Prioritäten setzt, hat er zum Schluss für nichts mehr Zeit!

Jede*r folgt einem inneren Plan und setzt insofern Prioritäten. Es stellt sich aber die Fragen, ob wir durch Zeiteinsparung auch immer eine gute Qualität und einen Nutzen erreichen.

Was wird dann eigentlich eingespart? In der Regel werden Kommunikation und Validation, Sterbebegleitung, Mobilisation, Essen Reichen etc. reduziert.

21.3 Existenzielle Pflege – ein Sorgekonzept

Existenzielle und spirituelle Bedürfnisse von Personen wahrzunehmen und zu kommunizieren, löst bei kranken Personen, Angehörigen und Pflegenden ein Gefühl von Geborgenheit und Vertrauen aus, welches sich in Zufriedenheit zeigen kann.

In Situationen voller Grenzerfahrungen, existenziellen Ereignissen und Sinnfragen, wenn die Krankheit die Lebenszeit verkürzt, mit Angst, Abhängigkeit und Kontrollverlust durch Medikamente, Maschinen und Techniken, in denen man sich aus eigener Kraft nicht mehr bewegen kann, Erinnerung und Orientierung verliert, in diesen Situationen bedarf es den Anderen, »der Schwester – dem Bruder«. Auch wenn der Berufstitel Krankenschwester als old fashioned gilt, halte ich ihn an dieser Stelle für mehr als zutreffend. Solche Situationen sind immer noch ein Teil Alltag in Krankenhäusern und in den Pflegeheimen, trotz moderater Technologien. Leiblichkeit ist ein menschliches Phänomen und keine Währung!

> *Merke:* Die Pflegeberufe stehen auf dem Fundament der Sorge und Fürsorge im Sinne des christlichen Menschenbilds und der Humanität.
> »*Existential Care und Compassion*« (Mitgefühl und Barmherzigkeit) bedeuten Leiden als Gegenstand im Konzept der Pflege. Es ist das Unsichtbare und Ungehörte, das sich der Objektivität des Auges entzieht und sich auch in einem Pflegekonzept nicht so einfach zu erkennen gibt.

Sterbebegleitungen wie am Fließband durchzuführen und belastende Pflege verarbeiten zu können, braucht Zeit zur Bewältigung und Verarbeitung. Für beziehungsorientiere Pflege ist jedoch immer weniger Zeit vorhanden. Es ist wie mit einer sauberen Umwelt, erst, wenn sie in Gefahr oder nicht mehr da ist, vermissen wir sie und dies führt zu zunehmenden und ernsthaften Ethikkonflikten.

Genauso ist es für die Gesellschaft, wenn die Pflegenden auf einmal nicht mehr da sind (z. Zt. fehlen 120.000 Pflegekräfte). Pflegende gehen erschreckend häufig mit Schuldgefühlen nach Hause. Es lässt sie nicht los und liegt auf ihrer Seele, dass sie ihren anbefohlenen Personen wieder einmal nicht gerecht werden konnten. Das sind die existenziellen Erfahrungen und Grenzüberschreitungen in ihrem Berufsalltag. Die Anderen wollen es nicht sehen und hören und hoffen, dass dieses Erleben ungehört und unsichtbar bleibt.

21.3.1 Zeiträuber und die Lösung für alle heißt: »Schwester... kannst du mal«!

Dokumentation, Belegungsmanagement, unpünktliche oder zu lange Visiten und ständiges Personalausfallmanagement, Organisation von Untersuchungen, ständige Telefonate und vieles mehr gehören zum Pflegealltag und Pflegemanagement – und sind somit auch ein Teil der Erfahrung palliativer Personen.
Darüber hinaus wollen auch noch andere Dinge in unserer eh sehr knappen Zeit herumräubern.

Was passiert, wenn die Zeit schon nicht für die eigne Arbeit reicht? Kranke Personen erhalten einfach weniger Pflege. Geschäftsführungen und die Politik wissen nicht einmal, was wegrationalisiert wird, wie der Qualitätsverlust sich darstellt und welche Auswirkungen es nach sich zieht. Betroffene Personen müssen im Bett liegen bleiben, bei Schluckstörungen bekommen sie weniger zu essen, Menschen mit Demenz rutschen in die Mangelernährung, bekommen nur noch eine »kleine« Körperpflege und warten länger auf eine zugewandte Reaktion der Pflegekraft, wenn sie klingeln. Wer denkt da noch an entlastende und beruhigende Gespräche, die Trost spenden und Hoffnung vermitteln.

Der Ersatz für Servicekräfte, die Erledigungen bezüglich der Apotheke, der Ersatz der Physiotherapeut*innen an den Wochenenden, die Durchführung von Transporten im Haus und – was nicht vergessen werden sollte – das Suchen von Wäsche; auch das Einarbeiten der Ärzt*innen und Therapeut*innen verschlingt so seine Zeit.

Kommen Pflegende diesem traditionellen Erwartungsbild weiterhin ohne Klagen nach, bleibt immer weniger Zeit für existenzielle Pflege und die Patient*innen selbst, besonders in der palliativen Pflege. Diese Rituale und die damit verbundenen »alten Zöpfe« gilt es abzuschaffen, wenn die Organisationen diese Mitarbeitendenknappheiten überleben wollen. *Eine ausgepresste Zitrone gibt einfach keinen Saft mehr. Der Einsatz der Technik wird uns nicht allein die Lösung bringen, sondern sie kann nur durch den Menschen selbst kommen.*

21.3.2 Was ist gut investierte Zeit, die der kranken Person und den Pflegenden zugutekommt?

Betroffene, Angehörige und Pflegende machen in ihrem Berufsleben Grenzerfahrungen und ein professioneller Umgang damit kann erlernt werden. Der physiologische Tod einer hochbetagten Person wird akzeptiert und auch als Erlösung gesehen. Der tragische Tod einer jungen Frau, die Mutter von drei kleinen Kindern ist und dem eigenen Alter relativ nahesteht, löst bei vielen Pflegenden einen deutlichen seelischen spirituellen Schmerz aus. Sinnfragen stehen im Raum. Gefühle von Ohnmacht, Hilflosigkeit und Wut werden erlebt und nur allzu oft verdrängt. Funktionieren steht an oberster Stelle in der Hierarchie und im Wertekanon. Für eine angemessene professionelle Reflexion nehmen wir uns aber keine Zeit. Pflegende erleben es zudem häufig als Schwäche, über ihre Belastungen und eignen Gefühle zu sprechen. *In der traditionellen Pflegekultur gibt es so gut wie keine Schutzräume.* Typische Gedanken der Pflegekraft in diesem Zusammenhang könnten ungefähr so lauten: »War ich schon wieder zu lange bei einer palliativen Person? Habe ich jetzt nichts Wichtigeres zu tun? Bin ich überhaupt belastbar?«

21.3.3 Burnout

Merke: Der Satz: »Das schaff ich schon, damit muss man klarkommen« könnte ein geeigneter Indikator für *Belastbarkeitsgrenzen* sein.

Gerade diese vermeintlich starken Kolleg*innen, die für die Pflege brennen, rutschen in ein »Burnout«. Sie erleben den Wandel »vom Feuer in die Asche« und steigen nicht selten aus dem Beruf aus. Hinzu kommt, dass ein Burnout häufig als persönliches Versagen erlebt und auch von den Vorgesetzten und Kolleg*innen als solches bewertet wird. Wer in einem Beruf arbeitet, in dem Gefühlsarbeit (Bartels 2019) der Kern der Arbeit ist, braucht einen Schutz durch Führungskräfte und die Organisation. Die Erhaltung von Gesundheit, Ressourcen und Resilienz der einzelnen Mitarbeitenden und die der eigenen ist eine Wertschöpfung für das Unternehmen.

21.4 Spiritualität in der Mitarbeiterführung

Ein entwickeltes Konzept in einer praktischen Erprobung

»Alter Wein in neuen Schläuchen«. Es bedurfte einer Übersetzung in den Pflegealltag.

Aufmerksamkeit und Achtsamkeit sollten nicht nur den kranken Personen zugutekommen, auch die Führungskräfte (Pflegedirektion, Klinikleitungen und Stationsleitungen) mussten sich selbst in diesen Reflexionsprozess begeben. Dies war der entscheidende Faktor zur Vertrauensbildung in die Organisation. Führungskräfte haben die gleichen Kognitionen und Bedürfnisse wie Pflegende in der Praxis. Auch sie stehen sehr konkreten Fragen gegenüber, wie z. B.: ›Was mache ich, wenn eine junge Mitarbeiterin zum ersten Mal eine Reanimation erlebt, dabei kreidebleich wird und stark sein will‹?
Eine Stationsleitung berichtet:

»Meine Wahrnehmung hat sich geändert und ich gehe achtsamer mit Mitarbeitenden um. Ich habe sie erst mal aus der Situation herausgenommen und später mit ihr noch einmal darüber geredet. Diese paar Minuten waren gut investierte Zeit. Die junge Kollegin fühlte sich wahr- und ernst genommen.«

21.4.1 Der Mensch hat die Freiheit und einen freien Willen

Es ist bei uns erlaubt und gewünscht, nach einem existenziellen Ereignis eine Unterbrechung zuzulassen, entweder direkt danach oder später. *Pflegende müssen nicht mehr in den Spülraum gehen, um ihre Gefühle wieder zu beruhigen.* Sie haben seit kurzem die Möglichkeit, in den Raum der Ruhe zu gehen, der nur für Mitarbeitende geschaffen wurde.

»Raucherpausen« unterscheiden sich vom Besuch im Raum der »Stille oder der Ruhe«. Bei Raucherpausen findet keine bewusste

Reflexion statt und sie dienen eher der Ablenkung. Das ist bei beiden »spirituellen Räumen« dagegen völlig anders; den Schritt in einen dieser spirituellen Räume zu machen, geht in der Regel eine *bewusste* Entscheidung voraus.

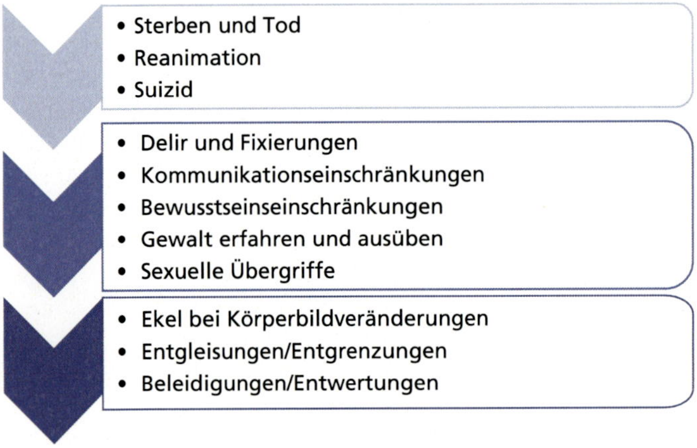

• Sterben und Tod
• Reanimation
• Suizid
• Delir und Fixierungen
• Kommunikationseinschränkungen
• Bewusstseinseinschränkungen
• Gewalt erfahren und ausüben
• Sexuelle Übergriffe
• Ekel bei Körperbildveränderungen
• Entgleisungen/Entgrenzungen
• Beleidigungen/Entwertungen

Abb. 21.1: Beispiele der existenziellen Ereignisse im pflegerischen Alltag,die zu Unterbrechungsritualen führen können

Unterbrechungsangebote werden in vielen konfessionellen Häusern angeboten: Oase-Tage, Exerzitien, Seminare mit spirituellen Inhalten und vieles mehr. Dies wird in unserem Hause auch so gemacht. Es ist uns wichtig, dass Mitarbeitende durch die Unterbrechungen nach existenziellen Ereignissen (▸ Abb. 21.1) offen und ohne Ängste und Scham »über das Grenzereignis« sprechen können (▸ Abb. 21.2).

Existentielles Ereignis
Belastung wahrnehmen
Innehalten Reflexion
Rituale Zur Entlastung
Bewusste Bewältigung des Pflegealltags

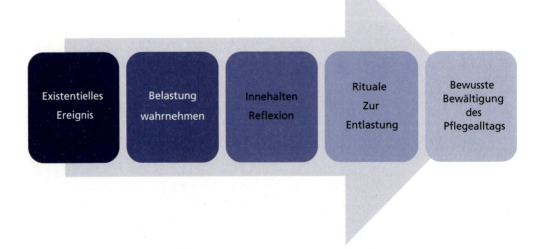

Abb. 21.2: Der Weg zur Unterbrechungskultur

Ein neues von uns entwickeltes Instrument ist die »Existenzielle Kommunikation und Spiritualität« (EKS ▶ Anlage 1) – Fallbesprechung für die Mitarbeitenden in der Pflege. Es besteht die Möglichkeit, das Erlebte aufzuschreiben und in der Pflegedirektion ein Reflexionsgespräch anzumelden. Diese Gespräche werden nach einem im Hause mit den Pflegenden entwickelten »Leitfaden« (▶ Anlage 1) durchgeführt und es besteht für den bzw. die Moderator*in Schweigepflicht, die nur der bzw. die Fallgeber*in aufheben kann.

Eine Kultur der Achtsamkeit ist im Team am schwierigsten zu etablieren.

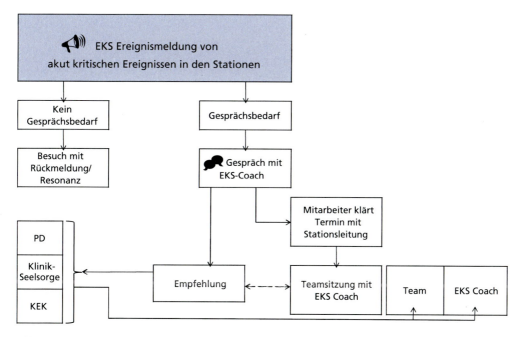

Abb. 21.3: EKS Prozess – ein Führungskonzept

Die EKS ist ein Führungsinstrument und verlangt, Haltung, Disziplin, Reflexionsbereitschaft und Verantwortung für sich selbst (PD), für Kolleg*innen und für betroffene Personen zu übernehmen. Teams haben eigene Tabus und Rituale, doch wenn ein Team sich auf EKS einlässt, entsteht eine sehr differenzierte und sensible Teamentwicklung (▶ Abb. 21.3). Existenzielle Fallbesprechung (▶ Anlage 1–3) ist ein Führungsinstrument zur Entlastung Pflegender (vgl. Ehm 2016).

21.4.2 Zeitgeist: Ereignisbezogene Unterbrechungskultur

Neue Rituale im Umgang mit akuten existenziellen Ereignissen im Pflegealltag zu entwickeln und zu etablieren ist genauso schwer, wie alte Rituale und Zöpfe abzuschaffen. Die Entfaltung von Individualität bei kranken und/oder bedürftigen Personen sowie bei den Pflegenden kann auch durch Egoismus geprägt sein und damit neue Konflikte schaffen. Hier können Kümmerer, Kolleg*innen, die im Team anerkannt sind und die Fähigkeit zur

Integration besitzen, besonders hilfreich im Umgang mit möglichen Konflikten sein, um frühzeitig zu deeskalieren. Kümmerer brauchen zum Schutz ihrer eigenen Resilienz Supervision oder Coaching. Dafür wurde ein eigenes Angebot geschaffen.

21.4.3 »Coolout« eine Problemlösungsstrategie?

Wieder etwas Neues: »Coolout«. Was wird darunter verstanden? Coolout gilt als eine individuelle Problemlösung, um den Berufsalltag emotional zu bewältigen. In einer Berufswelt, in der die Zeitmenge nur noch ökonomisch und kommerziell diktiert wird und in der Fachleute nicht entscheiden können und dürfen, wie viel Zeit sie für die Kranken- oder Bedürftigenversorgung für erforderlich halten, sondern Berufsfremde/Kaufleute es ihnen vordiktieren, ist »Coolout« lediglich ein durchsichtiger Schutzmechanismus.

> *Krankenhäuser sind aber keine Schraubenfabriken, das muss hier in aller Deutlichkeit gesagt werden.*

»Coolout« – sich kalt machen – steht konträr für »eine Sache durchs Feuer zu gehen«. Coolout ist ein Begriff aus der Soziologie (vgl. Gruschka 1994) und wurde von Karin Kersting in ihrer Dissertation wissenschaftlich an einer Gruppe von Lernenden in der Pflege untersucht (vgl. Kersting 2013, S. 114).

»Coolout« ist ein Phänomen, mit dem Pflegende versuchen, ihren Alltag zu bewältigen. Kersting geht in ihrer Arbeit der Frage nach, ob sich Lernende durch dieses kälter Machen schützen können, um zufriedener werden.

> **Achtung!**
>
> »Coolout« vollzieht sich langsam und verläuft unsichtbar. Es zeigt sich in dem Verhalten und der Aussage »*dafür habe ich keine Zeit*«.

Sich an den Bedürfnissen der »Bedürftigen« zu orientieren, das benötigt Zeit: dem stehen die täglichen unterschiedlichsten Anforderungen gegenüber. Die existenzielle Pflege steht so in einem Spannungsfeld zwischen dem, was die Pflegekraft für wichtig erachtet, und dem, was von ihr erwartet wird – zwischen den Bedürfnissen der Patient*innen und den eingeschränkten Möglichkeiten des Alltags.

Der innere und personale Konflikt sind somit vorprogrammiert. Lernenden wird die patientenorientierte Pflege in der Theorie fast moralisch eingetrichtert und zum ethischen Prinzip erhoben, ohne Problembewältigungsstrategien aufzuzeigen und anzubieten, wie sie im Praxisfeld damit umgehen können. Der Pflegealltag zeigt auch in der palliativen Pflege ein anderes Gesicht. Um diese Widersprüche aushalten zu können, beginnen bereits Lernende, ihr eigenes Empfinden »kalt« zu machen. Sie müssen sich ihren eigenen ethischen Prinzipien und den klinischen Leitbildern gegenüber abgrenzen. Sie bemühen sich, keine Schuldgefühle zu entwickeln, oder wehren diese ab. Die klinische Praxis prägt genau diese Haltung der jungen Menschen, nicht die Pflegeschulen oder Hochschulen. Sie wissen aber durchaus sehr genau, dass Sorge und Fürsorge den Kern ihres Berufes bilden.

Hätten die Lernenden/Studierenden bereits während der Ausbildung oder des Studiums die Möglichkeit, am Lernort ihre Gedanken und Gefühle, ihre Hoffnungen und Enttäuschungen mit erfahren Praktikern zu reflektieren im Sinne von reflexivem Fallverstehen, hätten sie eine Chance, sich nicht »cool« machen zu müssen. Die examinierten Pflegenden reduzieren zunehmend ihre Arbeitszeit, um den Belastungen Stand zu halten, und würden die Reduzierung der Arbeitszeit nicht als die eigene Problemlösungsstrategie erkennen und/oder bewerten. Doch dies wird oft als die einzige Möglichkeit gesehen, um im Beruf, den die meisten lieben, bleiben zu können.

21.4.4 Gute Pflege braucht Strukturen und Zeit für eine beziehungsorientierte Pflege

Faire Pflege braucht Räume zum Anderssein und steht für kulturelle Stabilität. Faire Pflege sollte auch für eine interreligiöse Pflege stehen. Sie hat Spiritualität als vierte Dimension in ihr Pflegeverständnis aufzunehmen und auch eine palliative zugewandte Haltung allen schwerstkranken und sterbenden Personen gegenüber aufzubringen. Politik, Kostenträger und die Gesellschaft gehen davon aus, dass dies doch eine Selbstverständlichkeit sei, und früher hieß es »Ihre Arbeit ist nicht mit Geld zu bezahlen«.

21.4.5 Wofür wollen wir Zeit geben?

Die Pflegenden müssen sich entscheiden, ob sie sich weiterhin ihre Zeit wie bisher – traditionell von Ärzt*innen, Therapeut*innen, Servicekräften, Transportierenden, Verwaltung, Krankenkassen, der Politik oder … – rauben lassen oder ob sie ihre ohne hin schon zu knappe Zeit den kranken Personen und den Angehörigen zu Gute kommen lassen wollen. Der Umgang mit der Ressource Zeit wird auch in der zukünftigen Ausrichtung der Pflegeberufe stark prägend sein.

»Das einzige Mittel, Zeit zu haben, ist, sich Zeit zu nehmen!«
Bertha Eckstein-Diener

Literatur

Bartels, F. (2019) Handlungs- und Pflegeschwerpunkt: Aspekte der Beziehungsarbeit, in: Bartels, F. (Hrsg.): Aktivierend-therapeutische Pflege in der Geriatrie. Band II: Praktische Umsetzung, S. 45–51, Kohlhammer Verlag, Stuttgart
Ehm, S. (2016) Existenzielle Fallbesprechung ist ein Führungsinstrument zur Entlastung Pflegender, in Spiritual Care 2016 Volume 5 ISSUE 1, S. 25–32, Verlag de Gruyter
Gruschka, A. (1994) Bürgerliche Kälte und Pädagogik. Moral in Gesellschaft und Erziehung, Mabuse Verlag Wissenschaft, Frankfurt
Kersting, K. (2013) »Coolout« in der Pflege, Eine Studie zur moralischen Desensibilisierung, Mabuse Verlag Wissenschaft, Frankfurt
Plessner, H. (2020) »Was ist der Mensch« in: Knoll, F., Mensch bleiben!, Ein Lehrbuch für Anthropologie, Ethik und Spiritualität für Pflegeberufe, Kohlhammer Verlag, Stuttgart
Reber, J. (2013) Unterbrechungskultur, in Christliche-spirituelle Unternehmenskultur, Kohlhammer Verlag, Stuttgart
Schroeder-Hartwig, K. (2016) Die Kultur der Erlaubnis, in: Zeit haben, Chris Care 3/2016, Verlag Frank Fornacon, Ahnatal

Anhang

Anlage 1: Leitfaden zum Integrieren von EKS (▶ Kap. 21)

Einführung/Erklärungen/Orientierung zur Umsetzung/Bearbeitung/Verarbeitung von existenziellen/spirituellen Erlebnissen im Alltag.

> »Raum und Zeit geben, um das Erlebte wahrnehmen, reflektieren und verarbeiten zu können.«
> (Schroeder-Hartwig 2013)

Präambel

Unterbrechungen sind traditionelle und bedeutsame Rituale in der christlichen Spiritualität. Sie haben ihren festen Platz in christlichen Krankenhäusern und Einrichtungen. Mit dem Projekt »Existenzielle Kommunikation und Spiritualität« (EKS) als *Ressource* in der Pflege sollen hier neue Wege beschritten werden. Jede*r Mitarbeitende kann durch die Umsetzung der EKS in Gesundheitseinrichtungen, unabhängig, ob in der direkten Praxis oder in der Führung, den eigenen prägenden Geist positiv beeinflussen. Mit diesem Vorgehen wollen wir versuchen, unseren Blick auf die Dinge erfahrbar und sichtbar zu machen. Die EKS bezieht sich nicht ausschließlich auf christliche Krankenhäuser, sie nahm hier ihren Anfang.

Existenzielle Ereignisse

Existenziell können alle Ereignisse sein, die die Mitarbeitenden oder die Patient*innen bewegen – von einer schlechten Diagnose über Gewalt und Pflegeüberlastungen bis hin zur Geburt – auch das ist ein existenzielles Erleben.

Spirituelle Ereignisse

Spirituell ist alles, was mit den persönlichen Glaubensätzen der Patient*innen oder Mitarbeitenden zu tun hat, *egal ob religiös oder nicht.*

Pflege in Beziehung bezieht sich nicht nur auf die Patient*innen- und Angehörigenpflege und Betreuung, sondern auch auf eine beziehungsorientierte Führung und ist demnach auch gültig für Führungskräfte und Vorgesetzte. Mit Achtsamkeit pflegen und führen repräsentiert die Pflegekultur einer Station oder Fachabteilung, einer Organisation. Dies erfahrbar zu machen ist eine Führungsaufgabe, die besonders in den Zeiten der Knappheit eine Herausforderung darstellt. Empathie und Spiritualität brauchen innere und externe Räume und Zeit.

Eine *Pflegekultur der Achtsamkeit* kann Kraft und Schutz bieten, zur Entschleunigung beitragen, existenzielle Erlebnisse bewusster machen und somit zu mehr Mitmenschlichkeit untereinander führen.

> *Sie ist für den oder die einzelne*n Mitarbeitende*n in der Pflege gedacht, er bzw. sie steht im Mittelpunkt der Betrachtung, es geht um das persönliche Erleben, die eigenen existenziellen Erfahrungen und die eigene Spiritualität.*

Wenn sich die Pflegekraft oder die Führungsperson ihrer Spiritualität bewusst wird, hat sie mehr Möglichkeiten, auf ihr Gegenüber einzugehen und somit vielfältiger in Beziehung zu treten. Sinnerfahrungen zu kommunizieren bewirkt eine zunehmende Kompetenz im

Umgang mit existenziellen Erfahrungen und Spiritualität.

- Diese Vorgehensweise der Fallbesprechung »*Spiritualität in der Führung*« ist ein Konzept im Rahmen einer werteorientierten und achtsamen Führungskultur. Sie gibt uns die Möglichkeit, das, was uns im Alltag widerfährt, im Blick zu behalten, bewusst zu machen oder vielleicht auch erst einmal anzunehmen.
- Die spirituelle Fallbesprechung ist ein Instrument, das Pflegenden die Reflexion von erlebten existenziellen Ereignissen ermöglicht: Reflexion als Prozess des Verstehens und Verarbeitens. Verarbeitung meint das Suchen und Bewusstmachen, im Gegensatz dazu steht das Verdrängen und oder Leugnen. Die Fallbesprechung eröffnet die Möglichkeit des Erkennens eines Höheren und Transzendenten, eine Verbindung zum Heiligen.
- Ein *Ritual* zu schaffen bedarf der Wiederholung, der Regelmäßigkeit. Vor diesem Hintergrund ist es sinnvoll,
  - das Ritual fest zu verordnen,
  - geplante Zeiträume zu vereinbaren,
  - mit der Gewissheit für die Mitarbeitenden, Erlebtes mit Patient*innen, Angehörigen oder im Team zu reflektieren,
  - zu verarbeiten und
  - gemeinsam nach Lösungen zu suchen.
- Diese Art der Fallbesprechungen dient der Förderung des Miteinanders und der Sensibilisierung für spirituelle Bedürfnisse des Anderen. Nicht nur Patient*innen haben spirituelle Schmerzen, sondern – wie ein Mitarbeitender hervorhob – Mitarbeitende leiden ebenfalls im Stationsalltag unter einem *spirituellen Schmerz*.
- Damit Mitarbeitende sich ermuntert fühlen, ihr existenzielles Ereignis einzubringen, ist es sinnvoll, dass die Stationsleitung ihre Mitarbeitenden direkt oder in Teamsitzungen dazu bewegt, das Erlebte für die Fallbesprechung anzumelden. Die Führungsaufgabe besteht darin, die Mitarbeitenden zur motivieren oder ggf. mit ihnen eine kurze Beschreibung des Erlebten zu verfassen (▶ Anhang 2) und dieses dann beim »qualifizierten Kümmerer« auf der eigenen Station oder beim übergeordneten EKS-Moderator (Coach) anzumelden. Die Pflegekraft kann selbst entscheiden, ob – und wenn ja, in welchem Rahmen – sie darüber sprechen möchte.
- Es gibt verschiedene Möglichkeiten der ersten Kommunikation eines Geschehens:
  - schriftlich anzeigen *ohne* nachfolgendes Reflexionsgespräch
  - schriftlich anzeigen *mit* Reflexionsgespräch ausschließlich beim Kümmerer der Station und evtl. Entscheidung, es im Stationsteam zu thematisieren
  - schriftlich anzeigen beim Moderator (Coach) in der PDL und evtl. Entscheidung, es im Stationsteam im Beisein des Moderators zu thematisieren und/oder als Beispiel ohne Namens- und Stationsangabe in der stationsübergeordneten kontinuierlichen Fallbesprechung vorzustellen
    - In den Reflexionsgesprächen können weitere Konsequenzen, z. B. bei Strukturproblemen die Information der Geschäftsleitung, thematisiert/gewünscht werden.
- Spirituelle Fallbesprechungen werden kontinuierlich alle zwei bis drei Monate unter Moderation des Coachs durchgeführt. Die Moderation kann an Mitgliedern der EKS-Arbeitsgruppe delegiert werden. Diese Fallbesprechungen dienen dem Austausch von existenziellen und spirituellen Erfahrungen.
- Wer kann an diesen kontinuierlichen spirituellen Fallbesprechungen teilnehmen? Antwort: *Jede*r aus der Pflege!*
- Mit der Krankenpflege-Schule wurde vereinbart, dass Lernende von Anfang an in diesen praxisnahen Reflexionsprozess integriert werden. Ein*e Lehrer*in aus dem EKS Projekt Ausbildung wird ebenfalls an

der spirituellen Fallbesprechung (sFB, ▶ Anlage 3) teilnehmen.

Worin liegt der methodische Unterschied zur klinischen Ethikberatung und Supervision?

Klinische Ethikberatung:
Bei einer ethischen Fallbesprechung stehen die Patient*innen mit ihrer Krankheit und ihrem Sein im Mittelpunkt. In dieser Beratung geht es um die Unterstützung zu Entscheidungsfindung für den therapeutischen Prozess. Der Wille oder der mutmaßliche Wille der Patient*innen ist hier der Maßstab für die ethische Abwägungsentscheidung. Oftmals liegt ein Ethikkonflikt oder ein Dilemma vor. Um eine ethische Argumentation aufzubauen, bedarf es einer strukturierten Vorgehensweise, damit aus Moral nicht Moralin wird.

Die *ethische Entscheidungsfindung* nimmt weniger Rücksicht auf den spirituellen Schmerz der Mitarbeitenden oder Angehörigen, sondern nur auf den umfassenden Schmerz der Patient*innen. Die Gemeinsamkeit liegt in dem existenziellen und spirituellen Erleben der Patient*innen, Angehörigen so wie der Pflegenden und Ärzt*innen gleichermaßen.

Supervision:
Supervision ist eine professionelle Kommunikationsmethode, die zur Reflexion von beruflichem Handeln dient. Supervision kann in Gruppen oder in Einzelsettings durchgeführt werden. Die Patientenfallbesprechung ist ein klassisches Instrument, das in therapeutischen Teams eingesetzt wird. Sie hat den Therapieverlauf, aber auch die Interaktion Mitarbeitende-Patient*innen im Fokus.

Teamsupervisionen gelten als probates Mittel, um Beziehungskonflikte zu analysieren, zu verstehen und nach Lösungen zu suchen. Spiritualität ist nicht der Gegenstand der Betrachtung. Das methodische Vorgehen des Supervisors liegt in seiner Ausbildung begründet. Analytische und tiefenpsychologische sowie verhaltenstherapeutische und systemische Vorgehensweisen sind die bekanntesten Supervisionsmethoden.

Die Existenzielle und spirituelle Fallbesprechung:

Die existenzielle und spirituelle Fallbesprechung ist ein Führungskonzept, das der Pflege förderlich sein soll, den Anteil ihrer Beziehungsarbeit zu reflektieren. Aus der eigenen Kompetenz heraus die eigene Spiritualität bewusster zu erleben und mit dem spirituellen Schmerz und existenziellen Ereignissen umgehen zu können ist ein Führungsziel. Die Weiterbildung EKS vermittelt dazu das Wissen und die Möglichkeiten der Selbsterfahrung und ist Voraussetzung für »EKS-Kümmerer«.

Anlage 2: Akute kritische Ereignisse (AkE) auf/in der Station/Abteilung (▶ Kap. 21)

Formular: Anzeigen eines Ereignisses **von**:
(Bitte ausfüllen, faxen oder per Hauspost weiterleiten)
Name, Vorname: _____
Abt./Station: _____ Tel.-Nr. _____
Ort des Geschehens: _____ Datum/Uhrzeit: _____

Bei wem sind existenzielle Ereignisse aufgetreten?
☐ bei oder mit dem*der Patient*in   ☐ im interdisziplinäre Team
☐ bei oder mit dem*der Angehörigen   ☐ bei oder mit Mitarbeitenden
☐ im Pflegeteam   ☐ bei mir selbst oder mit anderen
☐ bei oder mit Vorgesetzten

Welche existenziellen Ereignisse sind aufgetreten?
☐ Akuter Personalausfall/Schichtbesetzung/Zeitarbeit
☐ (Über-)Belegung = Zusatzbett im Patientenzimmer/Flurbetten/Aufnahmen/Entlassungen
☐ Aktuelle Notfälle
☐ Erhöhter Pflegeaufwand/Arbeitsanfall/schwerstbetroffene Patient*innen, z. B. sterbende*r Patient*in, überwiegende Hilfestellung bei komplexen Tätigkeiten
☐ Iso-Zimmer/erhöhte Isolationen   ☐ Rückverlegungen von ITS   ☐ Überwachungen
☐ Fixierungen   ☐ Grenzüberschreitendes Verhalten von Patient*innen/Angehörigen
☐ Kognitiv eingeschränkte*r Patient*in   ☐ Schmerzpatient   ☐ Suizidgefährdete*r Patient*in

Möchten Sie eine Nachbesprechung/Reflexionsgespräch mit EKS-Kümmerer*in oder Moderator*in?
☐ Nein Danke, nicht nötig
☐ Ja, ich melde mich selbst
☐ Ja, EKS-Kümmerer*in soll mich bitte kontaktieren
☐ Ja, Moderato*in soll mich bitte kontaktieren
☐ Terminabsprache/Erreichbarkeit
per Telefon_____
per Mail_____

Kurzdarstellung des existenziellen Ereignisses:
Bitte beschreiben Sie, was sich in welcher Situation und/oder Pflegehandlung ereignet hat inkl. ihre Empfindungen, z. B.: Waren Sie in der Situation alleine? Was ging der Situation voraus?

_____
_____
_____
_____
_____
_____
_____
_____
_____
_____

Unterschrift: ……………………………………………………………

Anlage 3: Vorbereitung und Protokoll Reflexionsgespräch (VPR) und für die existenziellen und spirituellen Fallbesprechungen (▶ Kap. 21)

VPR-Formular als Anlage zu Akuten kritischen Ereignissen (AkE) (ausschließlich für Kümmerer*in und/oder Moderator*in (Coach))
Name, Vorname: _____
Station: _____ Tel.-Nr.: _____
Datum und Uhrzeit des Geschehens: _____
☐ MA der Pflege   ☐ MA Berufsangehörige*r   ☐ Patient*in   ☐ Angehörige*r
(Zutreffendes bitte ankreuzen)

Zusätzliche Infos zum Geschehen im Reflexionsgespräch:
_____
_____
_____
_____
_____
_____
_____
_____

☐ Waren Sie in der Situation mit der Person allein? _____
☐ Welche Person(en) war(en) anwesend? _____

Anlage 3: Vorbereitung und Protokoll Reflexionsgespräch (VPR)

☐ Was ist dem Ereignis vorausgegangen? _____
☐ Was stand noch an Ereignissen (z. B. Untersuchung, Besuch, Verlegung etc.) bevor?
_____
Welche **existenziellen Phänomene oder Aussagen** haben Sie in der Situation wahrgenommen? _____
Angst/Hoffnungslosigkeit/Trauer/Hilflosigkeit/Scham/Wut/Freude/Sonstiges (zutreffendes unterstreichen)
Was hat Sie an dem existenziellen Ereignis besonders berührt?

- Wie haben Sie sich gefühlt und was haben Sie empfunden? _____
- Was hätten Sie am liebsten getan oder gesagt? _____
- Welchem Ort oder welcher Person wären Sie z. B. am liebsten aus dem Weg gegangen?
_____

Haben Sie schon früher existenzielle oder spirituelle Erfahrungen erlebt?
☐ Im Umgang mit Patient*innen?   ☐ Im Umgang im Team?
☐ Im Umgang mit Angehörigen?   ☐ Persönlich in meinem Privatleben
                                                        (Prinzip der Freiwilligkeit)

Welche Schritte und Unterbrechungen sind für Sie hilfreich im Umgang mit dem Ereignis?
☐ Gespräche   ☐ Musik
☐ Rituale   ☐ Gebet
☐ Bewegung   ☐ Frische Luft
☐ Berührung   ☐ Sonstiges

Welche Kraftquellen können für Sie und/oder die genannten Personen oder Team) hilfreich sein, um das Erlebte zu verarbeiten?
☐ bei dem oder der Patienten*in? _____
☐ bei dem oder der Angehörigen? _____
☐ bei mir selbst? _____
☐ im Team der Pflegenden? _____
☐ im IDT? _____

Empfehlungen/Vereinbarungen mit betroffener Person oder Stationsteam
_____
_____
_____
_____
_____

Weiterleitung des Problems an entsprechende(s):
☐ Team
☐ PDL
☐ Berufsgruppe, z. B. Mediziner*innen, Therapeut*innen, inkl.
Name _____
☐ Geschäftsführung/Organisation _____
☐ Sonstige _____

Datum _____ Unterschriften _____
Moderator*in und betroffene Person

Rückmeldung der Problemlösung zeitnah an betroffene Person:
_____
_____
_____
_____
_____

Datum:

Wunschevaluation nach abgestimmtem Zeitraum durch Anfrage des bzw. der Moderator*in
_____
_____
_____
_____
_____

Datum:

Unterschrift: _____
Kümmerer*in/Moderator*in

Glossar ATP-P

Achtsamkeit

Achtsamkeit ist eine Fähigkeit unseres Bewusstseins, durch sie können wir unser Leben bewusster wahrnehmen und Aufmerksamkeit lenkt unseren Blick nach außen. Es wird nur das wahrgenommen, was ist, und nicht das, was sein sollte. Durch die Achtsamkeit können wir körperliche, psychische und geistige Regungen des schutzbedürftigen Menschen wahrnehmen. Für Patient*innen (betroffene Personen) und Pflegende ist dies eine Form von gegenseitiger Erkenntnisgewinnung. Achtsamkeit kommt aus dem Buddhismus und gehört inzwischen in unsere Kultur und unser Alltagsdenken. Achtsamkeit und Wahrnehmung gelten als wichtige Ressourcen zur Stärkung und Erhaltung unserer Resilienz. Wahrnehmung ist eine wichtige Ressource in der Krankenbeobachtung und im Pflegeprozess. Pflegeethische Prinzipien – Sorge und Fürsorge – sind bei der Ausübung von Pflege (Sorgekonzept) Kernkompetenzen. Sorge- und Fürsorgebeziehungen zu reflektieren, bedarf der Achtsamkeit und Aufmerksamkeit. Diese zwei Phänomene lassen die Haltung der Pflegenden erkennen. Professionelle können das spezifische Wissen durch Literatur, Seminaren, Supervision und Selbsterfahrung erlernen und/oder vertiefen.

Alltagsaktivität

»**Alltag** – sind die ständig wiederkehrenden Routinen eines Menschen zur Selbstversorgung und individuell persönlicher Lebensgestaltung in Abhängigkeit der emotionalen Situation und der persönlichen Prägung.
Aktivität – ist das bewusste oder unbewusste motorische und/oder kognitive Tun.
Alltagsaktivität bedeutet im Sinne der therapeutisch aktivierenden Pflege [*Aktivierend-therapeutischen Pflege (ATP)*], dass den Pflegenden im Kontext eines Pflegesettings die individuell bedeutsamen Routinen eines Menschen zur Selbstversorgung oder persönlichen Lebensgestaltung bekannt sind. Im Rahmen der therapeutisch aktivierenden Pflege[*ATP*] stellen diese bedeutsamen Routinen die Ziele dar. Zur Erreichung der bestmöglichen Selbstständigkeit müssen diese Ziele im Sinne der Aufgabenorientierung genutzt werden.« (BIKA® 2018, S. 1, Hervorhebungen durch die Herausgeberin)

Anbahnung	Der Beginn ist oft unsichtbar – sich in Gedanken auf etwas (z. B. Neues) vorbereiten. Dieses ›Etwas‹ begibt sich auf die »Bahn«, auf den Weg, um dafür zu sorgen, dass etwas geschieht, dass zu einem (späteren) Zeitpunkt sichtbar wird. Die Anbahnung in Gedanken keimt wie ein Korn in der Erde, leitet den Keimling aus dem Korn und entwickelt sich in und oberhalb der Erde zu einer sichtbaren Pflanze. Eine Anbahnung kann auch sichtbar erfolgen (Fazilitation ▶ Kap. 11) und deutet darauf hin, dass sich etwas ankündigt, z. B. »Anstrengung« einer Person, sich in Bewegung zu setzen.
Angehörige/Zugehörige	Traditionell sind Angehörige Mitglieder der Kernfamilie, der Begriff Zugehörige bezieht sich auf Personen, die mit Patient*innen in einem vertrauensvollen Verhältnis stehen oder zusammen leben. Durch diesen Zustand sind An-/Zugehörige auch Betroffene, da sich ihre Lebenssituation durch die Erkrankung der Person verändert, teilweise nicht nur während des Krankenhausaufenthaltes. Darüber hinaus können sie ebenfalls in ihrer gesamten Lebenssituation z. B. durch einen Schlaganfall oder Demenz, über einen sehr langen Zeitraum betroffen sein. Die Lebensqualität verändert sich nicht nur für die Person, sondern für die ganze Familie und/oder den Freundeskreis. Die Herausforderungen für An-/Zugehörige liegen zum einen im sozialen und damit im organisatorischen Bereich, zum anderen in dem eigenen emotionalen und seelischen Erleben. Sorge muss hier als Fürsorge und Selbstsorge durch das eigene existenzielle Erleben als individuelle Belastung zugestanden werden. Dieses Erleben ist auch bei professionellen Helfern gegenüber schwerkranken Patienten zu beobachten.
Bedarf	Ein Bedarf ist ein Erfordernis, das prinzipiell da sein muss, um ein bestimmtes, gesichertes Wohlergehen wie z. B. einen Gesundheitszustand oder eine Situation zu gewährleisten oder zu erhalten. »Bedarf ist der objektiv erkennbare, nachvollziehbare, nicht durch eigene Ressourcen zu behebende Mangel- und Belastungszustand« (vgl. Fachverband SAPV Hessen, 2015, S. 211)
Bedürfnis	»Bedürfnis ist ein subjektiv-individueller Anspruch oder Wunsch einer Person oder Personengruppe bzw. ein erlebter Mangel- und Belastungszustand verbunden mit dem Wunsch nach Abhilfe und Befriedigung. Ein Bedürfnis ist ein Verlangen nach etwas. Dazu gehören die Grundbedürfnisse Nahrung, Kleidung und Wohnung. Wünsche sind Bedürfnisse, die sich bereits konkret auf ein Objekt beziehen. Etwa wie der Wunsch nach einer Besserung des Krankheitszustands. Bedürfnisse sind die Basis des Bedarfs. Sie resultieren aus dem Wunsch, einen Mangel zu beseitigen.« (vgl. Fachverband SAPV Hessen, 2015, S. 211)

Betroffene Person, s. Person

Bewegung   »Bewegung ist jede Aktivität der Skelettmuskulatur, die zu einem höheren Energieverbrauch führt als in Ruhe. Bewegung ist körperliche Betätigung und entsteht durch Zusammenziehen oder Anspannen der Muskeln« (Bundesministerium für Soziales, Gesundheit, Pflege und Konsumentenschutz 2020), die immer im Dienste eines Zieles stehen.
Dazu benötigt die Person motorische Bewegungsfähigkeiten (angeboren) und entwickelt sie durch ständiges Lernen und Üben weiter. »Sie können sich also, solange wir leben, verändern oder auf einem bestimmten Niveau gleich bleiben. Denn die persönliche Leistungsfähigkeit hängt – von der Kindheit bis ins hohe Alter – davon ab, wie wir unseren Körper belasten [(be-)nutzen und beanspruchen] und somit unsere körperlichen Fähigkeiten [altersentsprechend] ›trainieren‹.« (ebd.) Um sich zu bewegen benötigt eine Person:

- ein **Ziel** (Bewegung ist immer zielorientiert)
- eine **Handlungsplanung**, die sinngebend ist
- »**Ausdauer**: ist – biologisch gesehen – die Fähigkeit des Körpers, durch Verbrennung von Nährstoffen zusammen mit Sauerstoff Energie in den Muskelzellen zu produzieren.
- **Kraft**: ist die Fähigkeit eines Muskels, Spannung zu entwickeln – mit oder ohne Bewegung.
- **Schnelligkeit**: ist die Fähigkeit, [des Muskels, in optimalem Zusammenspiel von Kontraktion und Co-Kontraktion] Bewegungen rasch durchführen zu können.
- **Geschicklichkeit**: umfasst die Fähigkeiten, Bewegungen zu steuern bzw. zu koordinieren. Dazu zählen zum Beispiel Gleichgewichts-, Reaktions- oder Rhythmusfähigkeit.
- **Beweglichkeit**: ist die Fähigkeit der Gelenke, sich zu bewegen, und der Muskeln, sich zu dehnen.« (ebd.)
- **Orientierung** zum eigenen Körper und zur Umwelt (DGATP 2021 S. 1 f.)

Beweglichkeit, motorische   »Körperlich beweglich ist eine Person, die in der Lage ist, unterschiedliche Stellungen und Haltungen durch Veränderung der Anordnung von Gelenken und Muskeln und sowie deren Anpassungsfähigkeit und Flexibilität einzunehmen.« (DGATP 2021 S. 2)

Caring Konzept, s. Sorgekonzept

Einheimische und Mehrheimische   Einheimische sind Personen ohne Migrationshintergrund. Mehrheimische sind »Menschen mit Migrationshintergrund [und] nach statistischer Definition

- in Deutschland lebende Ausländer*innen,
- eingebürgerte Deutsche, die nach 1949 in die Bundesrepublik eingewandert sind
- sowie in Deutschland geborene Kinder mit deutschem Pass, bei denen sich der Migrationshintergrund von mindestens einem Elternteil ableitet. [...]

Migranten werden vom Statistischen Bundesamt als Menschen definiert, die nicht auf dem Gebiet der heutigen Bundesrepublik, sondern im Ausland geboren sind. Rund die Hälfte davon sind Deutsche, die andere Hälfte hat eine ausländische Staatsangehörigkeit. Im Diskurs wird dieser Begriff häufig irrtümlich als Synonym für Menschen mit Migrationshintergrund verwendet.« (Neue Deutsche Medienmacher 2021)

Es gibt noch viele weitere Begriffe für Migranten und/oder Personen mit Migrationshintergrund. Wir haben uns für das Buch auf die Definition einheimisch und mehrheimisch geeinigt. Der Begriff »mehrheimisch« beschreibt hier sehr anschaulich das Gefühl *der zwei Herzen bzw. Seelen in einer Brust.* Es sind Personen, die sich mehr als nur der deutschen Kultur verbunden fühlen.

Existenzielle Kommunikation

Existenzielle Erfahrungen sind für den Menschen – und der Patient (betroffene Person) ist ein Mensch – ein Zustand von Grenzerfahrungen und Sinnfragen (Hofbauer 2015). In der Pflege ist existenzielle Kommunikation neben der Alltagssprache und Fachsprache eine Methode die Erfahrung, Mitgefühl, Achtsamkeit und die Offenheit zur Beziehung erfordert. Patienten (Personen) mit unheilbaren Erkrankungen, Verlust von Körperteilen, Veränderung des Körperbildes und Funktionen, auch der Verfall der Körperlichkeit bei Tumorerkrankungen oder Alterungsprozessen treffen den Menschen in der Tiefe seiner Existenz. Bei Konfrontationen, die Scham auslösen und die Einschränkung der Selbstbestimmung berühren, wird häufig die Würde verletzt. Existenzielle Kommunikation bedarf nicht nur der Sprache mit Worten, sondern es bedarf einer anderen Form des Kommunizierens. Wahrnehmen, Spüren und Halten sind Formen, die im zwischenmenschlichen Miteinander von existenzieller Bedeutung sind. Mit unseren Sinnen nehmen wir den Anderen wahr, durch das Spüren erfassen wir taktil oder sinnlich seinen Zustand und wir halten den Patienten (die Person) körperlich oder seelisch – wir halten mit ihm eine existenzielle Situation aus – und begleiten ihn seelsorgerisch.

Gesundheitsbezogene Lebensqualität

Jede Person hat ein Recht auf Lebensqualität, ein zufriedenstellendes Leben mit materieller Sicherheit, Wohlbefinden, sozialer Teilhabe, Spiritualität und Gesundheit.

In Krankenhäusern, Pflegeheimen und ambulanten Pflegeeinrichtungen ist der Fokus auf die gesundheitsbezogene Lebensqualität der Individuen konzentriert. Lebensqualität bei Personen mit Tumorerkrankungen. Der Verlust der Fähigkeit zur Eigenbewegung, am Beispiel des berühmten »Toilettengangs« wird von fast allen Menschen/Patienten, als Verlust der Lebensqualität bewertet.

Die Gesundheitswissenschaften erforschen u. a. mit dem Gesundheitsfragebogen SF36 (M. Bullinger, Medizinpsychologin,1999). Die Körperliche Funktionsfähigkeit ist eine Domäne (Fachgebiet), damit wird auch der Toilettengang erfasst.

Leiblichkeit

Der Leib als unspezifische Existenzform. Leib und Leiblichkeit bedeuten »Leben« und kommen aus dem Mittelhochdeutschen, der Philosophie und Theologie. Leib als Phänomen lässt uns unsere aktuelle Wirklichkeit erfahren. Leiblichkeit umfasst unser Wohl- und Unwohlsein im Erleben mit Krankheit, Behinderung (dauerhafte Beeinträchtigungen) und Alter. Sie ist das Unsichtbare, das komplex Wahrnehmbare, das Wirkung zeigt. Der kranke Mensch bedarf der Sorge des Anderen. In der Beziehungspflege bei vorhandenen Kompetenzen lassen sich viele Elemente ausmachen. Der Umgang mit Schmerz, Verlust und Hoffnungslosigkeit sind hier nur beispielhaft erwähnt. Neben der Fachkompetenz der Pflegenden sind das Menschenbild, Pflegeverständnis und Haltung, die wichtigsten Phänomene und sind als die Kunst der Pflege zu bewerten. Leiblich sein, heißt sich spüren, sich wahrnehmen. Wir pflegen einen lebendigen Menschen und nicht nur seinen kranken Körper mit seinen Bedürfnissen und Hoffnungen.

Mehrheimische, s. Einheimische und Mehrheimische

Mobilisation/ Mobilisieren/mobil, s. auch Bewegung

»Eine betroffene Person dazu bringen, für einen bestimmten Zweck aktiv zu werden, z. B. die Bewegungsfähigkeit zur Erhaltung oder Förderung der motorischen Beweglichkeit (**Mobilität**) einzusetzen.

Mobilisieren bedeutet, eine Bewegung zu initiieren, zu veranlassen, also vorzubereiten, damit sie für ein bestimmtes Ziel zur Verfügung steht und es erreicht werden kann, z. B. die ganze Energie aufzubringen, um die entsprechenden Muskeln in Bewegung zu bringen, z. B. um einen Schritt zu gehen, die Hand/den Arm oder auch den Mund zu bewegen.

Mobil ist also eine Person, die eine entsprechende Planungs- und Handlungsfähigkeit gekoppelt mit der Bewegungsfähigkeit besitzt und sie zielorientiert verwenden kann.« (DGATP 2021 S. 2)

Patientenautonomie/ Selbstbestimmung

Selbstbestimmung ist ein universeller Begriff und meint damit auch den Begriff Autonomie. Der Mensch ist für sich selbst verantwortlich und bestimmt, für was er sich entscheidet. Ein an einer Demenzform leidender Patient ist zwar nicht mehr geschäftsfähig, aber er kann sich immer noch beim Abendessen für Käse oder Wurst auf dem Brot entscheiden.

Patientenautonomie ist ein medizin- und pflegeethischer Begriff und beruht auf der Menschenwürde.

In der Klinischen Ethik sprechen wir von der Notwendigkeit des Informed Consent – das informierte Einverständnis des Patienten (Person) –, dieser muss über alle Risiken, aber auch den Nutzen aufgeklärt werden. Das umfassende »aufgeklärt Sein und das Verstehen« ist eine ethische medizinisch-pflegerische Handlung und Kommunikation. Der leider immer noch vorhandene Paternalismus/Maternalismus ist eine bevormundende Haltung, die zwar zum Wohle des Patienten ausgerichtet ist, aber als immer weniger zeitgemäß und als unethisch bewertet wird.

Person (betroffene) »Unter Personen werden Bewohner, Patienten, Klienten, Gäste etc. verstanden. Die Bezeichnung der Personen richtet sich dabei auch nach dem Setting, in dem sich die Person befindet, z. B. dem Krankenhaus, Pflegeeinrichtung, Pflegedienst, Hospiz etc.« (Schumann 2018)

Phänomenologie/ Pflegephänomene Die Phänomenologie ist seit dem 20. Jahrhundert ein Teilgebiet der Philosophie. Sie schafft Wissenserkenntnisse und meint das Sichtbare, das Erscheinende und das sich Zeigende. Die uns objektiv sichtbaren Ereignisse sind messbar und die subjektiven Ereignisse müssen beobachtet, erspürt und beschrieben werden. Unter Pflegephänomenen verstehen wir Angst, Scham, Schmerz, Hoffnungslosigkeit, Verzweiflung etc. Pflegephänomene bei dem Patienten zu erkennen und ihn speziell zu pflegen, im Sinne von Sorgemaßnahmen, verlangt von Pflegenden eine spezifische Kompetenz und Haltung. Patienten und An/Zugehörige zu trösten ist eine hochkomplexe Pflegeleistung. Die alte klassische Methode der Krankenbeobachtung sollte wieder mehr in Erinnerung gerufen werden. und Wahrnehmung und Aufmerksamkeit dürfen nicht im Rahmen der Ökonomie geopfert werden. Dies sind wichtige Ressourcen und Methoden, die das Berufsethos der Pflege konkretisieren und zur Identität führen und somit integrativ wirken.

Pflegerische Befundung »Die identifizierten persönlichen Ressourcen und professionellen Förderungs- und Unterstützungsbedarfe der betroffenen Person werden im Rahmen der pflegerischen Befundung benannt. Dabei kann es sich um frei formulierte pflegerische Befunde oder die Anwendung standardisierter Befunde wie z. B. die »Praxisorientierten Pflegediagnosen« handeln.

Inhalte der Pflegerischen Befundung bei der ATP:

- Ressourcen und Probleme in der Kommunikation und Beziehung + pflegerischer Befund unter Zuhilfenahme der Assessmentbefunde, z. B. Ressourcen bei der Motivation, Sprechen und Sprache
- Ressourcen und Probleme in der Bewegung + pflegerischer Befund unter Zuhilfenahme der Assessmentbefunde, z. B. Ressourcen beim Gehen, Sturzrisiko, kognitives Leistungsvermögen
- Ressourcen und Probleme in der Selbstversorgung + pflegerischer Befund unter Zuhilfenahme der Assessmentbefunde, z. B. Ressourcen bei der Selbstpflege« (DGATP 2021 S. 2 f.)

Pflegerisch-therapeutische Haltung	»Eine pflegerisch-therapeutische Haltung hat die Unterstützung und Begleitung des Patienten/Bewohners/Klienten in einer Weise im Fokus, dass für ihn das bestmögliche Niveau an Gesundheit und Selbstständigkeit oder ein würdiges Sterben erreicht werden kann. Pflege geschieht in der Interaktion mit dem Patienten und dessen Angehörigen sowie mit den Partnern im interprofessionellen Team.« (Robert Bosch Stiftung 2018)
Ressource	Das Wort Ressource in Bezug auf die eigene Person kann wie folgt definiert werden: Persönliche Ressourcen (interne Ressourcen) sind die Gesamtheit an Wissen, Kenntnissen, Fertigkeiten, Haltungen, Persönlichkeitsmerkmalen, Begabungen, Beziehungen, Netzwerken etc., die einer Person als Potenzial zur Verfügung stehen. Interne Ressourcen kann die Person nur in sich selbst anbahnen (schon in Gedanken in Aktion treten) und beeinflussen. Die Ressource ist also eine Fähigkeit, eine Aktivität zu beginnen und/oder durchzuführen. Dies kann eine persönliche Fähigkeit sein. Es zählt ebenso die Unterstützung durch Dritte (z. B. Angehörige, Pflegekraft) oder/und durch ein Hilfsmittel dazu (vgl. Schumann 2019, S. 20 ff).
Ressourcenarbeit	Nach der Erstellung der pflegerischen Befunde und des anschließenden therapeutischen Pflegeziels stellt sich die Frage, wie es erreicht werden kann. Die Ressourcen, die bereits (vgl. **pflegerische Befundung** und **therapeutisches Pflegeziel**) in der pflegerischen Befundung erfasst sind, wie z. B. persönliche, körperlich funktionelle Erfahrungen, Fähigkeiten und Fertigkeiten, bilden die Grundlage für den Ansatzpunkt und den Beginn der ATP-P Interventionen. Die verbesserten oder erhaltenden oder auch die sich verschlechternde Ressourcen werden bei jeder ATP-P-Intervention der aktuellen Situation angepasst.

Rituale	Mit dem Begriff Ritual werden Gewohnheiten beschrieben, ein wiederholtes, regelmäßiges und in übliche Weise gleichbleibendes Vorgehen. Rituale werden unterschieden in religiöse oder alltägliche Rituale. Somit kann bspw. das Zähneputzen vor dem Schlafengehen als Ritual verstanden werden.
Selbstbestimmung, s. Patientenautonomie	
Sorgekonzept/ Caring-Konzept	Der Begriff Sorge ist ein neuer und gleichzeitig alter Begriff. Care und Caring sind moderner und uns bekannter. Die Sorge ist für jede Art des pflegerischen Denkens und Handels primär wichtig, so die These von Benner u. Wrubel, zwei amerikanische Pflegewissenschaftlerinnen (Benner und Wrubel 1989). Wenn wir von Sorge sprechen, dann berührt uns das Erleben eines anderen Menschen und wir kümmern uns professionell um ihn. Fürsorge und Selbstsorge sind zwei Säulen, die Nächstenliebe und Selbstliebe in dem Sorgekonzept beinhalten. Sorgekonzepte reflektieren die Beziehungsebene zwischen Patienten, An-/Zugehörigen und Pflegenden. Es sind interpersonale Interaktionen, die in dynamischen Kommunikationsprozessen zu erfahren sind. Fürsorge als ethisches Prinzip der Pflege beinhaltet, Menschen in ihrer Schutzbedürftigkeit zu begleiten. Sorgen/Caring versucht auf psychische und seelische Bedürfnisse ein zugehen. Begleitung vulnerabler Patienten verlangt Empathie, Mitgefühl, aber kein Mitleid. Sorge ist kein Mitleid.
Therapeutisches Pflegeziel	»Die Formulierung eines therapeutischen Pflegeziels richtet sich an dem persönlichen/subjektiven Rehabilitationsziel einer Person aus, um den Pflegeauftrag auf der pflegefachlichen Ebene zu erfüllen. Ein therapeutisches Pflegeziel ist ein Ergebnis, dass die betroffene Person in der Pflegegestaltung der 5 Schritte der Abfolge der ATP-G in einer oder mehreren Interventionen mit dem Pflegeteam, den ggf. Zugehörige in einem vereinbarten Zeitraum erreichen wollen. Ein therapeutisches Pflegeziel ist ebenso mit den Therapiezielen der an dieser Person beteiligten Berufsgruppen des multiprofessionellen Teams abzustimmen. Bislang wurde das therapeutische Pflegeziel ohne »therapeutisch« genutzt. In der Abgrenzung und zur deutlicheren/transparenten Aussage zu der herkömmlichen Pflege und den Therapiezielen der Therapeuten wird es zukünftig therapeutisches Pflegeziel genannt.« (DGATP 2021 S. 3)
Zugehörige, s. Angehörige	

Literatur

Benner P., Wrubel J. (1989) The Primacy of Caring – Stress and Coping in Health and Illness, Addison-Wesley Publishing Company, Menlo Park, California

BIKA® (Hrsg.) (2018) Alltagaktivität https://www.bika.de/fileadmin/user_upload/Dateien_Instruktoren/user_upload/Definition_Alltagaktivitaet_BIKA.pdf, Zugriff 20.3.2021

Bullinger, M. (1999) SF-36 Fragebogen zum Gesundheitszustand, Hogrefe Verlag, Göttingen

Bundesministerium für Soziales, Gesundheit, Pflege und Konsumentenschutz (Hrsg.) (2020) https://www.gesundheit.gv.at/leben/bewegung/koerper/was-ist-bewegung, Zugriff 22.6.2021

DGATP (Hrsg.) (2020) Positionspapier Bewegung, https://f9289638-ba80-469b-bad0-08396537c0bc.filesusr.com/ugd/da38f6_56cf5af6a76f4d3eb77f2b9d758cd54d.pdf, Zugriff 21.7.2020

DGATP (Hrsg.) (2021) Positionspapier einheitliche Fachsprache ATP https://f9289638-ba80-469b-bad0-08396537c0bc.filesusr.com/ugd/da38f6_5d70e6f34d9e4f6796143f821c22bf68.pdf, Zugriff 16.6.2021

Fachverband SAPV Hessen (Hrsg) (2015) Handbuch Qualitätsmanagement in der spezialisierten ambulanten Palliativversorgung, Mabuse Verlag, Frankfurt

George, W. 2003; Angehörigenintegration in der Pflege, Ernst Reinhardt Verlag, München

Gesundheit.GV.AT (Hrsg.) Was ist Bewegung? www.gesundheit.gv.at/leben/bewegung/koerper/was-ist-bewegung, Zugriff 14.6.2020

Hofbauer, H. (Hrsg.) et al. (2015) Ist der Patient ein Mensch?, Lit Verlag, Berlin

Neue Deutsche Medienmacher e. V. (2021) NdM-Glossar. Wer sind »wir«, wer sind »die Anderen«? Stichworte »Menschen mit Migrationshintergrund« und »Migranten« https://glossar.neuemedienmacher.de/glossar/kategorie/01-wer-sind-wir, Zugriff 18.7.2020

Robert Bosch Stiftung GmbH (2018) 360° Pflege – Das Glossar. Stichwort »Pflegerisch-therapeutische Haltung« https://qualifikationsmix-pflege.de/glossar/, Zugriff 18.4.2021

Schumann, S. (2018) Was ist Aktivierend-therapeutische Pflege?, Deutsche Fachgesellschaft Aktivierend-therapeutische Pflege e. V. (Hrsg.) https://www.dgatp.info/definition-atp, Zugriff 3.7.2019

Schumann, S. (2019) Allgemeine, für alle drei Handlungs- und Pflegeschwerpunkte relevante Themen, in: Bartels, F. (Hrsg.) Aktivierend-therapeutische Pflege in der Geriatrie. Band II: Praktische Umsetzung, S. 20–26, Kohlhammer Verlag, Stuttgart

Die Autorinnen und Autoren

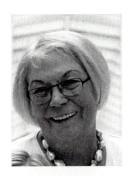

Friedhilde Bartels, Gesundheits- und Krankenpflegerin, Pflegedienstleiterin, Fachweiterbildungen in »Palliativ Care«, ehem. Vorstandsmitglied des Bundesverbands der Geriatrie (BVG) und ehem. Präsidentin der Deutschen Fachgesellschaft für Aktivierend-therapeutische Pflege (DGATP) e. V., Autorin und Dozentin für ATP-G und ATP-P.

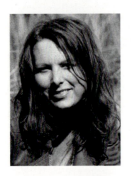

Sarah Eschmann, Gesundheits- und Krankenpflegerin, Praxisbegleiterin Bobath BIKA®, Peer-Tutor Kinaesthetics, Fachweiterbildungen in »Palliativ Care«, »Demenz Care« und »Diakonie Care«, Mitglied der Deutschen Fachgesellschaft für Aktivierend-therapeutische Pflege e. V. (DGATP), arbeitet als Pflegeexpertin im Agaplesion Diakonieklinikum Hamburg.

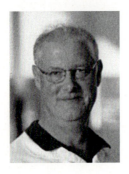

Nikolaus Gerdelmann, Gesundheits- und Krankenpfleger, Pflegeaufbaukursinstruktor Bobath BIKA®, Pflegeexperte für Aktivierend-therapeutische Pflege in der Geriatrie, Bonifatius Hospital Lingen. Mitglied der Deutschen Fachgesellschaft für Aktivierend-therapeutische-Pflege (DGATP) e. V.

Die Autorinnen und Autoren

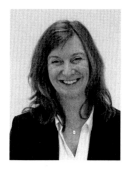

Johanna Grünhagen, Dipl.-Pädagogin, absolvierte ihr Studium der Erziehungswissenschaft und sammelte Praxiserfahrung in Zentralamerika. Seit 2009 Inhaberin der Firma KulturKonsens und als Dozentin für interkulturelle Kompetenz mit dem Schwerpunkt kultursensible Pflege tätig. Dabei vermittelt sie notwendiges Wissen über andere Kulturen an Personal in Pflegeeinrichtungen, Krankenhäusern, Hospizen und ambulanten Pflegediensten. Sie entwickelte Kommunikationstafeln für nicht-deutschsprachige, sprachlose oder -eingeschränkte Patient*innen.

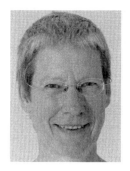

Gabi Jacobs, Fachkrankenschwester für Rehabilitation, Pflegeaufbauinstruktorin Bobath BIKA®, 1. Vorsitzende Bobath Initiative für Kranken- und Altenpflege (BIKA®) e. V.

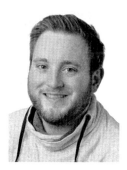

Stefan Kicker, exam. Gesundheits- und Krankenpfleger und freigestellter Praxisanleiter am Universitätsklinikum Münster. Er ist auf einer Pflegestation mit onkologischer Fachrichtung in der Klinik für Strahlentherapie eingesetzt. Durch den stets steigenden Pflegebedarf der Patient*innen und seine Arbeit als Praxisanleiter widmete er sich vermehrt dem Thema »Positionierung und Mobilisation pflegebedürftiger Menschen«.

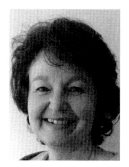

Ina Klindworth, Teamleitung und Pflegefachkraft Palliative Care, Praxisanleiterin in der onkologischen Palliativeinheit im Albertinen-Krankenhaus/Albertinen-Haus gGmbH, Hamburg.

Die Autorinnen und Autoren

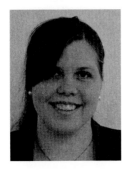

Daniela Lorenzen, Gesundheits- und Krankenpflegerin M. Sc. 2014 Bachelor of Arts Pflege, 2016 Master of Science Pflege. Seit 2016 als Pflegeexpertin APN in der Geriatrie des Agaplesion Diakonieklinikum Hamburg tätig. Aufgabenfeld: Sicherstellung und Weiterentwicklung der Pflegequalität, Mitglied der Deutschen Fachgesellschaft für Aktivierend-therapeutische Pflege e. V. (DGATP).

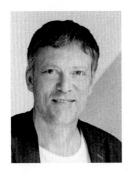

Michael Nehls, Pflegefachmann, studierte Geragogik in Braunschweig und arbeitete 16 Jahre lang als freiberuflicher Krankenpfleger mit eigenem Pflegedienst in Niedersachsen. Ab 2010 baute er in Berlin die Spezialisierte ambulante Palliativversorgung an drei Standorten für einen Träger der freien Wohlfahrtspflege auf. Heute ist er als Geschäftsführer der Diakoniestation Schöneberg gGbmH tätig und engagiert sich ehrenamtlich als Sprecher der Sektion Pflege in der Deutschen Gesellschaft für Palliativmedizin (DGP), als Vorsitzender des Berliner Aktionsbündnisses ambulante Palliativpflege e. V. sowie der Landesvertretung Berlin-Brandenburg der DGP. Er ist als Autor zu verschiedenen Themengebieten in Palliative Care tätig.

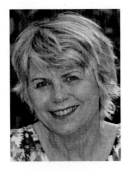

Sigrid Reineke, exam. Krankenschwester, 1992–1999 auf einer unfallchirurgischen Station tätig, im Jahr 2000 Weiterbildung zur Stationsleitung, 1999–2008 Stationsleitung einer internistisch-geriatrischen Abteilung. Seit 2011 arbeitet sie im Albertinen-Krankenhaus Hamburg, wurde dort zertifizierte Palliative-Care Fachpflegekraft, Pain Nurse und Peer Tutor für Kinästhetik sowie Mitglied im Ethik Komitee. Seit 2017 ist sie Palliative-Care Koordinatorin im Albertinen-Krankenhaus, ihr Fokus liegt neben der Versorgung palliativer Patienten in allen Fachbereichen ganz besonders auf den Angehörigen und deren Bedürfnissen.

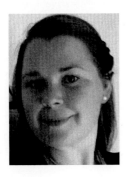

Katharina Röwekamp, Gesundheits- und Krankenpflegerin seit 2005, 2010–2011 Stationsleitung der St. Mauritius Therapieklinik in Meerbusch, 2011–2012 Teamleitung des ambulanten Intensiv Pflegedienstes CPD (Standpunkt NRW), 2012–2014 Dozentin für Altenpflege im DRK-Bildungszentrum in Düsseldorf, 2017–2019 Pflegeexpertin im Albertinen-Krankenhaus/Albertinen-Haus gGmbH, seit 2020 Stationsleitung im Agaplesion Diakonieklinikum Hamburg.

Die Autorinnen und Autoren

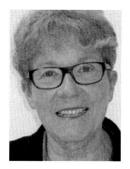

Karin Schroeder-Hartwig, exam. Krankenschwester, Dipl.-Gesundheiteswirtin und stellvertr. Pflegedirektorin im Ruhestand, staatl. zugel. Psychotherapeutin/klin. Verhaltenstherapie, 1988–1991 Oberin/Pflegedienstleitung im Amalie Sieveking Krankenhaus Hamburg, 1992–1996 Arbeit in der Hamburger Gesundheitsbehörde, 2006–2008 Masterstudium für Angewandte Ethik, 2013–2016 Leitung des Robert Bosch Projektes »Starke Angehörige – starke Patienten«, aktuell Dozentin, Referentin, Autorin, Supervisorin.

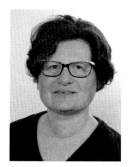

Susette Schumann, Gesundheits- und Krankenpflegerin, arbeitete als Pflegedirektorin im Krankenhaus, als Heimleitung und im Qualitätsmanagement in der Altenhilfe, Diakonisches Bildungszentrum des Evangelischen Diakonievereins Berlin Zehlendorf e. V. mit dem Schwerpunkt Versorgung älterer Menschen im Krankenhaus und der Altenpflege, Präsidentin der Deutschen Fachgesellschaft für Aktivierend-therapeutische Pflege e. V. (DGATP).

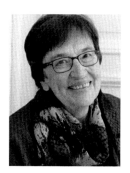

Dr. med. Monika Windsor, Fachärztin für Anästhesie, Fachkunde Rettungsdienst, Palliativmedizinerin, 13-jährige Erfahrung in stationären und ambulanten Einrichtungen. Teilnahme an deutschen und europäischen Palliativkongressen, Lehrtätigkeit zur Zusatz-Weiterbildung Palliative Care für Pflegefachkräfte.

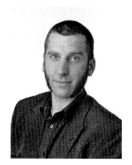

Dominik Zergiebel, Fachgesundheits- und Krankenpfleger für Intensivpflege und Anästhesie, Praxisbegleiter Bobath BIKA®, seit 2015 als Pflegespezialist Mobilität auf verschiedenen Intensiv-, Intermediate Care- und Regelpflegestationen des Uniklinikums Münster in der Vermittlung und Anwendung Aktivierend-therapeutischer Pflege tätig. Seit 2020 Leiter der Fort- und Weiterbildungsstätte Pflege am Bildungsinstitut für Pflege und Gesundheit (BiPG), Münster.

Stichwortverzeichnis

A

Ablenkung   186
Abschiedsfeier   159
Achtsamkeit   96, 205
Aggression   91
aktive Sterbehilfe   61
Aktivierend-therapeutische Pflege   119
Aktivitätseinschränkung   129
Akzeptanz   67, 81
Alignement   108
Alleinstellungsmerkmal   104
Alltag   84
– pflegerischer   77
– -saktivitäten   49
– -skompetenz   41, 50
Anbahnung   103, 107, 119
Anforderung, ressourcenorientierte   64
Angehörige   51, 61, 86, 88
Angst   21, 57, 63
Arbeitsweise, körpergerechte   192
Assessmentbogen   177
Atemnot   63
Atrophie   50, 193
Auflagefläche   122
Aufmerksamkeit   205
Aufmerksamkeitsveränderung   186
Aussöhnung   185
Authentizität   81, 96

B

Bandagieren   129
Basale Stimulation   46, 112, 147
Bedarf   23, 83
– -sanalyse   44
Bedürfnis   23, 31, 50, 76, 94, 115, 162, 208
– -erfüllung   43
Bedürftigenversorgung   208
Begleitsymptom   172
Begrenzung   126
Behandlungsplan   171
Belastbarkeit   172
Beobachtung   47, 116

Berührung   95
– vibratorische   113
Bestattungsrituale   159
Bewegung   25, 113, 119, 184, 223
– erleichtern   103
– mangelnde   175
– passive   50
Bewegungsaktivität   108
Bewegungsfähigkeit   46, 50, 223
Bewegungsfluss   199
Bewegungsinitiierung   46
Bewegungslosigkeit   112
Bewegungsprogramm   132
Beziehungsarbeit, Aspekte der   25
Beziehungsgeschehen   86
Bezugsperson   88
Bindeglied   32
Biographie   73
– -arbeit   77
– -erstellung   43
Bobath-Konzept   44, 50, 104

C

Christentum   159
Coaching   208
Coolout   208
Coping-Strategie   181

D

Defizite   105
Dekubitusprophylaxe   139
Delir   176
Depression   63, 171, 176
Diagnose   57
Dimension   31
Diskrepanz, ethische   33
Distanz   96
Dokumentation   181
Dorsal-Flexion   137

E

Ehrenamtliche 23
Ehrlichkeit 91
Eigenaktivität 45
Einheimische 160
Emotionalität 105
Empathie 81, 89, 96
Entlastung 95
Entscheidung, autonome 50
Erbrechen 63
Erinnerung 75
Ernährung 77, 174, 204
Erschöpfung 171
Ethikkomitee 90
Exerzitien 206
Existenzielle Fallbesprechung 207
Extremität 139

F

Fachkompetenz 104, 106
Fachwissen 87
Fähigkeit 49, 105, 112
– Differenzierungs- 122
– Leistungs- und Belastungs- 119
Fähigkeiten 223
Familie 25, 58, 81, 98, 162–163, 173
Familiengeschichte 74
Fatigue 63, 130, 171
Fazilitation 25, 103, 198
Folgeschädigung 131
Freiheit 57, 65
Freunde 58, 74, 81, 165, 186
Führungskraft 205
Fürsorge 97, 203
Fußwickel 134
Futility 34

G

Gebet 161
Gefühle 75, 87, 146
– Schuld- 89
Gehör 75, 112
Gehwagen 107
Gemeinschaft 78
Gerechtigkeit, soziale 97
Geruch 75, 112
Geschmack 75, 112, 150
Gestik 80, 166
Gesundheitsempfinden 94
Gewissen 89
Gewohnheit 75, 78
Gleichbehandlung 93
Grenzerfahrung 95, 204
Griffverdickung 150

H

Habituation 122
Haltetonus 131
Haltung 92
Haltungskontrolle 45, 108, 198
Handling, mitarbeiterschonendes 195
Handlungsschwerpunkt 53
Hands on Hands off 105
Handtuch 138
– -keil 138
Handwickel 133
Heilung 49
– Chance auf 51
Herausforderung, psychosoziale 36
Hilfestellung 103
Hilflosigkeit 204
Hilfsmittel 46, 107, 147
Hospiz 21, 31, 47, 59, 93, 184
Hospiz- und Palliativgesetz 26
Hygiene 164, 180
hypotone Hände 134

I

immobil 50
Immunsystem 174
impairment 129
Impuls 45, 81
– sensomotorischer 112
Inaktivität 193
Information, taktile 103
Inhalationsmaske 152
Input 45
Integration 88
Interaktion 43, 106
– -sprozess 47
Islam 159

J

Judentum 159

K

Kälte 184

Kommunikation   43, 50, 66, 80, 90, 104, 112, 128, 166, 202
- existenzielle   92
- Qualität der   84
- Team-   83
Kompetenz   33, 113
- palliativpflegerische   39
Körpergrenzen   122
Kraftlosigkeit   126
Krankheitsverständnis   163
Kreativität   67, 74, 113, 184
Kultur   92, 159, 187, 203
- individualistische   161
- kollektivistische   161

L

Lebensende   33, 63, 82
lebenserhaltende Maßnahmen
- Nicht-Einleitung der   33
- Nicht-Fortführung der   33
Lebensfragen   187
Lebensgeschichte   74
Lebenshaltung   66
Lebenslauf   74
Lebensqualität   5, 51
Leiden   21, 89
Leitlinie   28
Lernfähigkeit   133
Linderung   21, 25, 94, 113, 146, 183
Lösungsstrategie   106
Luftnot   154

M

Massage   185
Medizingeräte   94
Mehrheimische   160
Menschenbild   57, 92, 115, 203
Mikrobewegung   45, 122
Mimik   80, 166
Mitgefühl   94, 203, 228
Mitleiden   94
Mitmenschlichkeit   97
Mobilität, Stabilität für   131
Mobilitätsgewinn   193
Motivation   50
- -sförderung   43–44
Müdigkeit   171
Mund- und Zahnpflege   145
Mundflora   150
Mundtrockenheit   154
Muskeltonus   123, 184
Muskulatur   50

Mut   98

N

Nähe   32, 96
Nestlagerung   126
Neuroplastizität, positive   133
nonverbal   47

O

Obstipation   63
Offenheit   92
Ohnmacht   204
Ökonomie   98, 202

P

Palliative Care, Charakteristika von   25
palliatives Setting   21, 49
Palliativpflege   31
pallium   25
Partner   94
Patientenverfügung   88
Personenwohl   97
Persönlichkeitsrecht   57
Pflege
- bariatrische   137
- beziehungsorientiere   203
- existenzielle   97, 208
- kultursensible   166
- lebensweltorientierte   37
Pflegealltag   113
Pflegeberufegesetz   34
Pflegeintervention   44
Pflegekonzept   49
Pflegende, qualifizierte
Pflegeplanung   37, 77, 83, 116, 146
Pflegeschwerpunkt   53
Pflegetätigkeit, passive   191
Pflegeziel   124
- therapeutisches   42
physiologische Mittelstellung   130
Plastizität   44
Positionieren   123
- körperbegrenzendes   125
Positionierungsanpassung   128
Positionshilfe   138
Präferenz, persönliche   65
Profession   31
Professionalität   84
Propriozeption   132

Q

Qualifizierungsmodell 114
Qualität 203

R

rechtliche Instanzen 33
Reflexion 78, 83, 205, 208
– -sgespräch 207
Reizübertragung 193
Rekonstruktion 76
Respekt 187
Ressourcen 42, 49, 64, 77, 103
Risiko 41
Robotering 202
Rollator 107
Rooming-in 91
Rückenschmerzen 192
Rumpfwickel 137

S

Salutogenese 93
SAPV 26
Saunders, Cicely 22, 31, 93–94, 115
Schadensvermeidung 97
Scham 96, 163
Schlaf 121
– -störung 175
Schluckakt 151
Schluckstörung 202
Schlüsselpunktregion 199
Schmerz 25, 165
– körperlicher 184
– Reduzierung des 130
– sozialer 186
schmerzadaptiert 185
Schmerzart 184
Schmerzintensität 184
Schmerzkontrolle 58
Schmerztherapie 183
Schonhaltung 184
Schuld 89, 204, 208
Schutzraum 205
Schutzreaktion 194
Schweigepflicht 207
Schwerkraft 131
Schwerkranke 115
Schwerstkranke 57
Sehen 75, 112
Selbstbestimmung 49
Selbstständigkeit 41, 49

Selbsttötung 57
Selbstversorgung 25, 50
Selbstwahrnehmung 45–46
Selbstwirksamkeit 54, 65, 180
Sensibilität 96, 187
Sensomotorik 105
Sicherheit 126
Sinne 75
Sinnesfunktion 126
Sinnfrage 49, 95, 187
Sinngebung 67
Sinnhaftigkeit 53, 58
Sitz, stabiler 52, 119
Sorgekonzept 94, 203
Sozialdienst 91
soziales Netzwerk 53
Spiritualität 25, 31, 51, 66, 93–94, 181, 187
Spitzfuß 137
Sterbebegleitung 203
Sterbehaus 93
Sterben
– Entwicklungsprozess des 113
– gutes 98
– selbstbestimmtes 57, 61
Sterbende 21
Strafe 163
Strahlentherapie 174
Stressreduzierung 186
Strukturmodell 107
Supervision 61
Symptome 63
– geistige 173
– körperliche 173
– seelische 173
Symptomkonstellation 31
Symptomkontrolle 58, 60
Symptomlast 51, 87, 183
Synapsen 44

T

Taping-Variation 129
Tastsinn 112
Team 60
– interdisziplinäres 104, 186
– multiprofessionelles 129
– professionelles und interdisziplinäres 51
Teamarbeit 28, 60
Teilhabe 42, 47, 123, 129, 147
Therapieausrichtung 50
Therapiekonzept 47, 50
Total Pain 32
Trauernde 164
Tumorpatient 41

U

Übelkeit 63
Übersetzer 181
Umdenken 32
Umweltgestaltung 46, 51–52, 147
Unruhe, nächtliche 63
Unterstützung 43
Unterstützungsfläche 131, 185, 200
Unwohlsein 94, 122

V

Verantwortung 88, 98, 207
Verbindung, synaptische 45
Vergebung 65
Verhaltensänderung 77
Verlegungspraxis 93
Vertrauen 203
Vertrauensbildung 205
Vertrauensverhältnis 106
vestibulärer Sinn 112
Vigilanzminderung 177
Viskosität von Muskulatur 193
Vorsorgevollmacht 88

W

Wahrnehmung 25, 116
– -sförderung 126
Waschung 98, 160, 164
– belebende 119
– Ganzkörper- 119
Wegekissen 200
Werte 51, 67, 92–93, 162, 202
Wertschätzung 53, 57, 84, 201
Wertschöpfung 205
Willensfreiheit 93
Wirtschaftsbetrieb 202
Wohlbefinden 32, 94, 122, 150, 202
– Förderung des 113
Wunde, maligne 63
Wunsch 41
Würde 64
Wut 204

Z

Zeit, ungewöhnliche 83
Zeitgeist 207
Zeitgeschichte 73
Zeiträuber 204
Zielabsprachen 43
Ziele 32, 49
Zielsetzung 49
Zugehörige 30
Zuhören 82, 186
Zusatzqualifikation 38